Public Health

공중보건학

전미순·이진미

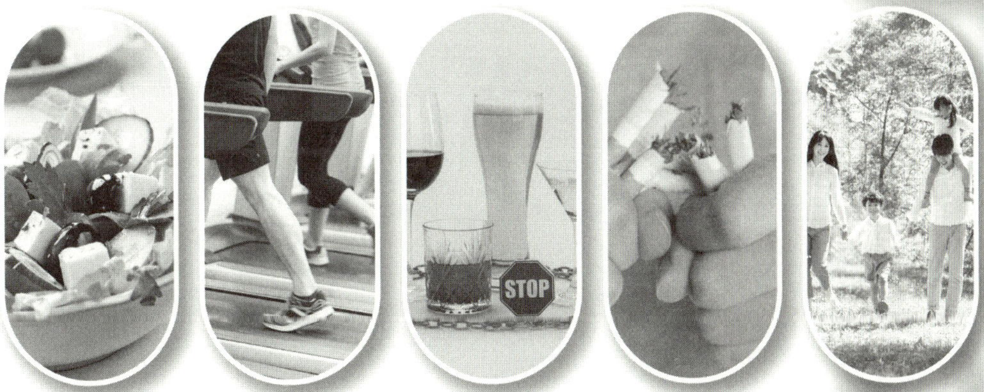

(주)백산출판사

머리말

공중보건학은 조직된 지역사회의 공동노력에 의하여 질병을 예방하고, 생명을 연장하며, 동시에 신체적 · 정신적 효율을 증진시키는 것을 목적으로 하는 학문이며, 이것을 달성하기 위한 수단은 조직적인 지역사회의 노력을 통해서 이루어진다. 급격하게 증가하고 있는 인구고령화에 따른 만성질환자의 증가로 인하여 국가 보건의료정책 및 보건의료사업의 관점이 질병치료 중심에서 점차 질병을 예방하고 건강을 증진하는 예방적 건강관리사업으로 변화되고 있을 뿐 아니라 개인적 차원에서 해결될 수 있는 사안을 넘어 지역사회나 국가 차원의 관심과 도움이 필요한 정책으로 전환되고 있다.

따라서 이러한 패러다임에 맞추어 우리나라도 국가 보건의료정책의 방향이 국민건강증진에 있음을 천명하였고 지속적으로 공공보건 의료기관을 중심으로 국민의 질병예방 및 건강증진을 위하여 체계적이고 과학적인 보건사업을 실시하고 있으며 또한 국민의 자발적인 건강생활습관 형성을 유도할 수 있는 환경을 조성하고 있다.

이러한 시대적 변화에 부응하기 위하여 1999년부터 민간자격증으로 운영되었던 보건교육사 제도를 2003년 9월에 국민건강증진법 제12조2(보건교육사자격증의 교부 등)의 법적 근거를 마련하여 2010년부터 보건교육사가 배출되기 시작하였다. 이와 같이 국가 보건의료정책이 치료에서 예방중심으로 전환되면서 국민에 대한 보건교육의 수요는 점점 더 늘어날 것으로 예상되며 또한 건강사업의 활성화에 따라 건강관련 보건인력의 수요가 급증할 것이며 이들에게 보건지식을 보완해주는 보건교육사의 역할은 점점 확대될 전망이다.

본 저서는 국민의 건강증진에 기여하고 직 · 간접적인 영향을 미칠 수 있는 자격을 갖추기 위하여 준비하고 있는 보건 및 위생분야 전공학생들이 공중보건학의 기초 지식을 갖출 수 있도록 기본적이며 필수적인 내용을 중심으로 이해하기 쉽도록 구성하였다. 따라서 보건 및 위생분야 전공자로서 국민의 건강문제 길라잡이 역할을 충분히 수행하는 데 도움이 되리라 생각한다.

본 저서가 출간될 수 있도록 자료수집과 전반적인 구성에 고견을 주신 고 김미혜 교수님께 본서 출판의 공을 돌리며 백산출판사 사장님을 비롯한 관계자 여러분께 진심으로 감사드린다.

2018년 8월

대표저자 전미순

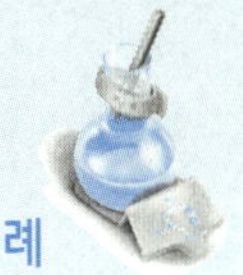

차 례

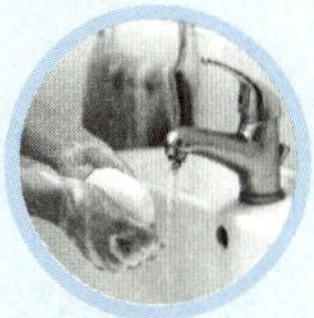

제 1 부 … 공중보건학 개론

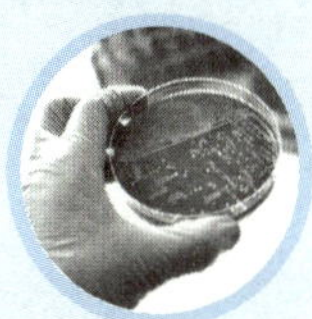

제 2 부 … 역학 및 질병 관리

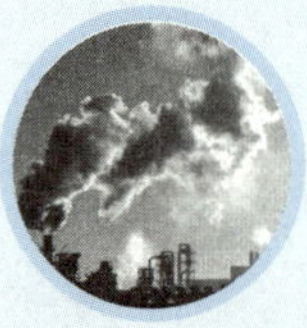

제3부 … 환경보건

제4부 … 보건관리

제 1 부
공중보건학 개론

제1장_ 공중보건학의 개념

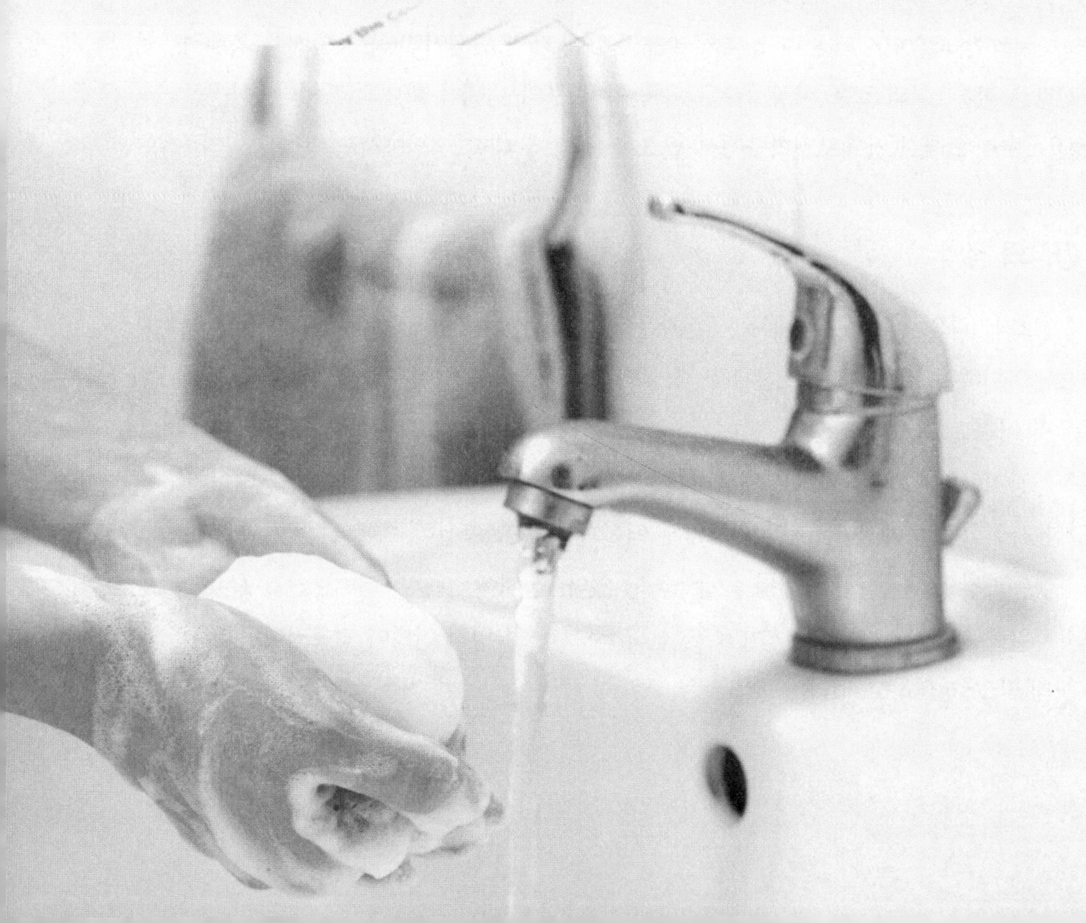

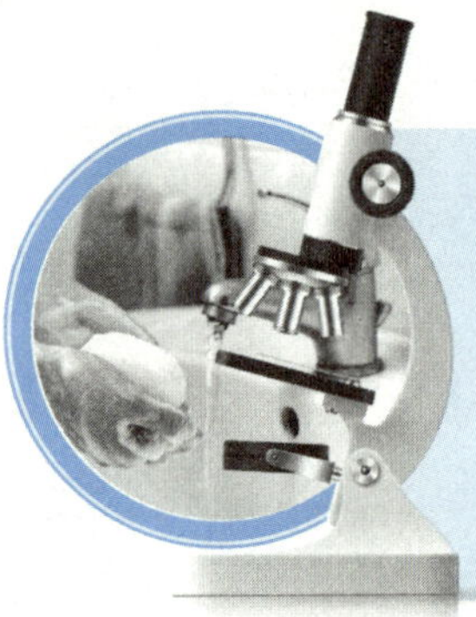

제1장

공중보건학의 개념

학습목표

- 건강의 정의를 이해한다.
- 건강의 수준에 따른 예방단계를 설명한다.
- 공중보건학의 필요성을 설명한다.
- 공중보건학의 발전과정을 이해한다.
- 우리나라 공중보건의 당면과제를 설명한다.

1. 건강

인간의 건강이 중요한 것은 개인적인 차원 이상으로 지역사회와 국가의 안녕에 절대적으로 필요한 조건이기 때문이다. 최근에는 건강에 대한 관심이 더욱 높아져서 육체적인 건강은 물론, 삶의 질을 향상시키는 데 건강 추구의 범위가 확대되고 있다. 이러한 속성은 이미 오래전 세계보건기구에서 발표한 건강에 대한 정의에서도 볼 수 있다.

1) 건강의 정의

세계보건기구의 헌장(1948)에서는 "건강은 단순히 질병이 없거나 허약하지 않은 상태만을 의미하는 것이 아니라 신체적, 정신적 및 사회적 안녕이 완전한 상태에 놓여 있는 것"이라고 명시하고 있다.

즉 건강이란, 단순히 질병의 부재상태가 아니라 육체적, 정신적으로 완전한 상태이며, 복잡한 사회환경 속에서 각 개인이 주어진 역할과 기능을 충실히 수행할 수 있는 지속적인 행동과정으로서 사회적 안녕을 강조하고 있다. 심지어 1999년 세계보건기구는 영적인 차원을 추가시켜 건강을 "신체적, 정신적, 사회적 및 영적 안녕이 역동적이며 완전한 상태"라고 정의하고 있다.

세계보건기구 헌장(전문)

이 헌장에 서명한 국가들은 유엔헌장에 따라 다음의 원칙들이 모든 인류의 행복, 조화된 인간관계 그리고 안전을 위하여 가장 기본적인 것임을 선언한다.

얻을 수 있는 최상의 건강을 향유하는 것은 인종, 종교, 정치적 신념, 경제적 혹은 사회적 조건 등에 관계없이 모든 인간의 기본적인 권리 중 하나이다.

건강은 단지 질병이 없거나 육체적으로 허약하지 않을 뿐 아니라 신체적, 정신적, 사회적으로 완전히 안녕한 상태이다.

모든 인류의 건강은 평화와 안전을 획득하는 데 기본적인 것이며 그것은 개인과 국가가 충분히 협조하는 데 달려 있다.

어떤 국가에서든지 건강을 증진하고 보호하는 것은 모든 사람에게 가치 있는 일이다.

여러 국가들에서 긴강의 증진과 질병관리 특히 감염병관리가 균형 있게 발전되지 못하면 이것은 바로 인류의 공동 위험이 된다.

어린이들이 건강하게 자라는 것은 근본적으로 중요한 것이다. 변화하는 모든 환경 속에서 조화를 이루어 살아나가는 능력은 어린이의 성장에 필수적이다.

모든 인류에서 의학적, 심리학적 그리고 이와 관련된 지식을 알려주는 것은 최상의 건강을 유지하는 데 중요하다.

정부는 국민의 건강에 대해 책임져야 하며 이 책임의 완수는 적절한 보건 또는 사회적 방안의 개발을 통해서만 가능하다.

이러한 원칙들을 받아들이며 모든 국민들의 건강을 증진시키고 보호하기 위하여 나라 사이에 그리고 다른 나라의 국민들과 서로 협조할 것을 목적으로 이 서명에 참여한 국가는 위의 헌장과 국제연합헌장 제57조의 특정 의무를 갖는 기관으로서 세계보건기구의 설립에 찬성한다.

또한, 여러 학자들에 의해 건강이 정의되고 있는데 Cornell 대학의 Walsh 교수는 "건강이란 그 자신이 특수한 환경 속에서 효과적으로 그 기능을 발휘할 수 있는 능력"으로 정의하였으며, 미국의 사회학자 Talcott Parson은 "건강이란 각 개인이 사회적인 역할과 임무를 효과적으로 수행할 수 있는 최적의 상태"라 했으며, 프랑스의 Claude Bernard는 "건강이란 외부환경의 변화에 대하여 내부환경의 항상성이 유지되는 상태"라 정의하였다.

2) 건강의 단계

건강은 병인, 환경, 숙주와 상대적 융합의 과정으로, 이들 요인은 항상 변화하며, 이러한 변화에 대해 사람은 평형을 유지함으로써 건강을 유지하는 것이다. 즉, 항상성 개념으로 건강이 고정된 것이 아니고 동적 상태의 연속선상에 있으며, 헤치는 공중보건과 임상의학 영역의 구분을 조절기능의 한계선에 의해 [그림 1-1]과 같이 설명하였다.

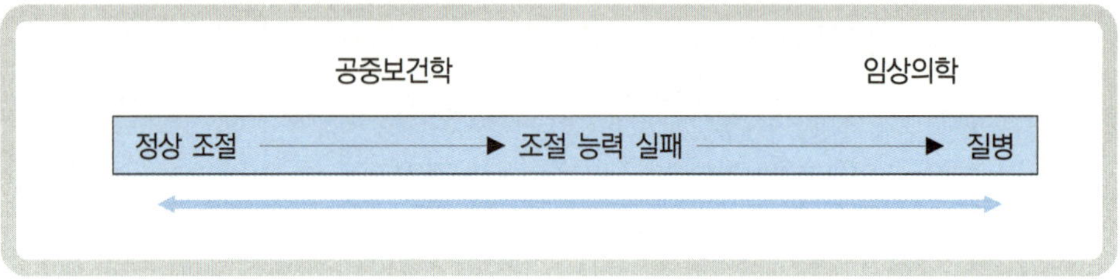

[그림 1-1] 건강 단계

즉, 사람은 일상생활을 하는 동안 외부환경으로부터 받는 자극에 대하여 어느 정도까지는 항상성을 유지하지만, 그 자극이 커지면 신체의 생리적 대상기능에 의해서 정상기능을 유지하게 된다. 가령 더위에 대한 발한작용, 산소 부족상태에서의 적혈구 및 혈색소의 증가 등이 그 좋은 예이다. 이러한 상태에서는 심신의 활동능력에 아무런 변화가 없고 아주 건강하게 보인다. 그러나 대상 조절기능에 파탄이 생겨 기능 실조가 초래되면 기능장애와 질병이 발생하고 마침내 생명을 잃게 된다.

3) 건강의 기본구성

F.G. Clark은 건강과 질병은 숙주, 병인, 환경 등의 상호작용에 의하여 결정된다는 원리를 제시하였다. 인간의 생활행태, 연령, 성, 민족의 특성, 방어기구, 체질과 유전, 심리적 · 생물학적 특징 등과 병원체인 병인 사이에 균형이 깨어질 때 질병이 발생한다. 환경은 물리적, 화학적, 생물학적, 사회적, 문화적, 경제적 환경을 포함하며 인간이 우세하거나 환경이 인간에게 유리하게 작용하면 건강이 증진되고, 병인이 우세하거나 환경이 우세하거나 환경이 인간에게 불리하게 작용하면, 평형이 파괴되어 건강이 저해되고 질병이 되며, [그림 1-2]와 같이, 이 세 요소가 평형을 이룰 때 건강을 유지하게 된다.

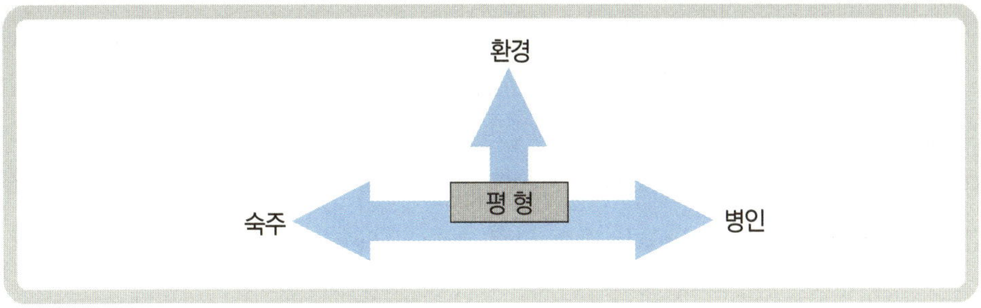

[그림 1-2] 병인, 숙주, 환경의 상호작용

4) 건강의 수준과 예방단계

최적의 건강을 유지하고 질병의 진행을 방지하기 위한 예방대책은 [그림 1-3]과 같이 3단계로 분류된다.

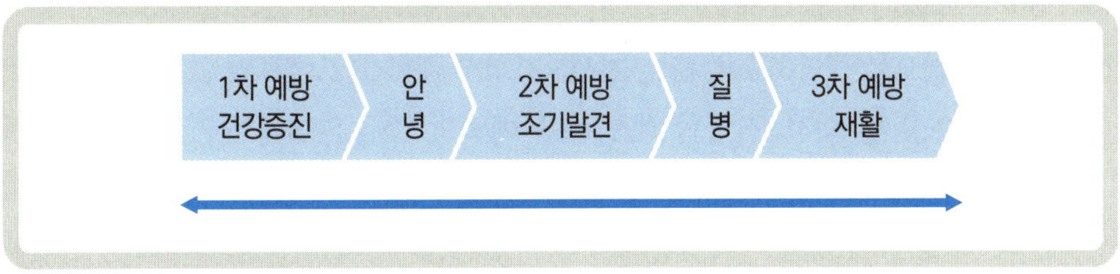
1차 예방
건강증진
안
녕
2차 예방
조기발견
질
병
3차 예방
재활

[그림 1-3] 건강과 질병

(1) 1차 예방(질병발생의 예방)

질병발생 이전의 비병원성기 또는 초기 병원성기의 예방차원으로 신체의 기능장애나 질병보다는 생체의 조절기능이 변해가는 과정에 깊은 관심을 가지고, 대상기능이 완전히 파탄되기 이전에 예방조치를 취하고, 건강한 사람이 병들지 않고, 건강상태를 최고 수준으로 향상시키도록 저항력의 증진을 위해 노력하는 것으로, 예방접종, 환경위생관리, 안전관리(산업재해, 사고예방) 등의 특수대책을 강구하여 저해인자를 배제 및 회피시키는 방법과 제도적 규제 · 유인조치, 보건교육, 영양개선, 레크리에이션, 운동 및 근로여건개선 등을 실시하여 질병을 예방하는 방법이 사용된다.

(2) 2차 예방(치료의학적 예방)

질병발생 이후의 불현성 감염기와 발현성 질환기에 적용되는 것으로, 질병 조기발견과 치료로 질병이 악화 · 확산되는 것을 막고, 후유증의 예방을 통하여 장애기간은 단축시키고, 건강한 상태로 회복시키도록 적절한 의료혜택을 받도록 하는 것으로, 환자발견, 건강검진(정기 · 선택), 입원치료, 가정 간호 등을 실시하는 방법이 사용된다.

(3) 3차 예방(재활의학적 예방)

질병치료 이후와 회복기에 실시하는 소극적 예방수단으로, 신체적 · 정신적 기능장애의 경감 · 회복 및 사회복귀를 주요 목적으로 실시하며, 질병치료 이후에도 장애가 남아 있는 경우 물리적 치료(재활 병원과 재활시설 이용)를 실시하여, 장애의 신체기능을 회복시키는 의학적 재활에 국한되는 것이 아닌 기능장애를 최소화하는 것이다. 또한 남아 있는 기능을 최대한으로 활용케 하여 정상적인 사회생활을 할 수 있도록 직업훈련을 통하여, 직업적 재활과 열등의식이 감소되고, 사회적인 집단생활에 적극 참여하며, 다른 신체기능이 상대적으로 발달하도록 하는 정신 · 사회적 재활을 포함하는 활동이라 하겠다.

Leavell과 Clark에 의한 질병의 자연사와 예방의 수준은 5단계로 구성되었으며(〈표 1-1〉), 1단계는 비병원성기로 병에 걸리지 않은 시기, 2단계는 초기 병원성기로서 질병에 걸리게 되는 초기의 시기, 3단계는 불현성 감염기로서 이미 감염은 되었으나 증상이 나타나지 않는 시기, 4단계는 발현성 질환기로 감염되어 증상이 나타나는 시기로서, 보통은 병이 걸린 것을 이때 알게 된다. 그리고 5단계는 질병에 이환되어 회복되거나 불구 또는 사망에 이르게 되는 시기이다. 그러므로 질병의 자연사와 예방단계를 이해하고 적절하게 대처하는 것이 중요하다.

〈표 1-1〉 질병의 자연사와 예방의 수준

1차적 예방		2차적 예방		3차적 예방
비병원성기 I	초기 병원성기 II	불현성 감염기 III	발현성 질환기 IV	회복기 V
적극적 예방	소극적 예방	중증의 예방	진단과 치료	무능력의 예방
환경위생, 건강증진	특수예방 예방접종	조기진단 및 치료, 집단 검진	악화 방지, 진단, 치료	의학적 · 직업적 재활, 재활예방, 사회생활 복귀
예방의학 및 보건과학		치료의학		재활의학

5) 건강장애와 지표

여러 연구결과 등을 통계 분석하여 건강과 불건강의 정도를 지표화하여 이상이 발생하는 집단의 건강수준을 알아볼 수 있다. 세계보건기구에서 분류한 지역 주민의 건강지표는 다음과 같다.

① 지역주민의 건강상태와 인구에 관한 지표
② 지역주민의 건강상태에 직접 관련되는 생활환경 조건에 관한 지표
③ 건강상태의 개선을 위한 보건서비스와 보건활동에 관한 지표

한 국가나 지역사회의 건강수준을 나타내는 지표로는 영아사망률, 조사망률, 비례사망지수, 유아사망률, 질병이환율, 사인별 사망률, 모성사망률, 평균수명, 예방 가능한 질병의 이환율 등이 있으며, 이 중 대표적인 지표는 영아사망률로 생후 12개월까지의 영아를 대상으로 하며 환경에 예민하고 통계적 유의성이 큰 것이 특징이다. 더 정확한 평가를 하기 위해서 α-Index(영아사망률 / 신생아사망률)를 사용하는데, 보건수준이 높고 선진국일수록 $\alpha = 1.0$에 가깝다.

6) 건강에 대한 동향

우리나라의 건강에 대한 동향은 의학과 과학기술의 발달로 인한 평균수명의 신장과 핵가족화로 인한 모자보건과 육아환경의 악화, 출생률 감소와 사망률 저하로 인한 노령화와 이에 따른 노인문제의 대두, 도시화에 따른 환경오염에 의한 건강장애 및 불의의 사고 증가, 사회생활의 복잡화 및 다양화로 인한 정신적 건강에 대한 문제점이 대두되고 있다. 또한 감염병은 감소되었지만 영양과잉으로 인한 성인병 및 만성질환의 증가와 전체적인 건강의식은 고조되고 있는 반면, 예방의학이나 공중보건보다는 개인의 건강에 치우치고 있다. 지역 의료와 건강증진을 도모하기 위해 가정의 제도나 지역사회 보건진료원과 같은 의료체제의 개선과 국민 대상의 적극적인 건강교육과 같은 제도를 도입하는 것이 시급하다.

2. 공중보건학

1) 정의

공중보건학은 국민의 보건의료수준 향상과 최적의 건강을 위해 발전한 학문으로, 공중보건학의 정의는 학자에 따라 여러 가지로 정의하고 있으나, Winslow의 정의가 가장 보편적으로 받아들여지고 있다.

Winslow는 "공중보건학은 조직된 지역사회의 공동노력에 의하여 질병을 예방하고, 생명을 연장하며, 동시에 신체적 · 정신적 효율을 증진시키는 기술이며 과학이다"라고 규정하며, 목적은 질병예방, 생명연장, 신체적 · 정신적 효율의 증진에 있고, 이것을 달성하기 위한 수단은 조직적인 지역사회의 노력을 통해서 이루어지는 것이라고 정의하였다. 또한 공중보건의 최소단위는 지역사회이고, 사업대상은 개인이 아니라 지역사회 전체이며, 자치조직을 통한 사회구성원의 공동노력을 강조하였다.

세계보건기구는 '환경위생의 개선, 감염병의 예방, 개인위생의 원리에 기초를 둔 위생교육, 질병의 조기진단과 예방적 치료를 위한 의료 및 간호업무의 조직화, 나아가서는 지역사회의 모든 주민이 건강을 유지하기에 충분한 생활수준을 보장하는 사회기구의 발전을 겨냥하고 행하여지는 지역사회의 노력을 통해서 질병을 예방하고, 생명을 연장하며, 건강과 인간적 능률의 증진을 꾀하는 과학이자 기술'로 공중보건학을 정의하고 있으며, 공중보건이 사회적으로 넓은 관할 영역을 지니면서 그 지역주민의 질병예방과 건강의 유지를 목적으로 하고 있다는 점에서 개개인의 건강과 질병예방을 목적으로 하는 위생학과 차이가 있다.

한국 헌법에도 모든 국민은 건강하고 문화적인 최저한도의 생활을 영위할 권리를 가지며, 국가는 모든 생활면에서 사회복지, 사회보장 및 공중위생의 향상 및 증진에 힘써야 한다는 요지의 조문이 들어가 있고, 보건복지부(1998년)의 건강증진용어해설집에서 공중보건을 '사회의 조직된 노력을 통하여 건강을 증진하고, 질병을 예방하며, 생명을 연장하는 과학이며 기술'로 기술하고 있다.

2) 공중보건 활동의 목적

공중보건 활동은 우리 자신을 질병이나 죽음의 위험으로부터 지키고, 건강한 생활을 확보하기 위한 활동이며, 공중보건의 목적달성을 실현하기 위해서는 조직된 지역사회가 환경위생의 관리, 감염병 관리, 개인위생에 관한 보건교육, 질병의 조기발견 · 진단과 예방을 위한 의료와 간호 서비스의 조직화에 노력해야 하며, 모든 사람이 자신의 건강 유지에 적합한 생활수준을 보장받을 수 있도록 사회제도를 발전시킴으로써 건강이라는 기본권을 실현해 나가도록 해야 한다. 즉, 공중보건 활동은 사회복지와 사회보장을 포함하여 국가나 지방자치단체의 중요한 업무이며, 그 효과를 발휘하기 위해 각 개개인의 공중보건에 대한 관심과 협력이 요구된다.

3) 공중보건학의 관련분야

공중보건과 밀접한 관련이 있는 분야로는 위생학, 보건학, 예방의학, 사회의학, 지역사회의학(지역사회보건학) 및 건설의학 등이며, 공중보건학은 기본개념을 응용하려는 입장에서 지역사회 보건문제를 해결함으로써 그 지역에 속한 각 개개인의 건강을 향상시킴을 목적으로 하며, 공중보건의 사업내용에 따라 〈표 1-2〉와 같이 분류할 수 있다.

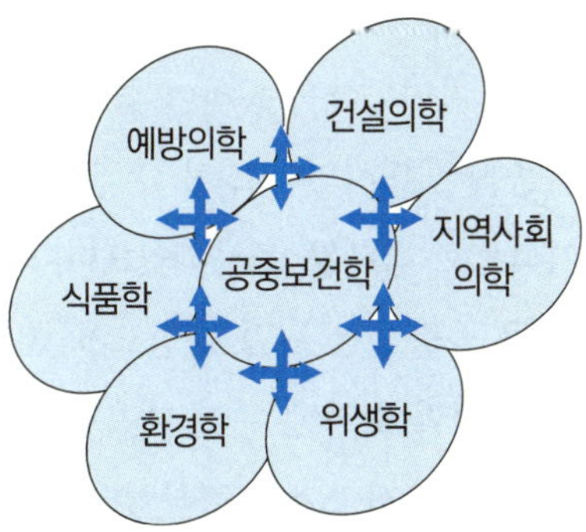

[그림 1-4] 공중보건학과 관련분야

〈표 1-2〉 사업내용에 따른 공중보건학의 분류

구 분	내 용
환경관련분야	환경위생, 식품위생, 환경보전, 산업보건
질병관련분야	감염병관리, 역학, 기생충질환관리, 비감염성질환 관리
보건관련분야	보건행정, 의료보장, 인구보건, 가족계획, 모자보건, 학교보건, 보건교육, 성인 및 노인보건, 정신보건, 보건영양, 보건통계, 사고와 응급처치

3. 공중보건학의 발전과정

1) 외국

(1) 고대(기원전~AD 500년)

공중보건의 기원이 되는 병고와 재해로부터 면해보고자 하는 집단의 노력은 집단생활에서부터 자연스럽게 나타나게 되었다. 약 4천년 전 인도문명 시설에서는 목욕탕과 배수관시설이 나타나고, 기원전 3000년 전후의 미노아인들이나 크레타인들의 생활에서 화장실과 배수시설이 있었음을 알 수 있다. 특히 이집트는 일찍이 도시의 상하수도시설, 사체매장, 목욕장, 수육검사제도 등이 있었을 뿐만 아니라 위생이나 주택청결법에 대한 기록도 남아 있다.

고대 그리스와 로마시대에는 자연과학을 통하여 합리적으로 자연을 인식하게 되었으며, 주술적인 요소로부터 탈출을 시도하였다고 볼 수 있다. 또, 보건행정의 기틀을 마련하여 인구를 등록하고 정기적으로 국세를 조사하였으며, 국민들의 영양관리, 위생적인 주거환경, 공중목욕장 건립 등 공중보건 관련 행정조치들이 이루어졌으며, 히포크라테스의 전집에 기록되어 있는 위생과 보건에 관한 내용이 보건에 관한 학문의 효시이며 성경의 레위기에 의해 위생법전이 저술되기도 하였다.

(2) 중세(AD 500~1500년)

그리스도교의 교리가 전 유럽을 사회적 · 정치적 · 경제적 모든 분야를 지배하던 이 시대에는 인간의 존재이유가 내세의 영생을 얻기 위한 것이기 때문에 육신의 고통이 오히려 미화되는 경우도 있었다.

감염병이 처음 유럽에 번지기 시작한 후부터 1348년 흑사병이 만연되기까지, 거의 천년은 흑사병을 비롯한 나병, 천연두, 결핵, 단독, 탄저, 트라코마 등 그 시대에서 치료 불가능한 질병들이 유럽 전 지역을 휩쓸게 되었는데, 수많은 이슬람교도들의 메카순례는 세계 여러 지역 사람들에게 콜레라를 전파시켰으며, 나병이 십자군과 함께 이동하였고, 몽고족의 유럽, 아시아 정벌에 의하여 페스트가 전 세계적으로 확대되어 인구를 감소시키는 등 여러 가지 질병의 전파가 종교행위로부터 시작되었다.

이러한 질병으로부터의 고통을 극복하기 위한 새로운 노력으로 환자에 대한 격리, 질병 유행지역에 대한 격리 등 검역제도가 생겼으며, 최초의 검역소가 설치되었고 스콜라 시대에는 방역제도와 빈민구제, 경찰, 감정의 등의 활동이 활발하였으며, 프레드리히 2세는 공기오염 규정, 불순물 제거법, 급수법, 식품경찰법, 시가청결법, 건축위생법 등을 제정하였다.

(3) 근세(요람기, 여명기/AD 1500~1850년)

문예부흥과 프랑스혁명, 산업혁명으로 공장을 중심으로 도시가 발전하고, 농촌 인구가 도시로 집중되면서, 비위생적 집단생활 및 교통의 발달은 감염병 유행에 대한 예방의학과 공중보건사상을 급속히 대두시켰다. 특히, 뢰벤후크에 의해 발견된 현미경은 미생물학과 의학 발전의 가속화를 가져왔는데, 제너는 천연두 접종법을 개발하였으며, 에드윈 채드윅은 열병환자 조사를 위한 보건정책조사위원회를 구성하였고, B. Ramazzini의 「직업인의 병」, J. P. Frank의 「전의사경찰 체계」라는 최초의 보건학 책들이 저술되었으며, J. Graunt는 보건통계의 기초를 확립하는 등 공중보건의 사상이 싹트게 되었다.

(4) 근대(확립기/AD 1850~1900년)

이 시기 프랑스에서 고등공중보건회의가 창립되고, 영국에서는 공중위생법이 제정(1848년)되어 중앙 및 지방에 보건국이 처음으로 설치되었으며, 패튼 코퍼가 뮌헨대학에 처음으로 위생학 강좌를 개설한 이래 그 후 각 대학에도 개설하게 되었다.

도시의 급속한 발전과 아울러 위생적인 건강관리가 심각하게 대두되고 여러 나라에서 많은 학자들이 배출되어 모든 질병은 세균의 침입에 의한 것이며, 적절한 치료는 생의학적 측면에서 세균의 활동을 억제하거나 제거하는 것이라고 결론짓고, 20세기 의학의 기본명제의 기틀을 마련하게 되었다.

영국의 John Snow는 콜레라에 관한 역학조사보고서(1855)를 발표하여 감염병 감염설을 입증하였고, J. Lister는 석탄산살균법과 고온멸균법을 사용하였으며, William Rathborne에 의해 방문 간호사업이 시작(1862)되었으며 이는 오늘날 보건소제도의 효시가 되었다.

독일에서는 Bismark에 의해 세계 최초의 근로자 질병보호법이 제정(1883)되었으며, 독일의 R. Koch는 승홍수 소독을 실시하였으며, 1882년에 결핵균을, 다음 해에는 콜레라균을 발견하게 되었고, 그밖에 프랑스에서는 L. Pasteur에 의한 건열 · 고압증기 · 저온멸균법 이용과 에릭에 의해 매독치료제인 살바르산이 발명됨으로써 본격적인 화학요법을 시작하게 되었다.

(5) 현대(발전기/AD 1900년 이후)

세균학을 중심으로 한 기초의학의 확립, 의료기술학의 발달에 따른 임상의학의 확립 분화, 실험적 위생학의 확립과 사회위생학의 분화로, 공중보건학과 치료의학의 조화로운 발전과 사회보장제도 및 유전공학적 발전, 보건제도 및 국제보건관련기구의 발전 등이 이루어지게 되어, 세계보건기구가 발족(1948)하고 보건학의 전문적 분화가 이루어지기 시작하였다.

스톡홀름의 '하나밖에 없는 지구'라는 주제로 열린 제1회 유엔 인간환경회의에서 「인간환경선언」(1972)을 하였으며, 공해문제를 해결하기 위한 국제환경기구가 설립(1973)되었으며, 브라질 리우에서 지구환경 정상회담을, 환경과 개발에 관한 유엔 환경개발회의를 개최(1992)하여 "리우환경선언"이 선포되고 지구인의 행동강령인 "의제 21"을 채택하였다.

2) 우리나라

(1) 고대

고대(BC~AD, 668)에는 질병과 재화를 면하고자 토속신앙에 의한 주술적 방법에 의존하였다.

가. 삼국시대

고구려는 평원왕 때에 중국의서 164권이 수입되었고, 소수림왕 시기에 인도의학이 포함된 불교의학이 들어왔다. 백제는 불교의 영향을 받은 승의가 배출되고, 관직으로 의박사, 약사주 등을 두었고 질병치료나 약제를 관장하는 약부가 존재하였다. 신라의 금무는 '금무약방'을 저술하였고, 왕실담당 의사 내공봉과 의사를 양성하기 위한 의학교육기관이 설치되고, 의학 담당직이 있었다.

나. 통일신라

통일신라시대에는 의학교육과 의사제도가 정착, 발전되었고, 불교의 발전과 더불어 승의가 많이 배출되었다. 또한 궁중의 시의로 내공봉의사와 의료관직인 약정에 근무하는 곤봉의사 등이 있었다.

다. 고려시대

고려 초기(918~1170)에는 신라의학을 계승하였으며, 성종 때 의학제도가 정비되어 의사를 두었고, 예종 때는 의약관청인 태의감을, 문무관의 의료를 담당하는 상약국을 설치하였다. 서민을 위한 의료제도로 제의보를 신설하여, 빈민구제와 질병치료사업 등을 실시하였고, 역병이 유행할 때에는 방역구호도 하였다. 고려 후기에는 원나라의 영향을 받아 의학교육기관인 의학원을 평양과 개성에 설립하였으며, 의박사제도를 두는 한편, 중앙에는 의사제도로 태의감, 상약국, 한림원 등을 두었고, 구료제도로 제위보와 동서양대자원이 있었다.

라. 조선시대

조선 전기에는 주로 의서와 의방서에 의존하여 고려의학을 계승하였고, 조선 후기에 서양에서는 현대의학이 확립된 시기였으나 우리나라는 의학분야의 발전이 없었다.

마. 근세

근세에 와서 의료행정제도로 예조판서 산하의 의약담당 행정기관인 전형사, 왕실의료를 담당하던 내의원, 일반 행정과 의과고시의 행정업무 전의감, 일반서민 의료는 혜민서, 감염병환자는 동서활인서, 지방의료기관인 의원이 도마다 설치되었으나, 중국에서 전래된 의학 수준에 불과했고, 선교사들에 의한 서양의학이 활발히 도입되기 시작하였다. 갑오경장을 계기로 서양문명이 도입되면서 병원이 설립되었고, 보건행정과 의육제도로 서양의학 방식을 따르게 되어 보건, 의료제도의 관제가 개혁되었고 공중보건사업이 권장되었다.

(2) 근대

가. 일제 강점기

한일합방(1910) 이후 일제총독부시대는 식민지 의료 수준이었으며, 세브란스 의학교를 중심으로 한 미국의학과 일본인 거류민의 보호를 위한 일본의학이 주류를 이루었다. 이 당시에는 명령이나 사업 준수가 잘되어 감염병관리나 환경위생 정비면에서 효과가 컸으나, 계몽과 봉사에 의한 보건사업이 아니었으므로 참된 공중보건사업이라 할 수 없다.

나. 광복 이후

8 · 15 광복을 계기로 공중보건사상이 도입되어 '위생과'는 '위생국'으로, 다시 '보건후생국'으로, 또 '보건후생부'로 승격(1946)되어 민주주의에 입각한 행정으로 임상의학에서 '공중보건학'으로 전환되어 시, 도에 모범보건소가 운영되었고, 관계법령들이 공포되었다.

1948년에 사회부에서 보건후생부 업무를 관장하다가, 1949년에 보건부로 독립되고, 1955년에 보건부와 사회부를 통합하여 보건사회부로 개편되고, 1994년에 보건복지부로 개칭되어 현재까지 공중보건의 발전과 국민보건향상을 위한 최고의 행정부서로 역할을 하고 있다.

1950년에는 6 · 25 전쟁을 겪으면서 UN의 의료지원으로 방역이 긴급히 실시되었으며 휴전 후(1956) 보건소법이 공포되어 각 시, 군에 보건소를 설치하였다. 오늘날의 보건소법은 1962년에 제정 · 공포되어 1995년에 지역보건소법으로 개칭되었다.

5 · 16 이후 공중보건 사업활동이 본 궤도에 오르기 시작하면서 민간단체인 가족계획, 결핵, 산업의학, 기생충 박멸, 공해협회 등이 창설되었고, 한국보건개발연구원 발족(1976) 이후 우리나라에서 국민보건 전반에 관한 제도의 발전 및 이와 관련된 여러 부문의 과제를 현실적이고 체계적으로 연구하기 시작하였다. 1977년에는 국가의 보건계획 및 보건정책이 수립되어 사회개발에서 공중보건이 차지하는 비중이 커져, 1970년대에 들어서면서 국민의료보험사업의 하나인 의료보험과 의료보호사업 시작으로 우리 국민보건 향상에 진일보하는 계기가 되었다.

4. 공중보건의 당면과제

우리나라에 현대 공중보건학의 개념이 도입된 이래 상 · 하수도 관리를 포함한 환경위생의 개선, 국민영양의 향상, 감염병예방을 위한 관리와 기타 각종 보건사업의 결과로, 국민보건의 전반적인 향상이 되긴 하였으나 아직도 미흡한 실정이다. 특히, 산업발전에 수반하여 환경오염, 인구 도시집중으로 인한 도시영세민의 의료문제, 도시주변의 환경오염, 급격한 인구증가 및 성인병 문제 등이 증가하는 추세이나. 또한 의료계가 전문화되고 세분화되면서, 진단과 치료에 고도의 기계, 기구 시설로 인해 의료비의 부담과, 도시의 집중된 의료혜택의 해결 등 사회발전에 따르는 보건문제와 더불어, 각 개인의 필요한 의료를 충족시켜 줄 수 있는 의료제도를 개발하여야 할 책임과 과제를 지니고 있다.

연습문제

1. 윈슬로우는 "공중보건학"을 어떻게 정의하였는가?

2. 세계보건기구는 "건강"을 어떻게 정의하고 있는가?

3. 보건사업수행의 3대 요소는?

4. 레벨과 클락이 주장한 1차적 예방이란?

5. 세계보건기구에서 종합건강지표로 사용되는 보건평가지표에 대하여 서술하시오.

6. 공중보건학의 발전단계에 대하여 서술하시오.

7. 우리나라 공중보건의 당면과제에 대하여 서술하시오.

제 2 부
역학 및 질병 관리

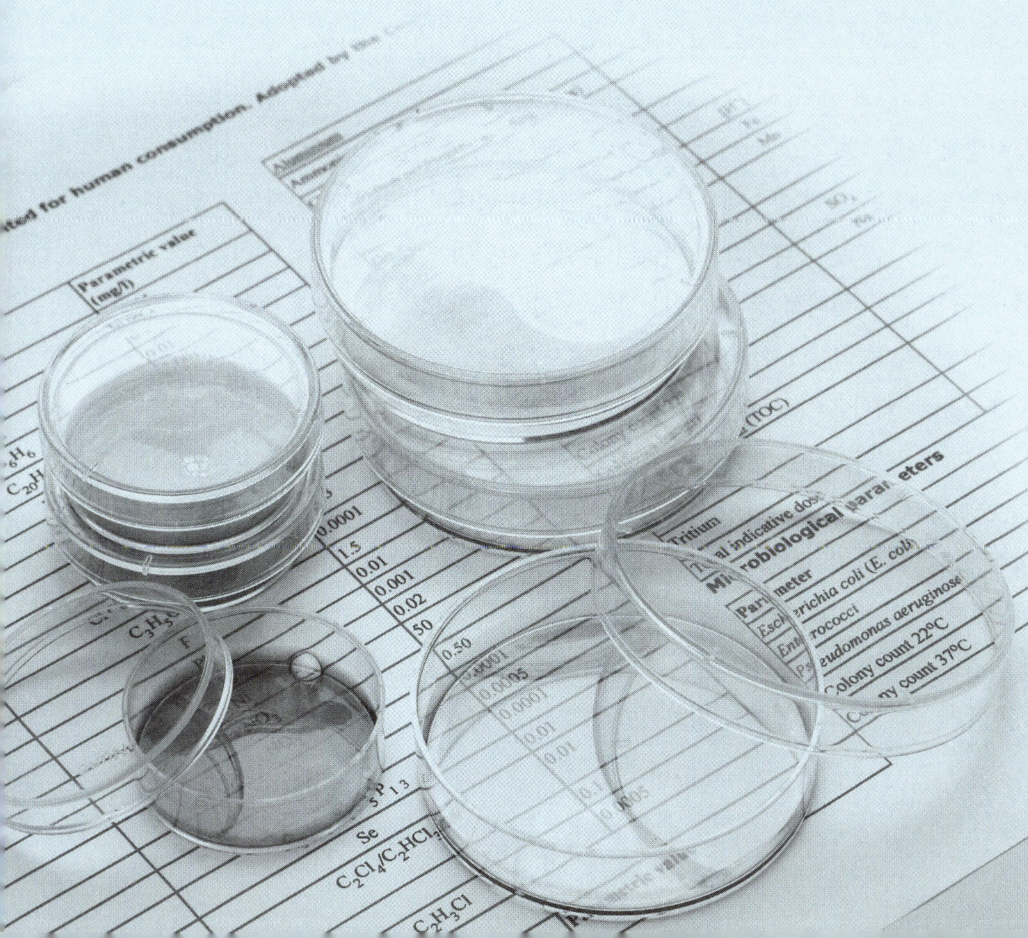

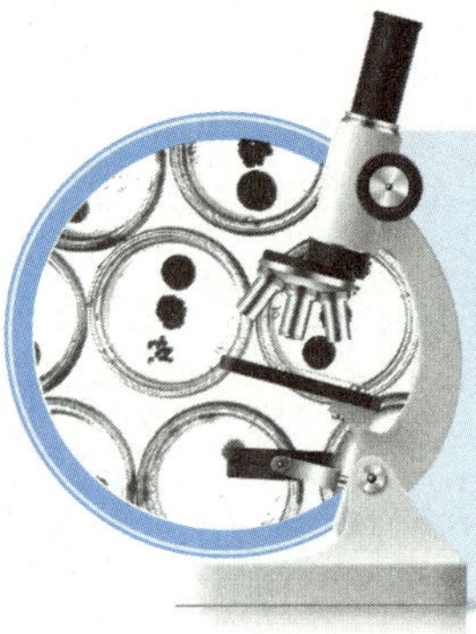

제2장

역학

학습목표

- 역학의 궁극적 목적과 역할을 설명한다.
- 질병발생의 주요 역학인자를 이해한다.
- 역학적 연구방법을 탐구한다.
- 역학통계지수에 의한 지역사회 보건수준측정법을 설명한다.

1. 역학의 정의와 역할

1) 역학의 개념

역학(epidemiology)이라는 어원은 인간에 관한 학문이라는 그리스어에서 유래하였는데, epi는 영어의 upon, demos는 people, logy는 science를 뜻한다. 역학은 감염병에 만연했던 시대에 이를 예방하고 관리할 목적으로 발달되어 온 학문이므로 1910년대까지의 역학연구의 내용은 감염병이 대부분이었다. 역학이 현대적인 개념과 영역으로 정립되기 시작한 것은 1930년대 후반으로 역학의 범위가 감염병에 한정되지 않고 비감염성 질환을 포함한 모든 생리적 상태와 이상상태의 집단 발생으로까지 확대 적용되고 있다. 따라서 역학의 정의는 학자들 간에 다소 차이가 있으나 그 내용은 거의 비슷하다. G. W. Anderson은 역학을 '모든 질병을 집단현상으로 연구하는 학문'이라고 하였고, MacMahon & Pugh은 '인간집단에 발생하는 질병 빈도의 분포와 이들의 결정요인에 관한 연구'라고 정의하였다. 우리나라의 김일순 교수는 '인간 사회 집단을 대상으로 그 속에서 질병의 발생, 분포 및 경향과 양상을 명백히 하고 그 원인을 탐구하는 학문'으로 정의하였다.

의학의 발달과 과학적 연구가 수행되면서 역학의 개념과 대상도 계속 변화되어 오고 있다. 즉 과거에는 그 대상이 감염성 질환이었으나, 이후 비감염성 질환으로 확대되었고, 현재에는 질병뿐만 아니라 사회적 병리현상 및 건강 자체도 대상이 되기도 한다.

결국 역학이란, 개인이 아닌 인간집단을 대상으로 인구의 변화와 건강에 방해가 되는 질병, 장애, 불구, 정신이상 등 여러 요인을 집단적 현상으로 관찰하고 분석하여 원인을 규명함으로써, 건강관리의 방향을 제시하여 주는 학문이다. 즉, 역학이란 인간집단에서 발생 존재하는 질병의 분포를 관찰하고 그와 관련된 요인을 규명하여, 그 질병의 관리와 예방을 목적으로 하는 과학 또는 학문이다.

2) 역학의 목적

앞에서 설명된 역학의 정의를 통해서 역학의 목적이 무엇인지 제시되고 있으며, 구체적인 역학의 목적을 기술하면 다음과 같다.

(1) 건강상태 기술(記述)

질병이나 건강수준 등에 대한 연령별, 지역적, 계절적 그리고 시기적인 분포 등을 기술하는 것을 의미하며, 역학의 가장 기본적인 역할로 원인 규명을 위하여 질병의 발생이 어느 정도인지 수치로 기술하는 것을 말한다.

즉 특정 인구집단 내에서의 건강문제의 발생을 수량화하여 건강문제의 유의미한 증가 혹은 감소추세가 있는지 확인함으로써 인구집단의 건강상태를 기술하여 역학적으로 설명하는 것이다.

(2) 건강문제의 원인규명

질병의 예방대책을 개발하기 위하여 질병발생의 원인을 찾아내는 것으로 역학의 가장 중요한 역할이다.

(3) 건강문제 발생 예견

특정 인구집단에서 발생할 질병이나 건강문제의 발생을 예견한다. 이는 위에서 규명된 건강문제의 원인이 되는 요인들을 근거로 하여 인구집단 중에서 특정 요인을 갖고 있는 사람들의 수를 파악하면, 앞으로 특정 요인과 관련된 건강문제가 얼마나 발생할 수 있는지 예견할 수 있다.

(4) 건강문제의 발생 통제

특정 인구집단에서 질병이나 건강문제가 더 이상 발생되지 않도록 통제한다. 역학 목적인 기술, 원인규명 및 예견을 통해 어떤 요인들을 갖고 있는 사람들에게 얼마나 특정 건강문제가 발생할 것인지를 파악할 수 있다. 이렇게 고위험 집단을 파악한 후 이들을 대상으로 특정 건강문제가 발생하지 않도록 예방하는 것이다.

(5) 보건사업의 평가

각종 보건사업의 기획, 집행 및 사업의 효과를 평가하는 데 역학적 원리와 방법론이 크게 기여한다. 보건사업의 필요도 측정 및 평가, 새로 도입될 사업계획 및 설계에 대한 평가, 사업의 진행과정과 그 효율성에 대한 평가, 실제 그 사업에 의해 얻어진 효과에 대한 평가로 구성된다.

2. 질병발생의 역학적 인자

1) 병인

어떤 질병이 발생하는 데 없어서는 안 되는 직접적인 원인이 되는 요소로써 영양소적 병인, 물리적 병인, 화학적 병인, 정신적 요인, 사회 환경적 요인 등이 있다.

2) 숙주

같은 조건의 병인과 환경이라도 숙주의 상태에 따라 질병양상은 다르게 나타난다. 숙주의 병인에 대한 감수성과 면역력, 즉 방어능력의 정도에 따라 병원체의 독성과 독소량, 침입경로나 숙주로부터 탈출 등 상호관계가 있다.

3) 환경

환경은 그 자체 문제뿐만 아니라 환경에 따른 병원체와 숙주와의 깊은 관계가 있다. 숙주 주위의 모든 유, 무형의 것이 환경이다. 환경 요인은 물리적 환경, 생물학적 환경, 사회 · 경제적 환경을 포함한다.

환경의 다양성이 직접 질병발생에 관계도 하지만, 간접적으로 질병발생에 관련을 갖고 3대 요소의 상호관계가 다양한 변수로서 깊이 관여한다.

3. 질병발생의 모형

질병 또는 유행의 발생기전은 삼각형, 생태학적 모형, 수레바퀴 및 거미줄 모형으로 설명할 수 있다.

1) 삼각형 모형

감염병이 발생하게 되면 삼각형 모형을 이용하여 어떤 사람들에게 감염병이 발생하였는지, 원인이 되는 병원체는 무엇인지, 어떤 환경에서 감염병이 발생하였는지를 조사한다.

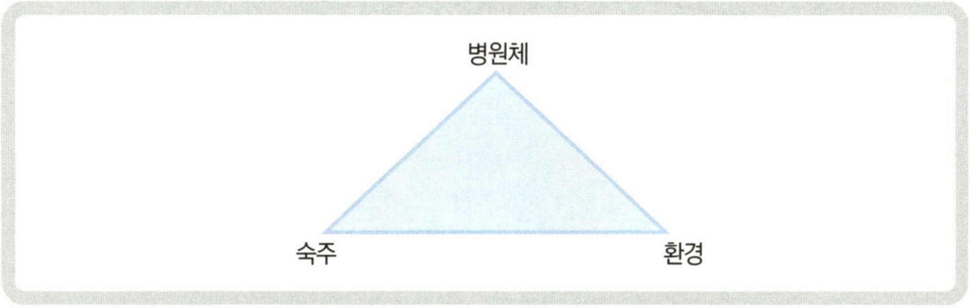

[그림 2-1] 삼각형 모형

2) 생태학적 모형

John Gorden은 질병 또는 유행의 발생기전을 환경이란 저울 받침대의 양쪽 끝에 병원체와 숙주라는 추가 놓인 저울대에 비유하여 설명하고 있다. 이 모형은 병원체, 숙주, 환경 등이 상호간에 평형이 이루어진 상태가 건강한 상태이며 요인들 간의 평형이 깨지면 질병이 발생한다([그림 2-2] 참조).

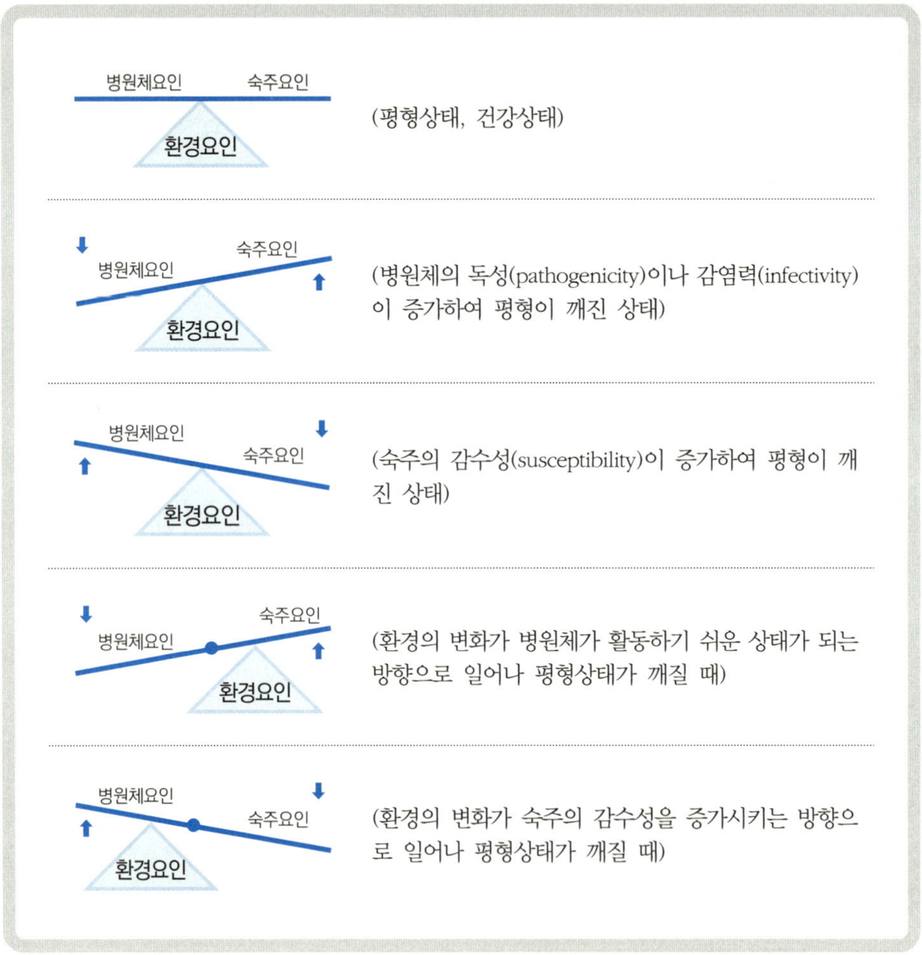

[그림 2-2] 질병발생의 3대 요인과 상호작용

3) 수레바퀴 모형

이 모형은 숙주인 인간과 환경과의 상호작용에 의하여 만성병이 발생하는 것을 설명하는 모형으로 중심부분은 숙주요인으로서 인간의 유전적 요인이 차지하며 생물학적, 물리적, 사회적 환경이 숙주요인을 둘러싸고 있다. 즉 인간의 유전적 요인과 생물학적, 물리적, 사회적 환경과의 상호작용에 의하여 질병이 발생한다.

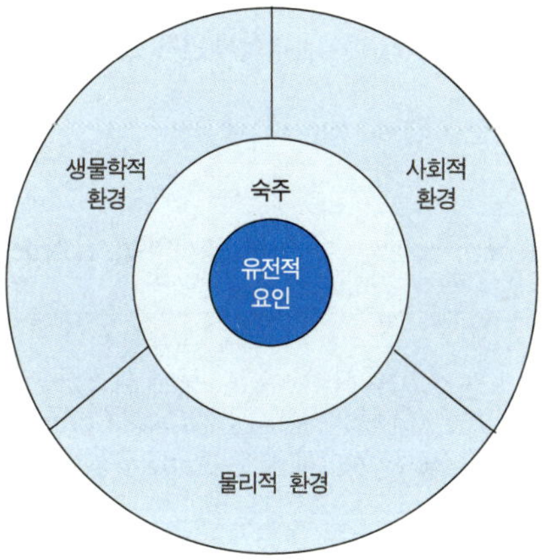

[그림 2-3] 수레바퀴 모형

4) 거미줄 모형

Mac Mahon과 동료들이 제창한 것으로 질병의 발생이 한 가지 원인에 의한 것이 아니라 여러 가지 복합적인 원인들이 서로 거미줄처럼 얽혀 있다는 질병발생의 다인설이다.

4. 역학적 연구방법

역학적 연구는 [그림 2-4]와 같이 역학을 기초로 통계학적 방법과 사회과학적 방법을 응용하여 질병의 예방을 위한 질병의 원인 및 전파에 관계되는 요인과 환경 그리고 숙주와의 모든 관계를 연구하는 고유의 방법으로, 인위적으로 어떠한 실험적 자극이나 조건을 준 상태 하에서 실험군과 대조군의 차이를 비교, 평가, 분석하는 실험방법과 이상적인 방법이나 윤리적인 문제가 있는 실험적 연구와 조사대상에 대해서 실험적 자극이나 처리를 가하지 않고 자연상태 하에서 일어나는 현상으로부터 정보를 입수하여 비교, 평가, 분석하는 관찰방법이 있다.

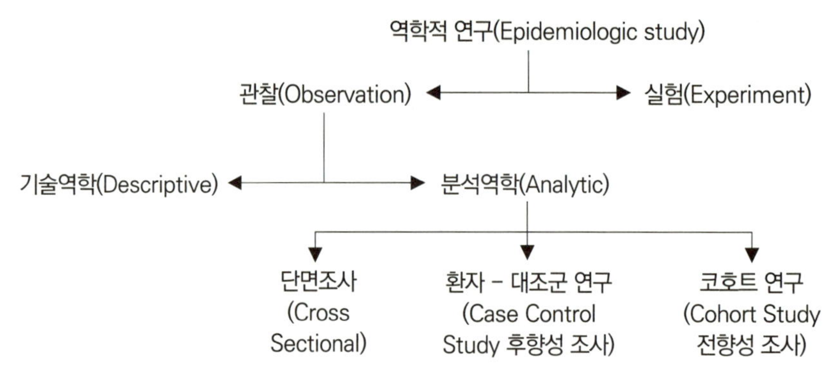

[그림 2-4] 역학적 연구방법 체계

1) 역학의 분류

(1) 기술역학

질병발생의 원인에 대한 가설을 얻기 위해 인간집단에서의 질병발생과 관계되는 모든 현상을 수집하고 분석하여 기술하는 것으로 인구학적(누구에게), 지역적(어디서), 시간적(언제) 특성과 질병의 종류 등의 상황을 충분히 기술하여야 하며 집단의 건강수준과 질병의 분포, 경향을 집단 특성에 따라 기술하는 것이라고 할 수 있다.

(2) 분석역학

기술역학의 결정인자를 토대로 질병발생 요인들에 대하여 구체적인 가설을 설정하고 실제로 조사, 연구하여 얻은 자료를 분석하여 그 해답을 구하는 제 2단계 역학으로 기왕조사와 추적조사로 얻은 자료를 기초로 다시 기술역학적 조사를 하고 가설을 채택하는 역할을 한다.

(3) 실험역학

같은 조건에서 가설검정을 하는 실험군과 비교 관찰하는 대조군을 서로 관찰하는 역학이다.

(4) 이론역학

질병발생 양상에 관한 모델을 설정하고 그에 따른 수학적 분석을 토대로 유행하는 법칙을 비교하여 타당성 있게 상호관계를 수리적으로 규명하는 학문으로, 어떤 질병의 발생이나 유행양상을 파악하는 데 주로 활용된다.

(5) 임상역학

인간집단의 대상에서 한 개인 환자를 대상으로 그 환자의 증상과 질병의 양상을 기초로 인간집단이나 지역사회를 조사대상으로 확대 비교하여 역학적 요인을 규명하는 학문으로, 임상의학에서 널리 쓰이는 방법이다. 백신의 효과 측정, 새로운 치료약품, 처치방법 등의 효과 규명을 위하여 입원환자를 대상으로 연구하나, 역학에서는 2차 예방효과의 측정에 사용한다.

(6) 작전역학

올만이 개발한 것으로 보건의료 서비스를 포함하는 지역사회 서비스의 운영에 관한 계통적 연구를 통해 이 서비스의 향상을 목적으로 보건사업 효과의 목적성취 여부를 근거로 평가, 사업의 운영과정에 관한 연구, 투입된 예산, 경비, 노력에 대한 결과나 효과와 관련시켜 연구, 사업의 수용이나 거부반응을 일으키는 데 영향을 미치는 요인을 규명, 지역사업 보건문제 해결을 위한 여러 가지 접근방법을 비교 · 평가하는 것 등이다.

2) 조사대상의 선정

표본조사계획을 위하여 조사대상이 되는 집단 속의 추출단위를 하나도 빠짐없이 모두 나열한 명부를 작성하고 추출단위들을 표본으로 뽑는 방법인 단순확률추출법, 집락추출법 및 계통확률추출법 등의 확률추출법이 있으며, 실험하고자 하는 요인에 대한 특수조치를 받거나 질병에 걸린 환자군의 실험군과 비교하게 될 대조군의 선정은 개인별로 짝지우는 법과 집단별로 짝지우는 법, 그리고 조사대상자로 자진 응모한 환자나 외래환자, 병원 방문자 등을 대상으로 선정하는 방법인 응모법과 피조사자의 협력이 곤란한 경우 조사자가 대표적인 표본이라고 판정된 것을 추출하는 할당법이 있다.

3) 역학적 조사방법

(1) 전향성 조사(코호트 연구, 폭로 · 비폭로 조사)

건강한 사람을 대상으로 조사하는 방법으로 질병의 원인과 관련되어 있다고 생각되는 어떤 요소를 가진 인구집단과, 갖지 않은 인구집단을 계속해서 관찰하여 양군에서 질병의 발생률을 서로 비교하여 보는 연구방법으로, 질병에 폭로된 것과 그렇지 않은 군을 비교 연구한다. 전향성 조사의 장점으로는 속성 및 요인에 편견이 들어가는 일이 적어 객관성을 유지할 수 있고, 상대위험도와 귀속위험도를 모두 구할 수 있으며, 추적 · 관찰하게 되므로 비교적 정확한 정보를 얻고 연구결과의 일반화가 가능하여 다른 질병의 속성과의 관계를 알 수 있다.

그러나 많은 대상이 필요하고 조사기간이 길어서 오랜 기간 동안 관찰하므로 많은 시간과 비용이 들며, 질병발생률이 낮은 희소질병에 대하여 조사하기가 곤란하며, 조사대상자의 무관심이나 장기간 추적조사로 연구 진행 중 조사원의 도중탈락, 자금부족, 기록보존, 이주, 사망 등으로 인하여 정확한 조사가 불가능하며, 특히 질병 분류의 착오와 관찰기간 중 대상자의 속성변화는 물론 시간의 흐름에 따라 조사방법과 기준 자체에 변동이 올 수 있다.

(2) 후향성 조사(환자-대조군 연구)

질병이 있다고 진단된 환자를 대상으로 이와 조건이 비슷한 대조군을 그 원인이 되는 요인에 폭로되었는가를 조사해서 두 집단 간을 비교하는 방법이다. 장점으로는 시간과 조사비용이 적게 들며, 희소한 질병도 조사할 수 있고, 적은 연구대상자로도 연구가 가능할 뿐만 아니라 연구결과를 짧은 시간 내에 얻을 수 있다.

그러나 기억이나 기록에 의존하여 수집되므로 불확실할 수 있고 환자의 편견이나 주관에 치우칠 수 있으므로 객관성이 문제되며, 조사대상자의 기억상실로 인해 착오가 있기 쉽고 대조군의 선정이 어렵다. 또한 직접 산출할 수 없고 상대위험도만 간접적으로 비교할 수 있다.

(3) 병력조사

전향성 조사와 후향성 조사의 장점을 택한 것으로 과거 어느 시점에서 비슷한 특성을 가진 집단을 찾아 그 집단에서 발생률과 사망률을 분석하는 방법으로 시간과 경비의 절약과 연구결과를 모집단에 적용도 가능하며 대상질환의 이환율을 얻을 수 있다.

〈표 2-1〉 전 · 후향성 조사의 장단점

조사방법	장점	단점
전향성 조사	• 속성 또는 요인에 들어가는 일이 석어 객관성을 유지할 수 있다. • 여러 가지 결과를 동시에 관찰할 수 있다. • 상대위험도와 귀속위험도를 알 수 있다. • 연구결과의 일반화가 가능하다.	• 많은 대상자를 필요로 한다. • 질병분류에 착오가 생길 수 있다. • 조사기간이 길어 비용이 많이 든다. • 대상자의 도중 탈락이 많다. • 진단방법과 기준에 변동이 생길 수 있다. • 발생률이 낮은 질병에는 적합하지 못하다.
후향성 조사	• 대상자의 수가 적다. • 시간과 조사 비용이 적게 든다. • 희귀한 질병의 조사에 적합하다. • 비교적 짧은 시일 내에 결론을 얻는다.	• 정보수집이 불확실하다. • 대조군의 선정이 어렵다. • 환자가 대상이므로 정보의 객관성이 결여되기 쉽다. • 위험도의 직접 산출이 불가능하다.

출처: 전미순 외, 공중보건학, 2016, 정담미디어

5. 역학통계지수에 의한 지역사회 보건수준측정

1) 건강지수

건강수준을 비교할 수 있는 어떤 지수로 나타내어지는 비와 비율로, 건강지표로는 비례사망지수, 조사망률, 평균수명의 세 가지를 들고 있다.

2) 질병이환수준 측정

발생률은 특정한 기간 동안 일정 인구집단에서 새로 발생한 환자수의 크기를 나타내는 비율을 말하고, 유병률은 어느 시점에서 집단 안에 질병에 걸린 환자수를 분자로 하여 나타내는 비율을 말하며, 유병률은 시점유병률과 기간유병률, 평균유병률 및 평균 질병 건수가 있으며, 발생률이 높은 질환이라도 치명률이 높아 사망하거나 회복이 빠르면 유병률은 낮으나, 발생률이 낮아도 장시간 계속되는 만성질병은 유병률이 높게 나타난다. 유병률이 발생률과 질병의 지속시간에 비례하게 되므로 일정기간 인구이동은 없고 발생률과 질병 지속시간에 변동이 없다.

평균 재원일수는 퇴원환자의 재원일수를 퇴원환자수로 나누는 방법과 1일 평균 재원환자수를 1일 평균 신입원환자수와 1일 평균 퇴원환자수의 평균값으로 나누는 방법이 있으며, 전자는 미국에서 이용되며, 입원환자의 재원기간이 짧고 평균 재원일수 계산에 적용시킨 관측기간이 긴 경우와 만성환자를 주로 수용하고 있는 병원에서 평균 재원일수를 거의 정확하게 나타내 한 사람의 평균 재원일수를 산출하기에 적합하고, 후자는 일본 등에서 주로 사용되며 신입원환자수와 퇴원환자수의 차이가 클 때 사용된다.

연습문제

1. 역학이란?

2. 역학의 궁극적 목적은 무엇인가?

3. 질병발생의 주요 3대 역학인자는 무엇인가?

4. 기술역학이란?

5. 분석역학이란?

6. 선향성 조사와 후향성 조사의 장단점을 비교 설명하시오.

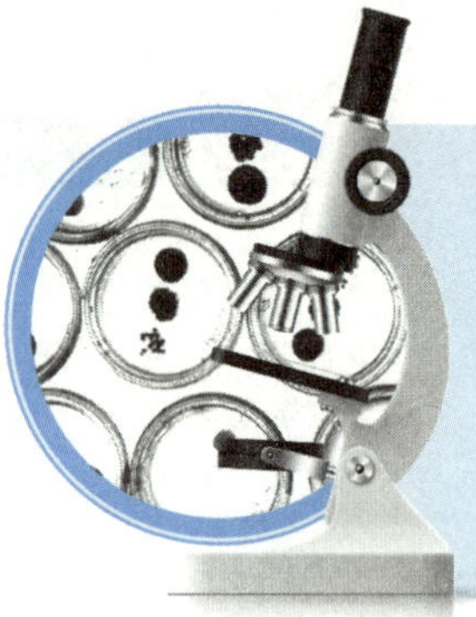

제3장

감염병 관리

학습목표

- 감염병 관리의 발전사를 이해한다.
- 감염병의 발생과정을 탐구한다.
- 우리나라의 법정감염병 종류를 설명한다.
- 법정감염병 관리방법을 설명한다.

1. 감염병 관리의 발전사

1) 종교설 시대

원시적인 종교관에 따라 선령과 악령이 있는 것으로 믿었던 시대에는 재앙이 악령 때문이라고 생각하였다. 질병치료도 나쁜 일을 하는 악령을 진정시키거나 축출하는 것으로 믿어 제물을 바치는 등 주술적인 방법을 행사하였다. 즉, 질병을 죄악에 대한 벌로 생각하여 질병을 관리하는 방법은 재물을 제공하거나 사람을 제공하는 것으로 간주하고 죄를 진 사람에게 노한 신이 주는 벌이라 하여 신벌설 시대라고도 한다.

2) 점성설 시대

자연에 대한 인식이 점차 높아짐에 따라 질병발생이 환경의 어떤 물리적 상태와 관계가 있다고 보았으며 하늘의 별자리 이동으로 감염병의 유행, 기아, 전쟁 등을 점치는 점성술을 믿었다. 즉, 질병의 발생이 환경의 어떤 물리적 상태와 관련이 있다 하여 별자리의 이동을 관찰하여 감염병의 유행, 전쟁, 기아 등을 점치던 시대이다.

3) 장기설 시대

감염병의 전파는 나쁜 공기나 공기 중의 유독물질 때문에 발생하게 된다고 믿었다. 모기에 의해 말라리아가 바람에 따라 전파된 것이 증명된 후 유독가스, 즉 장기에 퍼진다는 설이다. 히포크라테스의 기록에 의하면 말라리아를 나쁜 공기가 전파한다고 생각하여 오염된 공기를 정화시키는 데 대포를 발사하고 집단발병 가옥에 불을 지르거나 연기소독법을 시행하였다. 이는 환경위생을 향상시키는 데 큰 공헌을 하였다.

4) 접촉감염설 시대

19세기 말까지 질병발생에 대한 신벌설이나 장기설이 만연하였지만 이미 성경의 구약에서도 모세의 율법에서는 질병의 전파에 있어서 접촉의 중요성을 암시해 왔었다. 즉, 질병의 원인이 접촉에 의해 감염된다는 설로, 어느 정도 질병에 대한 경험이 있게 되면서부터 사람들은 인간이 서로 접촉하기 때문에 질병이 전파된다고 믿기 시작하였다. 고대 기록에서도 아리스토텔레스는 페스트 환자로부터 주위의 건강한 사람에게 페스트가 전파된다고 했다. 16세기 매독이 유럽 전역에 만연한 사실은 질병이 접촉에 의해 전파된다는 설을 뒷받침하는 근거가 되었다.

5) 미생물병인론 시대

1676년 뢰벤후크가 현미경을 발견하여 미소동물을 관찰, 처음으로 세균을 발견하였으며 질병발생의 원인이 미생물이라는 사실이 인정되었다. 이후 1860년대 파스퇴르에 의해서 현미경적 미생물에 대해 많은 연구가 진행되었고 질병의 원인이 미생물이 동물에 들어가서 생긴다는 것을 발견하였다. 또한 로버트 콕에 의하여 탄저, 결핵, 콜레라균 등이 발견되면서 미생물병인설이 확인되었으며, 세균학의 발달로 면역학도 발전하기 시작하여 병원체의 발견을 통하여 예방접종 백신이 개발되기 시작했다.

2. 감염병의 발생과정

감염병이 유행을 하려면 감염원, 감염경로, 감수성 있는 숙주가 있어야 한다. 이를 감염성 유행의 3대 요인이라고 하는데, 이들의 상태에 따라 유행의 정도가 달라진다. 즉, 감염병이 유행을 하려면 병원체, 환경, 숙주의 3요소가 상호 관련되며, 이를 좀 더 세분화해 보면 감염병의 6개 요소(병원체, 병원소, 병원소로부터 병원체의 탈출, 전파, 병원체의 신숙주 내의 침입, 숙주의 감수성)가 연쇄적으로 작용한다. 이 6개 요소 중 어느 한 가지만 차단되어도 감염병은 발생하지 않는다.

〈표 3-1〉 질병발생과 감염병 발생과정

질병발생 요인	감염병 발생과정
병인	• 병원체 • 병원소
환경	• 병원소로부터 병원체의 탈출 • 전파 • 새로운 숙주로의 침입
숙주	• 숙주의 감수성

1) 병원체

병원체는 질병발생에 핵심적 역할을 하는 부분이다. 병원체의 종류를 특성별로 분류하면 영양소, 외인성 화학물질, 유전적 소인, 물리적 요인, 생물 병원체가 있으며, 생물 병원체는 단세포인 바이러스로부터 다세포인 기생충에 이르기까지 매우 다양하다. 임상적으로 분류하면 바이러스 · 리케차 · 세균(구균 · 간균 · 나선균 · 방선균) · 진균 · 스피로헤타 · 원충의 6종이 있다.

(1) 바이러스

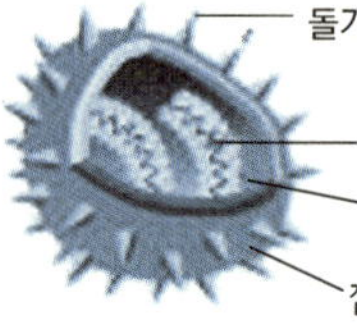

[그림 3-1] 바이러스

세균보다 작아서 세균여과기로도 분리할 수 없고, 0.01~0.3μ 정도의 크기로 전자현미경을 사용하지 않으면 볼 수 없는 작은 입자이다. 바이러스 목에 속하는 여과성 병원체로 소아마비, 일본뇌염, 인플루엔자, 홍역, 유행성이하선염, 광견병, 에이즈, 간염 등을 발생시킨다.

(2) 세균

단세포로 된 병원체로 적절한 온도와 습도의 환경조건 하에서는 급속하게 증식하고 세균 중 병원성 세균이 감염병을 일으키는 병인이 되며, 병원체로의 세균은 디프테리아, 장티푸스, 결핵균 등의 간균과, 연쇄상구균, 폐렴균, 임균 등의 구균, 콜레라균 등의 나선균이 질병을 발생시킨다.

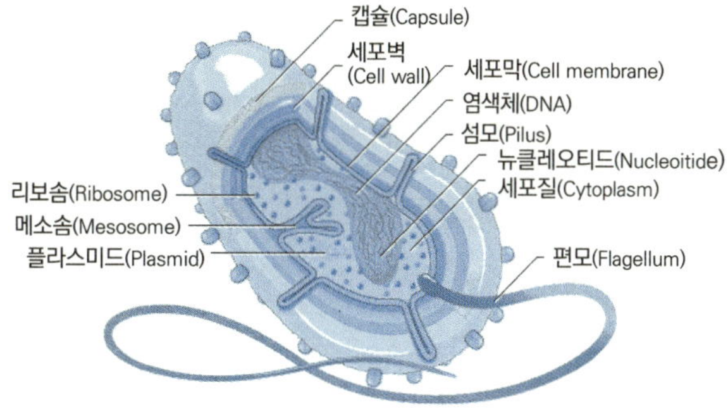

[그림 3-2] 박테리아

(3) 진균 또는 사상균

진균의 종류는 매우 많으나 인체에 기생하여 병을 일으키는 것은 약 40종류로, 칸디다·방선균 등이 있다. 무좀과 같이 주위환경으로부터 인체에 침입하여 병을 일으키지만, 칸디다와 방선균은 건강한 사람의 입 속이나 그 밖의 점막 등에 상재하여 어떤 유인이 생기면 병원성을 발휘하여 병을 일으키게 된다.

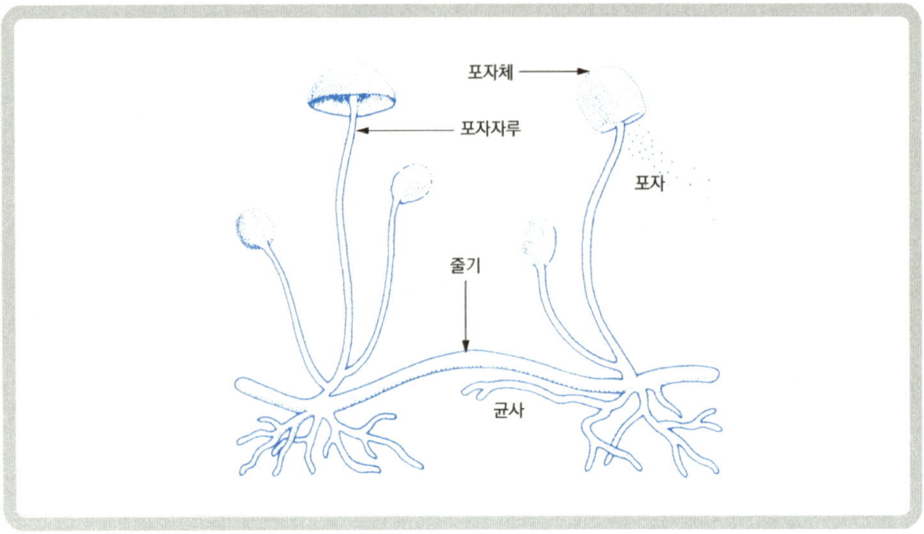

[그림 3-3] **곰팡이의 각부 명칭**

출처 : 한국민족문화대백과사전

(4) 리케차

세균과 바이러스의 중간 크기로 세균과 유사한 화학적 성분을 가지고 벼룩 같은 여러 가지 흡혈성 절지동물에 기생하여 생활하고 매개되며 그로 인하여 발진티푸스, 발진열, 쯔쯔가무시병, 록키산홍반열 등의 병을 일으키게 된다.

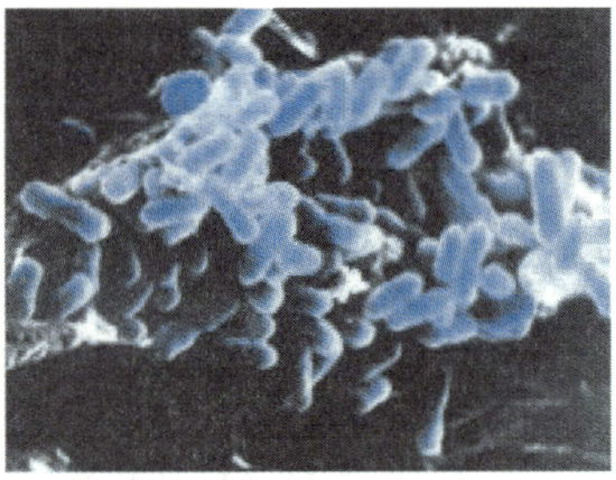

[그림 3-4] **리케차의 현미경 관찰 사진**

(5) 기생충

기생충에는 원충류와 후생동물이 있다. 원충류는 단세포 동물로서 대체로 중간숙주에 의해 전파되며, 면역이 생기는 일이 드물고 적합하지 못한 조건에서도 장기간 생존이 가능하고 말라리아, 아메바성 이질, 아프리카 수면병 등을 발생시킨다.

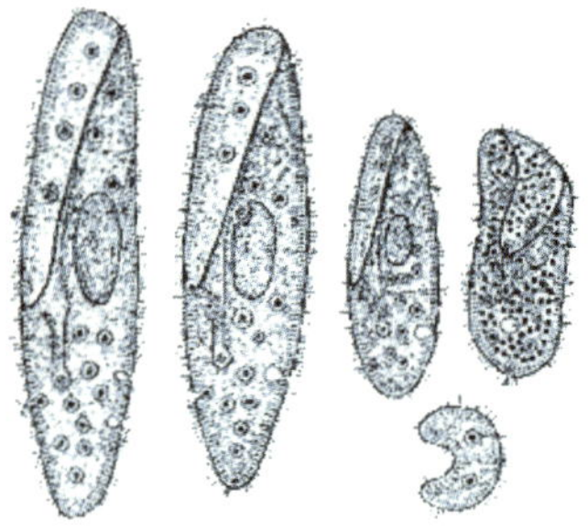

[그림 3-5] **프로토조아**

후생동물은 다세포 동물로서 육안으로 볼 수 있고 그 크기와 형태가 각각 다르다. 일반적 기생충이 이에 속하며 회충, 십이지장충, 조충, 디스토마 등을 발생시킨다.

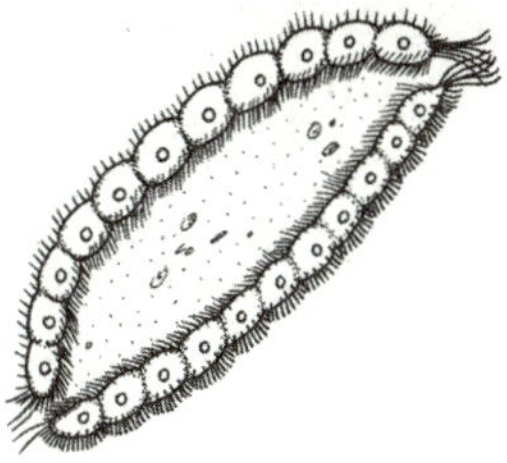

[그림 3-6] 메타조아

(6) 병원체의 병인성, 병독성과 감염력

병원체는 감염된 숙주로 하여금 발병하게 하는 능력인 병인성과 중독된 질병을 일으키는 능력인 병독성, 병원체가 한 숙주에서 다른 숙주로 이행해 나가는 능력인 감염력을 가지고 있으며 병원체의 배출경로, 침입구, 숙주체 내에서의 생존기간, 외계에서의 저항성, 침입균의 양 등이 문제가 된다.

병인성과 병독성은 순상 관계만은 아니며 결핵균은 병인성과 병독성이 모두 낮고, 광견병은 병인성과 병독성이 모두 높으며 홍역은 병인성은 높으나 병독성은 낮다.

2) 병원소

병원소란 병원체가 생활하고 증식하며 생존을 계속해서 다른 숙주에게 전파될 수 있는 상태로 저장되는 일종의 감염원이다.

(1) 인간 병원소

발병이 뚜렷한 임상증상을 나타내는 환자와 감염되었으나 임상증상이 미약하거나 병원체가 체내에 증식해도 발병되지 않는 무증상 감염자와 보균자가 있다. 특히, 보균자는 임상증상은 없으나 병원체를 보유하고 언제라도 균을 배출하는 병원체 보유자로 활동에 제한이 없어 감염시킬 수 있는 영역이 넓고, 본인 또는 타인이 경계하지 않아 전파의 기회가 많으며, 역학상 보균자수가 현성환자수보다 많아 감염병 관리에 중요한 관리대상자가 된다. B형간염, 디프테리아, 폴리오, 일본뇌염은 건강 보균자가, 호흡기감염병, 디프테리아, 홍역, 백일해는 잠복기 보균자가, 그리고 세균성이질, 디프테리아는 회복기 보균자가 병원소가 된다.

(2) 동물 병원소

동물에게 감염된 질병 중 2차적으로 인간숙주에게 감염되는 것으로 이런 감염병을 인수공통 감염병이라고도 하며, 동물 병원소로는 살모넬라, 결핵, 부르셀라, 광견병, 황열, 일본뇌염, 간·폐흡충, 촌충, 탄저, 파상열, 톡소플라스마증 등이 있다.

〈표 3-2〉 동물별 병원소

쥐	소	돼지	개	고양이	조류	양
페스트 살모넬라 서교증 발진열 렙토스피라증 쯔쯔가무시 등	살모넬라 결핵 탄저병 파상열 등	일본뇌염 살모넬라 파상열	광견병	살모넬라 톡소플라스마 서교열 등	살모넬라	파상열 탄저

(3) 기타 병원소

흙과 먼지 속에는 진균 중에서 블라토마이코시스, 스포로트리코시스와 콕시디오도마코시스, 히스토플라스모시스, 파상풍 등과 혐기성균 그리고 사상균이 있으며 특히 아포형태도 있다.

(4) 병원소의 감염형태

병원소의 감염형태는 임상증세 유무에 따라 현성 감염과 불현성 감염으로 나뉘며, 감염되어 있는 상태에서 동일병원균의 침입에 의하여 다시 감염되는 중감염과 두 종류 이상의 병원체에 의하여 감염되는 경우는 혼합감염 그리고 병원소가 가지고 있는 병원균에 의하여 자기 자신이 다시 감염되는 자가감염이 있다.

3) 병원소로부터 병원체의 탈출

(1) 호흡기계로부터 탈출

호흡기 계통에 많은 병원체가 증식하고 있으며 호흡기 질환 병원체가 대화, 기침, 재채기, 객담 배출 시 호흡기인 코 · 입을 통해 전파되며, 이 중 병원체가 공기에 의해 전파되는 것을 포말감염이라 한다. 감기, 폐결핵, 폐렴, 백일해, 홍역, 수두, 천연두, 볼거리 등이 있으며 이상적인 예방방법은 예방접종의 실시이다.

(2) 소화기계로부터 탈출

소화기계 질환 병원체가 대장을 통해 분변으로 배출되는데, 이러한 배설물은 쉽게 새로운 숙주에게 전파되어 이질, 콜레라, 장티푸스, 파라티푸스, 폴리오 등의 감염병을 발생시킨다. 배변처리를 위생적으로 함으로써 피해를 줄일 수 있다.

(3) 비뇨생식기계로부터 탈출

주로 혈행성 질병이 소변이나 성기 분비물을 통해 배출되며, 성병 등이 여기에 속한다. 이상적인 관리방법으로는 접촉자의 확인조치가 중요하다.

(4) 기계적 탈출

모기, 이, 벼룩 등의 흡혈성 곤충 등이 물거나 피를 빨 때와 주사바늘에 묻어서 채혈함으로써 직 · 간접적으로 탈출되며 발진열, 발진티푸스, 말라리아, 매독균, 유행성 간염 등의 질병을 발생시킨다.

(5) 개방병소를 통해 탈출

피부 표면의 창상이나 종기, 결막을 통하여 병원체가 탈출되는 것으로 한센, 무좀, 습진 등의 신체 표면의 농양, 피부병, 옴 등이 있다.

4) 전파

(1) 전파형태

병원소로부터 배출된 병원체는 새로운 숙주에게 감염을 시켜야만 성장 증식이 가능하며 전파형태에 따라 직접전파와 간접전파로 구분된다.

직접전파는 병원체가 매개체 없이 숙주에서 직접적으로 다른 숙주로 전파되는 것으로 접촉, 비말감염(기침, 재채기, 대화를 통한), 신체의 일부가 토양이나 퇴비에 접촉하거나, 태반감염, 수직감염 등으로 성병, 감기, 결핵, 홍역, 한센병, 파상풍, 탄저, 구충증, 인플루엔자, 급성회백수염 등이 전파된다.

간접전파는 중간매체를 통해 숙주에 전파되는 것으로 병원체가 병원소를 떠나서 어느 정도 생존이 가능한 경우로 장난감, 손수건, 요리기구, 수술기구 등과 같은 재료와 도구인 개달물을 통해 전파된다.

(2) 전파체의 종류

전파체로는 우유, 물, 공기, 식품 등 위장관 감염의 경우 중요한 매개체가 되는 비활성 전파체와 매개곤충을 통한 활성 전파체에 의해 전파된다.

활성 전파체로는 매개곤충에 의한 생물학적 전파양식에 따라 단순히 병원체 숫자만 증가하는 증식형 전파와 병원체가 발육만 하는 발육형 전파, 곤충 위장관에 증식하고 곤충의 대변과 함께 나와 숙주의 상처난 피부를 통하여 전파하는 배설형 전파, 병원체가 증식과 발육을 함께 하는 발육증식형 전파, 그리고 병원체가 충란을 통해 균을 다음 세대로까지 전파하는 경란형 전파가 있다.

5) 새로운 숙주에의 침입

병원소로부터 병원체의 탈출의 경로와 침입경로는 주로 호흡기계, 소화기계와 비뇨생식기계, 점막 및 피부(파상풍)를 통해서 침입하며 병원체의 숙주 내에 침입 시 직접적으로 관여한 사물을 감염원이라고 하며 모든 매개체와 병원소가 감염원이 될 수 있다.

6) 새로운 숙주의 감수성과 면역

병원체가 새로운 숙주에 침입되면 반드시 발병되는 것이 아니고 독력, 신체 저항균형의 파괴에 따라 발병과 면역이 형성된다.

(1) 감수성

숙주에 침입한 병원체에 대항하여 감염 또는 발병을 막을 수 있는 능력이 안 되는 상태를 감수성이라 하며, 이러한 상태는 개인이나 질병의 종류에 따라 다르다. 드러더는 질병에 따라 각각 두창은 95%, 홍역은 95%, 백일해는 60~80%, 성홍열은 40%, 디프테리아는 10%, 소아마비는 0.1%로 감수성 지수를 산출하였고, 갓슈테인은 급성 호흡기 감염병의 감수성 보유자가 감염되어 발병률이 대체적으로 일정하다고 하여 체내 감염될 정도를 감수성 지수 또는 접촉감염지수라고 했다.

(2) 면역

외부 인자를 항원이라 하며, 병원미생물 또는 그 생성물, 음식물, 화학물질, 약, 꽃가루, 동물의 변 등이 있다. 면역의 어원은 라틴어의 immunitas이며 역병으로부터 면한다는 뜻으로 특이적 저항력인 면역은 어떤 특정한 감염균에 대하여 자기 몸을 방어하며, 임상적인 증상을 없애거나 가볍게 하는 능력을 말하고, 태어날 때부터 지니고 있는 선천면역과 후천적으로 생활 등에 적응되어 얻어지는 후천면역으로 구분된다([그림 3-7]).

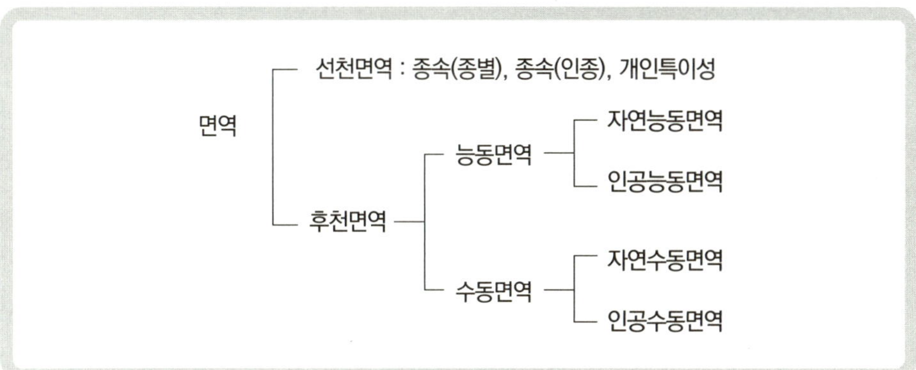

[그림 3-7] 면역체계의 분류

가. 선천면역

자연면역이라고도 하며, 태어날 때부터 갖고 있는 면역으로 항원에 대해 비특이적으로 반응하며, 선천적인 면역체계로는 항원의 침입을 차단하는 피부 · 점액조직, 상산성의 위산, 혈액에 존재하는 보체 등이 있으며, 세포로는 식균작용을 담당하는 대식세포와 다형핵 백혈구, 감염세포를 죽일 수 있는 K세포 등이 있고, 실제로 대부분의 감염이 선천면역에 의해 방어되나 종속 저항력, 저항력의 개인차에 따라 저항력은 다르게 나타난다.

나. 후천면역

획득면역이라고도 하며, 처음 침입한 항원에 대해 기억할 수 있고 다시 침입할 때 특이적으로 반응하여 효과적으로 항원을 제거할 수 있는 특징이 있어 선천면역을 보강하는 역할을 한다. 흔히 사용되는 면역의 정의는 이것을 말하며, 후천면역에는 능동면역과 수동면역이 있다.

능동면역은 병원체 또는 독소에 의해서 생체의 세포가 스스로 활동하여 생기는 면역으로, 어떤 항원의 자극에 의해 항체가 형성되어지는 상태로 각종 감염병에 이환된 후 성립되는 이환 후 면역과 불현성 감염에 의한 잠복면역인 자연능동면역과 생균백신, 사균백신 및 순화독소를 사용해 인위적으로 후천면역을 생성시키는 인공능동면역이 있다.

수동면역은 이미 면역을 보유하고 있는 개체가 가지고 있는 항체를 다른 개체가 받아서 면역력을 지니게 되는 경우로 태아가 모체로부터 태반을 통해 항체를 받거나, 생후에 모유를 통해 항체를 받는 자연수동면역과 회복기 혈청, 면역혈청, 감마글로불린 등을 주사하여 항체를 생성시키는 방법인 인공수동면역이 있다. 수동면역은 능동면역에 비해 면역효과는 빨리 나타나지만 체내에서 빨리 파괴되어 면역의 지속기간은 2~4주 정도로 짧게 나타난다.

균 자체가 항원으로 작용하고 예방접종으로 얻어지는 인공능동면역은 생균백신과 같이 1회접종으로 홍역, 결핵, 황열, 폴리오, 탄저, 두창, 광견병 등에 대한 장기간 면역이 지속되는 경우와 사균백신과 같이 면역유지를 위하여 추가면역이 필요한 장티푸스, 파라티푸스, 콜레라, 백해, 일본뇌염, 페스트, 발진디푸스, 인플루엔자, 폴리오 등의 경우 그리고 세균이 생활독소를 불활성화해서 사용하는 순화독소로 디프테리아, 파상풍 등에 이용된다.

질병의 면역성이란 자연능동면역이 되는 질병으로 한 번 이환되면 두 번 다시 이환되지 않고 영구면역 형성이 잘되는 두창, 홍역, 수두, 유행성이하선염, 백일해,

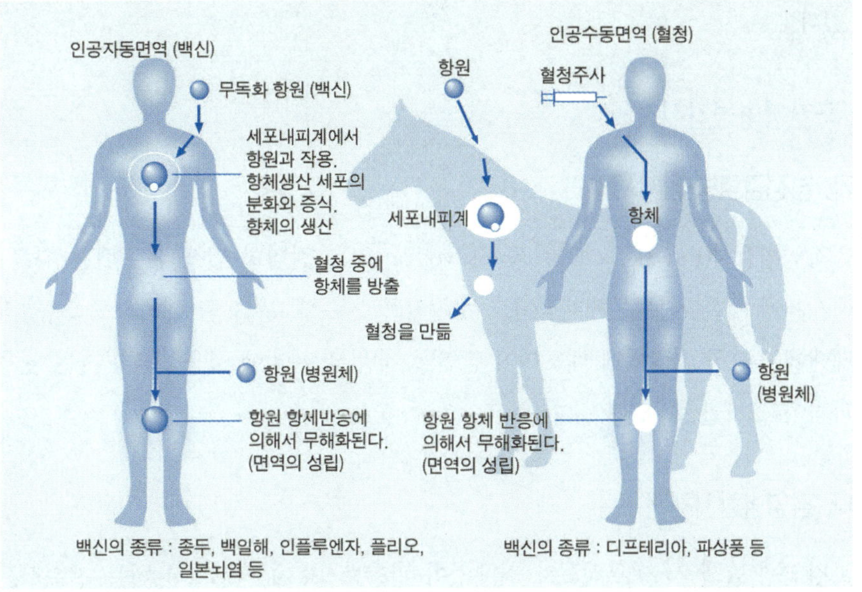

[그림 3-8] 면역의 성립

성홍열, 발진디푸스, 장티푸스, 페스트, 황열, 콜레라 등의 감염병이 있는 반면에 불현성 감염에 의해 영구면역이 잘되는 발진열, 결핵, 일본뇌염, 폴리오 등의 감염병과 한 번 이환 된 후 면역이 아주 약한 이질, 콜레라, 폐렴, 디프테리아, 인플루엔자, 수막 구균성 수막염, 세균이질 등의 감염병 그리고 질병에 이환된 적이 있더라도 전혀 면역이 안 되는 임질, 트리코모나스, 매독, 성병과 말라리아 등의 감염병도 있다.

3. 감염병의 감시 및 관리

1) 법정감염병의 관리

감염병의 발생과 유행을 방지하여 국민보건을 향상 증진시킴을 목적으로 감염병 예방법이 1954년 2월 2일에 제정 공포되었다.

현재 법정 감염병은 제1군 감염병 6종, 제2군 감염병 12종, 제3군 감염병 21종, 제4군 감염병 20종, 제5군 감염병 6종 및 지정감염병 14종 등으로 모두 6개군 80종으로 규정하고 있다.

(1) 국가감염병감시사업

가. 법정감염병 감시사업의 개요

감염병감시(Infectious Disease Surveillance)는 감염병 발생과 관련된 자료 및 매개체에 대한 자료를 체계적이고 지속적으로 수집, 분석 및 해석하고 그 결과를 제때에 필요한 사람에게 배포하여 감염병 예방 및 관리에 사용하도록 하는 일체의 과정이라고 할 수 있다.

나. 감염병감시체계

감염병 발생 시 의무적으로 지체없이 관할보건소에 신고토록 하는 전수감시체계(Mandatory Surveillance System)와 일정한 기준에 의해 참여하는 의료기관을 표본감시기관으로 지정하여 7일 이내에 관할보건소에 신고하도록 하는 표본감시체계(Sentinel Surveillance System)를 운영하고 있다.

다. 감염병의 분류 및 종류

법정감염병 6개군 80종으로 전수감시대상감염병과 표본감시대상감염병으로 분류하면 〈표 3-3〉과 같다.

〈표 3-3〉 전수감시대상감염병

구분	제1군 감염병	제2군 감염병	제3군 감염병	제4군 감염병
특성	물 또는 식품 매개 발생(유행) 즉시 방역대책 수립(6종)	국가예방접종사업 대상(12종)	간헐적 유행 가능성 계속 발생 감시 및 방역대책 수립(21종)	국내 새로 발생 또는 국외 유입 우려(20종)
종류	• 콜레라 • 장티푸스 • 파라티푸스 • 세균성이질 • 장출혈성대장균감염증 • A형간염	• 티프테리아 • 백일해 • 파상풍 • 홍역 • 유행성이하선염 • 풍진 • 폴리오 • B형간염 • 일본뇌염 • 수두 • B형헤모필루스 인플루엔자 • 폐렴구균	• 말라리아 • 결핵 • 한센병 • 성홍열 • 수막구균성 수막염 • 레지오넬라증 • 비브리오패혈증 • 발진티푸스 • 발진열 • 쯔쯔가무시증 • 렙토스피라증 • 브루셀라증 • 탄저 • 공수병 • 신증후군출혈열 • 후천성 면역결핍증(AIDS) • 매독 • 크로이츠펠트-야콥병(CJD) 및 변종크로이츠펠드-야곱병(vCJD) • C형간염 • 반코마이신내성황색포도알균(VRSA) 감염증 • 카바페넴내성장내세균속균종(CRE) 감염증	• 페스트 • 황열 • 뎅기열 • 바이러스성출혈열(마버그열, 라싸열, 에볼라열 등) • 두창 • 보툴리눔 독소증 • 중증급성호흡기증후군 • 동물인플루엔자인체감염증 • 신종인플루엔자 • 야토병 • 큐열 • 웨스트나일열 • 신종감염병증후군 • 라임병 • 진드기매개뇌염 • 유비저 • 치군구니아열 • 중증열성혈소판감소증후군 • 중동호흡기증후군 • 지카바이러스감염증

★ 제3군 감염병 중 인플루엔자는 표본감시 대상 감염병임.

출처: 질병관리본부, 감염병감시체계, 2018(http://www.cdc.go.kr)

〈표 3-4〉 표본감시대상감염병 : 제3군 중 인플루엔자, 제5군 및 지정감염병(21종)

<table>
<tr><th>구분</th><th>제5군 감염병</th><th colspan="2">지정감염병</th></tr>
<tr><td>특성</td><td>기생충감염증
정기조사(6종)</td><td colspan="2">유행 여부조사 · 감시(14종)</td></tr>
<tr><td rowspan="14">종류</td><td rowspan="14">• 회충증
• 편충증
• 요충증
• 간흡충증
• 폐흡충증
• 장흡충증</td><td colspan="2">수족구병</td></tr>
<tr><td rowspan="5">성매개감염병</td><td>임질</td></tr>
<tr><td>클라미디아감염증</td></tr>
<tr><td>연성하감</td></tr>
<tr><td>성기단순포진</td></tr>
<tr><td>첨규콘딜롬</td></tr>
<tr><td rowspan="4">의료관련감염병</td><td>반코마이신내성장알균(VRE) 감염증</td></tr>
<tr><td>메티실린내성황색포도알균(MRSA) 감염증</td></tr>
<tr><td>다제내성녹농균(MRPA) 감염증</td></tr>
<tr><td>다제내성아시네토박터바우마니균(MRAB) 감염증</td></tr>
<tr><td colspan="2">장관감염증</td></tr>
<tr><td colspan="2">급성호흡기감염증</td></tr>
<tr><td colspan="2">해외유입기생충감염증</td></tr>
<tr><td colspan="2">엔테로바이러스감염증</td></tr>
</table>

출처 : 질병관리본부, 감염병감시체계, 2018(http://www.cdc.go.kr)

2) 감염병의 신고와 보고

(1) 의사, 한의사 신고

의사, 한의사, 의료기관의 장, 육군, 해군, 공군 또는 국방부 직할 부대의 장은 감염병 발생 시 감염병웹신고시스템(http://is.cdc.go.kr) 또는 팩스를 이용하여 신고서식을 작성하여 담당보건소장에게 신고한다.

전수감시 대상 감염병은 감염병환자, 의사환자, 병원체보유자를 진단한 경우, 감염병 환자 등의 사체를 검안한 경우, 해당하는 감염병으로 사망한 경우 지체없이 신고하며 표본감시 대상 감염병은 감염병환자, 의사환자, 병원체보유자를 진단한 경우, 감염병 환자 등의 사체를 검안한 경우 7일 이내 신고한다.

의료기관에서 법정감염병 환자 발생 시 감염병웹신고시스템 http://is.cdc.go.kr을 통해 담당 보건소로 신고하면 담당 보건소는 시스템을 이용하여 시 · 도 보건과로 보고, 시 · 도 보건과에서는 관련정보를 확인하여 질병관리본부로 보고한다.

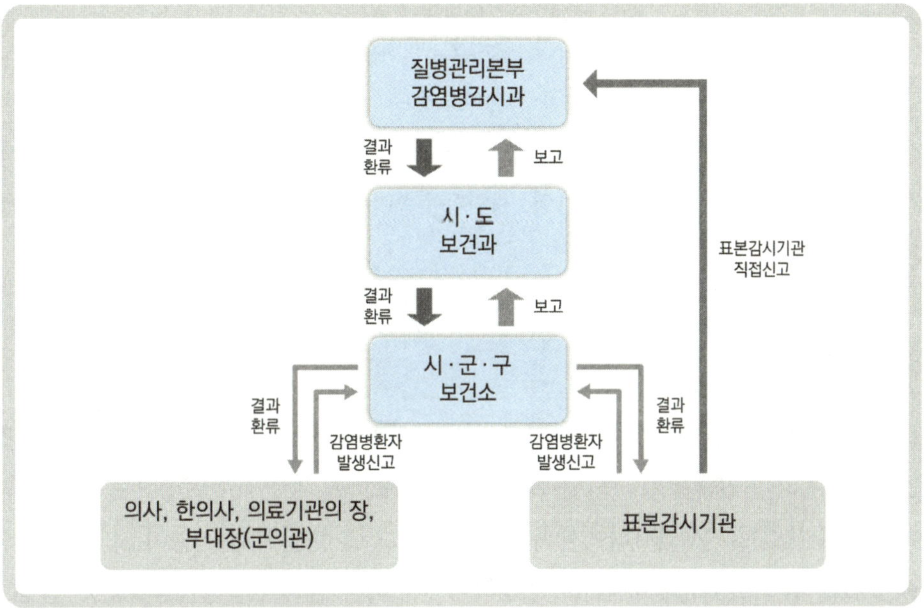

[그림 3-9] 감염병 신고 보고체계

출처 : 질병관리본부, 2017년도감염병관리사업지침, 2017

(2) 기타 신고의무자

제1군 감염병 감염병환자 또는 제1군 감염병이나 그 의사증(擬似症)으로 인한 사망자가 있을 경우와 제2군 감염병부터 제4군 감염병까지에 해당하는 감염병 중 홍역, 결핵이 발생한 경우에는 의사나 한의사의 진단이나 검안을 요구하거나 해당 주소지를 관할하는 보건소장에게 신고하여야 한다.

일반가정에 있어서는 세대를 같이하는 세대주 다만, 세대주가 부재 중인 때에는 그 세대원, 학교 · 병원 · 관공서 · 회사 · 흥행장 · 예배장 · 선박 · 각종의 사무소 또는 사업소 · 음식점 · 숙박업소 또는 그 밖에 여러 사람이 모이는 장소로서 약국, 사회복지시설,

산후조리원, 목욕장업소, 이용업소, 미용업소 등의 관리인, 경영자 또는 대표자와 신고 의무자가 아니더라도 감염병환자 또는 감염병으로 인한 사망자로 의심되는 사람을 발견하면 보건소장에게 알려야 한다.

(3) 정기 예방접종 감염병

시장 · 군수 · 구청장은 디프테리아, 폴리오, 백일해, 홍역, 파상풍, 결핵, B형간염, 유행성이하선염, 풍진, 수두, 일본뇌염, B형헤모필루스인플루엔자, 폐렴구균, 인플루엔자, 기타 보건복지부장관이 감염병 예방을 위하여 필요하다고 인정하여 지정하는 감염병(장티푸스, 신증후군출혈열, A형간염, 사람유두종바이러스 감염증)에 관하여 예방접종을 실시하여야 한다.

3) 검역질병 관리

검역감염병에는 콜레라, 페스트, 황열, 중증급성호흡기증후군(SARS), 동물인플루엔자 인체감염증, 신종인플루엔자, 중동호흡기증후군(MERS), 외국에서 발생하여 국내로 들어올 우려가 있거나 우리나라에서 발생하여 외국으로 번질 우려가 있어 보건복지부장관이 긴급 검역조치가 필요하다고 인정하여 고시하는 감염병(급성출혈열증상, 급성호흡기증상, 급성설사증상, 급성황달증상 또는 급성신경증상을 나타내는 신종감염병증후군과 세계보건기구가 공중보건위기관리 대상으로 선포한 감염병) 등이 해당된다.

검역법 제16조(검역감염병환자등의 격리)에 의거하여 검역소장은 격리를 요하는 자를 검역소 내 격리병동, 감염병관리기관, 격리소 · 요양소 또는 진료소, 자가, 감염병전문병원에 격리하고 격리기간은 검역감염병환자의 감염력이 없어질 때까지로 하며, 격리기간 중 피격리자는 검역소장의 허가 없이 타인과 접촉할 수 없다. 감시 또는 격리기간은 콜레라 5일, 페스트 6일, 황열 6일, 중증급성호흡기증후군(SARS) 10일, 동물인플루엔자 인체감염증 10일을 초과할 수 없다.

4) 감염성 질환의 일반적 관리

(1) 전파예방

외래감염병에 대한 예방대책으로는 콜레라, 페스트, 황열 등의 검역감염병의 국내 침입을 막기 위하여 외국에서 들어오는 여객과 승무원에 대해서 감시 · 검사의 검역을 철저히 시행하며 국내 상재감염병의 예방을 위하여 병원소의 제거, 감염력의 감소, 병원소의 격리, 환경위생 관리, 감염원 대책 등이 필요하다.

(2) 면역증강

감수성이 있는 사람에 대하여 일반저항력 증진을 위한 영양관리와 운동 그리고 충분한 수면 등의 신체관리를 실시하며 예방접종을 실시하여 면역력을 증강시키고 면역혈청이나 글로불린의 접종 등을 실시한다.

(3) 환자의 조치

정기 진단시설을 제도화하고, 치료를 위한 의료시설의 확충과 관련시설의 상호 연계, 무의지역의 제거 등 국가적 · 사회적 차원의 감염병 관리를 실시하고 계속적인 보건교육, 조기진단과 치료로 경과를 가볍게 해야 한다. 감염병의 전파예방대책으로서 첫째, 감염원의 근본적 대책, 둘째, 감염경로의 차단, 셋째, 감수성 보유자의 관리가 중요하다.

4. 법정감염병 관리

1) 제1군 감염병

(1) 콜레라

가. 병원체 전파양식

비브리오 콜레라균(그람음성간균)에 의해 감염되는 급성 설사질환으로 병원소는 환자이며 환자의 대변 및 토사물에 의한 오염수, 오염 음식물 및 식기, 연안에서 잡히는 어패류의 섭취로 감염되며 환자의 구토물이나 분변 속에 배설된 콜레라균에 의해 경구감염도 가능하다. 환자의 균 배출기간은 약 2~3일 정도로 짧고, 잠복기는 24시간 내외이다.

나. 증상

잠복기가 지난 후 갑자기 과다한 설사가 시작되고, 구토가 동반될 수 있으며, 설사로 인한 순환기계 허탈 증세와 쇼크를 나타내며 심할 경우 쌀뜨물 같은 설사와 함께 구토, 발열, 복부통증이 있을 수 있고 극심할 경우 탈수로 인한 사망에 이르기까지 한다. 대부분의 경우 무증상 또는 경미한 감염의 엘토르 형이 많다.

다. 예방과 치료

예방을 위해서는 오염된 음식물이나 식수의 섭취를 금하는 것이 중요하다. 물은 반드시 끓여 마시고, 음식물을 준비하거나 취급할 때 철저히 끓이거나 익혀서 먹으며 음식물을 취급하기 전과 배변 뒤에 손을 씻는 등 개인위생 관리를 철저히 해야 한다. 전반적으로 감수성이 높고, 완쾌 후에는 수년 간의 면역이 생기며 사균백신에 의한 인공능동면역도 유효하다.

콜레라에 의한 환자는 격리치료하며 환자가 사용한 물건, 대변, 오염된 물건은 3% 크레졸로 소독하며 확진된 환자와 접촉한 사람이나 음식물, 식수를 같이 섭취한 공동폭로자는 마지막 폭로가능 시점부터 5일간 발병여부를 감독하고, 예방 화학요법으로 2차 감염의 가능성이 매우 높은 경우에 한해 테트라사이클린 또는 독시사이클린을 3일간 투여한다.

(2) 페스트

가. 병원체 전파양식

페스트균에 의해 감염되는 급성열성인수공통질환으로 병원소는 쥐벼룩이며 감염된 쥐벼룩에 물려 감염되거나 감염된 야생동물을 취급하거나 폐 페스트 환자가 배출하는 비말을 통해 감염될 수도 있다. 잠복기는 림프절 페스트와 패혈증 페스트의 경우는 1~6일이며, 폐 페스트는 1~3일이다.

나. 증상

림프절 페스트는 쥐벼룩에 물린 다음 1~6일 후에 물린 자리에 통증을 동반한 림프절 종창, 발열, 오한, 근육통, 빈맥, 저혈압 등이 나타나며, 폐 페스트는 폐렴증세와 오한을 동반한 발열, 두통, 객혈 등이 나타나고, 패혈증 페스트는 구역, 구토, 설사 등의 소화기 증상으로 시작하여 치료하지 않는 경우 파종성혈관 내 응고, 급성호흡부전, 신부전, 의식저하, 쇼크로 진행하는 치명적인 경과를 보이며, 합병증으로 치료 지연 시 파종성혈관 내 응고, 급성호흡부전, 뇌막염 등이 생긴다.

다. 예방과 치료

페스트는 쥐와 밀접한 관계를 맺고 있으므로 구서작업을 철저히 하는 것과 살충제를 뿌려 벼룩을 제거하는 것이 중요하며, 의료진이나 근접 접촉한 사람은 예방목적으로 7일간 테트라사이클린이나 클로람페니콜을 복용하는 것이 필요하고 회복 후 면역은 비교적 있는 편이다.

치료는 스트렙토마이신, 테트라사이클린, 클로람페니콜, 박트림 등의 항생제를 투여하며, 항균요법은 발병한 지 15시간 이내에 시작해야만 효과가 있고 보통 10일 정도의 항생제 투여가 필요하며, 임상적 호전이 있은 후 최소한 3일 이상 투여해야 한다.

(3) 장티푸스

가. 병원체 전파양식

살모넬라 타이피균에 의해 감염되는 급성 전신성 열성질환으로 장질부사 또는 염병이라고도 하며, 환자나 보균자의 소변, 대변에 오염된 음식이나 물을 먹거나, 더러운 물이 섞인 해저에서 자란 갑각류나 어패류(특히 굴), 배설물이 묻은 과일 등도 감염원이 된다. 또 보균자가 부주의하게 다룬 우유나 유제품도 원인이 되며, 파리가 오염물로부터 다른 음식물에 세균을 전파하기도 하고, 잠복기간은 보통 1~3주이나, 균의 수에 따라서 다르다.

나. 증상

발열, 두통, 권태감, 식욕부진, 상대적 서맥, 비종대, 장미진, 건성 기침 등이 주요한 증상이며, 발열은 서서히 상승하여 특별한 증세가 없는데도 고열이 4주간 정도 계속되다 해열되는 특징적인 열 형태를 갖는다. 일반적으로 설사보다 변비가 많고 장천공, 장폐색, 관절염, 골수염, 급성담낭염, 농흉 등의 합병증이 나타나기도 한다.

다. 예방과 치료

환자는 항생제 치료 종료 후 대변배양 검사결과가 음성일 때까지 격리하며, 보균자의 배설물에 오염된 물품은 3%의 크레졸로 소독한다. 접촉자는 최대 잠복기간까지 발병여부를 감시해야 하며, 고위험군(식품업 종사자, 수용시설 종사자 등)은 검사결과가 나올 때까지는 음식취급, 탁아, 환자간호 등을 금지시키며, 장티푸스 증상 발생 시에는 즉시 의료기관을 방문하도록 지도한다. 전반적으로 감수성이 높고 완쾌 후 영구면역을 얻으나 화학요법으로 치료한 경우는 얻기가 힘들다.

치료는 시프로플록사신, 아목시실린, 클로람페니콜, 암피실린 등을 복용하는 방법이 효과적이며, 환자의 안정과 영양섭취에 최선을 기해야 하고 장기보균자 관리에 유의해야 한다.

(4) 파라티푸스

가. 병원체 전파양식

살모넬라 파라티피 A, B, C균에 의해 감염되는 장티푸스와 흡사한 급성 전신성 세균감염으로 사람이 주 병원소이며, 드물게는 가축일 때도 있다. 보균자나 환자의 대소변과 직·간접적으로 접촉할 때 전파되는데, 흔히 환자나 보균자의 손에 의해 오염된 조개류, 우유 및 유제품 등의 음식물에 의한다. 잠복기는 1~3주이고 감염기는 병원체가 배설되는 기간인데, 보통 초발 증상의 발현시기부터 회복기까지로 대개 1~2주 정도에서 영구보균자가 되는 빈도는 장티푸스보다 훨씬 적으며 5~6월에 다발한다.

나. 증상

지속적인 고열, 두통, 비장증대, 발진, 설사 등 장티푸스와 유사하나 경미하여 치명률이 낮다.

다. 예방과 치료

한 번 앓고 나면 수년 간은 재감염이 잘 안 되며 같은 균형은 특히 면역항체를 갖게 된다. 치료와 환자관리는 장티푸스와 비슷하며, 예방으로는 장티푸스처럼 개인위생 및 철저한 환경위생, 유아의 모유 수유, 보균자는 식품을 다루는 일이나 환자의 간호입무 종사를 금지하여야 한다.

(5) 세균성이질

가. 병원체 전파양식

이질균에 의해 감염되며 사람만이 병원소이나 원숭이 집단의 유행도 보고된 적이 있다. 환자나 보균자에 의한 직접 혹은 간접적인 접촉으로 발생하며 경구전파, 음식물 오염 등을 통한 간접 전파, 직접적인 신체적 접촉에 의해 다른 사람에게 전파, 식수, 우유, 바퀴벌레, 파리에 의한 전파도 있다. 잠복기는 1~7일로 보통 1~3일이며, 감염기는 급성감염기로부터 대변에서 균이 발견되지 않는 기간, 즉 발병 후 4주 이내로 이유기의 소아 등에서 감수성이 높고 중증화되기 쉽다. 밀집되어 거주하는 고아원 등의 사회복지시설, 정신병원, 교도소, 캠프, 선박 등에서 많이 발생한다.

나. 증상

고열과 구역질, 때로는 구토, 경련성 복통, 후중기를 동반한 설사가 주요 증상이며, 대개의 경우 대변에 혈액이나 고름이 섞여 나오고 소아의 경우 경련을 보이기도 한다.

다. 예방과 치료

장티푸스와 동일한 관리가 필요하나 소량의 균으로도 감염이 일어날 수 있으므로 감염된 환자의 경우 식품취급, 탁아, 환자간호를 금해야 하며, 대변과 오염된 물건에 대한 철저한 소독이 요구된다. 예방접종은 실시하지 않고 안전한 먹는 물을 제공하고 우유와 유제품의 위생적 관리 및 식전, 배변 후 손씻기를 하며, 세균성이질 환자는 설사가 멈추고 항생제 투여를 중지한 후 48시간이 지난 다음 최소 24시간 간격으로 채취한 대변 또는 직장에서 얻은 검체에서 연속 2회 이상 이질균이 음성으로 판정될 때 격리를 해제한다.

(5) 장출혈성대장균 감염증

가. 병원체 전파양식

병원체인 장출혈성대장균에 의해 감염되며 주된 원인은 오염된 고기이며 충분히 멸균되지 않은 우유, 주스, 오염된 야채, 샐러드도 원인이 될 수 있으며 오염된 호수, 풀장에서의 수영이나 염소 소독이 충분하지 않은 물을 마셔 수인성 전파가 일어날 수도 있다. 사람 사이의 전파도 쉽게 일어날 수 있는데, 특히 밀집된 환경에서 2차 감염이 잘 일어나므로 소아 집단시설에서의 관리가 어려운 면이 있다. 잠복기는 2~8일(3~4일)이고 대개 1주일이면 치유되나, 밀집된 환경에서 2차 감염이 잘 일어난다.

나. 증상

발열을 동반하지 않는 급성 혈성설사와 경련성 복통이 특징으로 발열이 없고 설사 변에 백혈구가 없는 것이 다른 질환과 감별할 수 있는 특징이다.

다. 예방과 치료

육류제품은 충분히 익혀 섭취하고, 날것으로 섭취하는 야채류는 수돗물로 깨끗이 씻어 섭취한다. 철저한 개인위생(손씻기 등)을 준수하며, 가축 사육 목장에 대한 방역과 도축장, 육류가공 과정에 대한 오염방지책을 수립한다.

2) 제2군 감염병

(1) 디프테리아

가. 병원체 전파양식

디프테리아균에 의해 감염되는 호흡기계 감염병으로 환자, 보균자가 병원소이며, 환자나 보균자의 콧물, 인후 분비물, 기침, 피부의 상처를 통하여 직접 전파되며 잠복기간은 2~6일이다.

나. 증상

인두, 후두, 코, 때로는 다른 점막과 피부, 극히 드물게는 결막, 음부를 침범하는 특이적 세포독소에 의한 회백색의 위막이 감염된 인두와 피부에 형성, 부착되는 것이 주요 징후로써 인두, 편도 디프테리아에서는 가벼운 인두통과 림프절 종창, 동통이 있으며, 중증 환자에서는 경부 종창이 뚜렷하다. 후두 디프테리아는 호흡곤란을 동반하여 중증이 된다. 비 디프테리아는 보통 경증 또는 만성의 콧물과 점막 박리를 초래하고 장액과 혈성 분비물이 나오나 불현성 감염도 많아 일정하지 않은 증상을 초래하여 수포성 피부농포 등과 구별하기 어렵다.

다. 예방과 치료

감수성이 있는 주민에게 디피티 예방접종을 실시하는 것이 가장 효과적이고, 유행 시는 제2군 감염병이므로 보건 당국에 신고하고 환자를 자가에서 격리 치료하게 할 수 있다. 병쾌 후 일반적으로 영구면역을 얻게 되나 재발되는 경우도 있다.

(2) 백일해

가. 병원체 전파양식

보르데텔라 백일해균 감염에 의한 급성호흡기 감염병으로 백일해 환자와의 직접적인 접촉이나 기침을 할 때 튀어나온 비말을 통한 공기매개감염 또는 환자와 병원체 보유자의 호흡기 분비물과 직접 접촉으로 전파되고 잠복기는 7~20일이다.

나. 증상

가장 감염력이 강한 시기인 카타르기는 1~2주 지속되며, 콧물, 결막염, 눈물, 경미한 기침, 낮은 발열의 가벼운 상기도염 증세를 보이며 기침 끝에 구토가 동반되고 끈끈한 점액성 가래가 나오기도 한다.

경해기는 2~4주 또는 그 이상 지속되며, 무호흡, 청색증, 비출혈, 격막하 출혈 및 하안검 부종 등을 볼 수 있다.

회복기는 기침의 정도와 횟수, 구토가 점차 감소하며 약 1~2주 지속되나 회복기 후에 상기도 감염이 이환되면 기침이 재발되는 경우도 있다.

백일해는 기관지염과 여러 합병증을 가져오기 때문에 어린이 사망의 큰 원인이 될 수 있는 만큼 간호와 치료에 신경을 써야만 한다.

다. 예방과 치료

백일해 환자는 발병 후 약 4주일 동안 기침과 재채기로 대량의 백일해균을 비말시키므로 환자가 있는 실내는 물론 그 주위에 감수성이 있는 유아와 소아를 접근시키지 않도록 하고 발병 후 4주간 혹은 기침이 멈출 때까지 격리를 시켜야 하며, 백일해가 발생하기 전 DTaP를 생후 2개월, 4개월, 6개월 3회에 걸쳐 기초접종 후 15~18개월에 4차, 만 4~6세에 5차 추가접종을 DTaP로 한다. 전반적으로 병쾌 후 영구면역을 얻는다.

(3) 파상풍

가. 병원체 전파양식

파상풍균이 생산하는 테타노스파스민 독소가 신경계를 침범하여 근육의 긴장성 연축을 일으키는 질환으로, 병원소는 사람, 동물의 변, 인분에 오염된 흙으로 병원소에 포함된 파상풍의 포자가 피부의 상처를 통해 침투하여 전파되고, 잠복기는 1일~수개월(3~21일)이다. 사람에서 사람으로 직접적인 감염은 없으나, 건조상태에서는 15년 이상 균이 생존할 수 있으며, 녹슨 못이나 흙에 널리 분포되어 있다.

나. 증상

처음에는 동통을 동반한 근육수축이 발생하며 증상발현 후 1~4일 만에 전신증상이 나타난다.

경부근육이 경직되면서 차츰 심해져서 입을 열지 못하며, 삼키지 못하게 되고 과민, 두통, 미열, 오한, 전신성 통증을 보이며 더 진행되면 경련성의 근육수축이 일어나고, 안면경련, 후두 및 호흡기 근육경직에 의한 호흡곤란이나 방광 괄약근 경직에 의한 배뇨곤란이 발생하며 심한 동통을 느낀다.

다. 예방과 치료

기초접종은 DTaP로 생후 2개월, 4개월, 6개월에 3회에 걸쳐서 실시하고 이후 15~18개월에 4차, 만 4~6세에 5차 추가접종을 DTaP로 하며, 치료는 파상풍이 생기기 쉬운 상처인 복합골절, 총상, 화상, 흙이나 대변으로 오염된 상처에는 파상풍 인간 면역글로불린이나 항독소를 투여해야 한다. 1차 파상풍 예방접종을 완료하지 않은 사람이 동물의 분비물이 있는 토양으로 오염된 경우에는 파상풍 인간면역글로불린과 파상풍 톡소이드를 투여하면 면역은 10년간 지속된다.

(4) 홍역

가. 병원체 전파양식

홍역 바이러스가 환자와 직접 접촉이나 비인두 분비물에 오염물 또는 비말을 통한 공기매개로 전파되는데 호흡 기도를 통하여 침입하며, 기도점막에 정착해서 증식한다. 또한 홍역 바이러스는 태반을 통과하기 때문에 태아가 감염되어 선천성 홍역을 일으킬 수도 있는 감염성이 강한 급성열성발진성 질병이다. 소아의 잠복기는 보통 10~12일이며, 면역글로불린을 투여 받은 경우에는 21일까지도 간다.

나. 증상

전형적인 임상양상은 전구기, 발진기, 회복기의 3기를 거치게 되는데, 전구기는 감염력이 가장 강한 시기로 3~5일간 지속되며 발열, 불쾌감과 기침, 콧물, 결막염이 나타나고, 발진기는 홍반성구진이 앞머리에서부터 생겨 발에까지 퍼지고 발진 출현 후 2~3일간은 40℃ 이상의 고열이 나는 등 임상 증상이 가장 심하다. 그리고 회복기는 피부발진이 색소 침착을 남긴 후, 피부가 벗겨지면서 7~10일 내에 없어진다. 이 시기에 합병증이 잘 생기는데 기관지염, 폐렴, 급성 중이염, 결핵의 악화 등과 같은 호흡기 합병증과 감염 후 뇌염, 아급성 경화성범뇌염 등의 신경계 합병증이 있다.

다. 예방과 치료

신생아는 모체로부터 받는 면역으로 잠시 저항력을 가지나 선천적 면역은 없으며, 모든 사람이 감수성이 있어 병쾌 후에는 영구면역을 갖는다.

예방접종으로는 약독생균백신을 주며, 단일주사는 감수성자의 95%에게 능동면역을 준다. 근래에는 라이루겐의 접종으로 많은 예방을 하고 있다. 바이러스에 노출된 경우에는 홍역 환자와 접촉한 지 6일 이내에 면역글로불린을 접종하면 효과가 있다.

(5) 유행성이하선염

가. 병원체 전파양식

전형적인 파라마이소 바이러스에 의한 급성열성 질환으로 원숭이와 사람이 병원소로서 직접적인 접촉이나 비말 또는 다른 오염된 물질이 코나 입으로 들어가서 감염되고, 잠복기는 약 2~3주간이며, 감염기간은 발병 7일 전부터 발병 후 9일까지이다.

나. 증상

발열, 두통, 근육통, 식욕부진, 구토 등의 전구증상이 1~2일간 나타나며 침샘(귀밑샘)이 단단하게 부어올라 동통과 압통을 느끼게 되며, 합병증으로는 뇌수막염, 고환염, 부고환염, 난소염, 췌장염 등이 발생할 수 있다. 감염자의 약 1/3은 불현성 감염으로 무증상을 보인다.

다. 예방과 치료

일단 감염이 되면 영구면역이 되고 수동면역은 모체로부터 아기에게 전달되므로 생후 6개월부터 12개월까지 면역이 존재하며 약독화생균백신을 사춘기 이전에 남성에게 예방접종한다. 이 예방접종은 임신부에게는 생균이 태아에 전해지기 때문에 절대 접종하지 않는다. 유행성이하선염 환자의 관리방법으로 침샘(주로 귀밑샘)이 붓기 시작한 날부터 종창이 가라앉거나 발병 후 9~10일 동안 호흡기 격리를 한다.

(6) 풍진

가. 병원체 전파양식

풍진 바이러스에 의한 호흡기성 열성 질환으로 감염자의 비인두 분비액의 비말(공기)이나 직접 접촉에 의해 감염되며 선천성풍진 증후군에 걸린 소아는 고농도의 바이러스를 배출하므로 중요한 감염원이 되며, 발진이 나오기 1주일 전과 발진 후 4일간 감염성이 강하고 잠복기는 16~18일이다.

나. 증상

발진이 홍역이나 성홍열과 유사하게 나타나며 소아에서는 무증상 감염이 많고 성인에서는 미열, 두통, 권태감, 비염이나 결막염의 전구증상인 발진이 나타나며, 발진은 20~25%에서는 나타나지 않기도 하고, 약 반수 정도는 발진 없이 지나가고 백혈구, 혈소판 감소가 나타나지만, 출혈 경향을 보이는 것은 드물고 관절통도 있으나 관절염은 드물고 주로 성인 여성에서 나타나며, 뇌염은 소아보다 성인에서 흔히 합병된다.

다. 예방과 치료

모체를 통해 획득했을 때 출생 초기 몇 개월 후에 감수성이 있고 완쾌 후 영구면역되며, 일회의 예방접종은 생후 12~15개월과 4~6세에 시행하며 생백신 접종으로 98~99%에서 평생 면역을 획득할 수 있다. 면역결핍증이나 면역억제 치료를 받는 사람에게는 금기이며, 태아감염의 위험성 때문에 임신부에게 예방접종해서는 안 된다. 병원이나 의료기관에서는 환자를 격리실에 옮기고 면역력이 없는 임산부와 접촉을 막는다.

(7) 폴리오

가. 병원체 전파양식

폴리오 바이러스 Ⅰ형, Ⅱ형, Ⅲ형에 의한 소아마비 또는 급성 요추전각염으로 병원소로는 환자, 불현성 감염자, 어린이의 경우가 대부분이며, 호흡기계 분비물, 분변 등을 통해서 탈출하여 오염음식물을 통해 경구적으로 침입하고, 잠복기간은 마비형은 3~35일이며 보통은 7~14일이다.

나. 증상

발열, 권태감, 두통, 구토나 설사 등 위장염을 나타내고 소수의 환자에서는 근육통, 경부 · 배부 경직, 이완성 마비가 생기게 되며, 대개 불현성으로 혹은 발열과 함께 갑자기 발생한다. 합병증으로 무균성 수막염이 있다.

다. 예방과 치료

미감염자는 연령에 관계없이 감염되나 소아기에 면역을 획득한다. 가장 좋은 예방책이 예방접종 경구용 혼합형 사빈백신의 사용이나 불가능하면 셀크백신을 사용하며 환자와 접촉환자 중 예방접종을 받지 않는 사람은 격리하여 예방접종을 한다. 환자는 장내 배설물 격리를 하며, 집에서 치료하는 환자의 경우는 발병 전에 이미 노출되었기 때문에 격리 필요성이 감소된다. 환자의 분비물, 대변과 이에 오염된 물품은 소독한다.

(8) B형간염

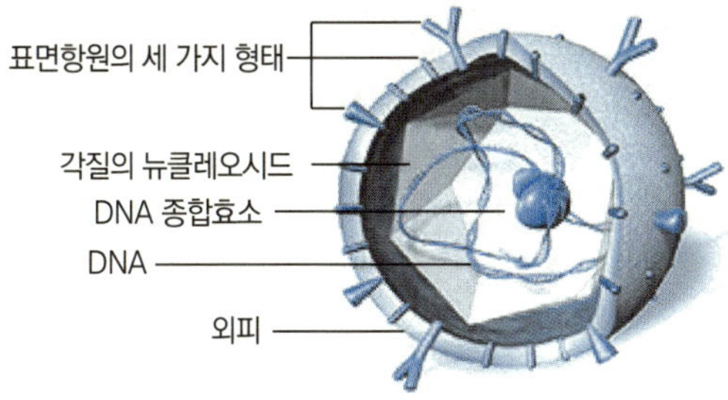

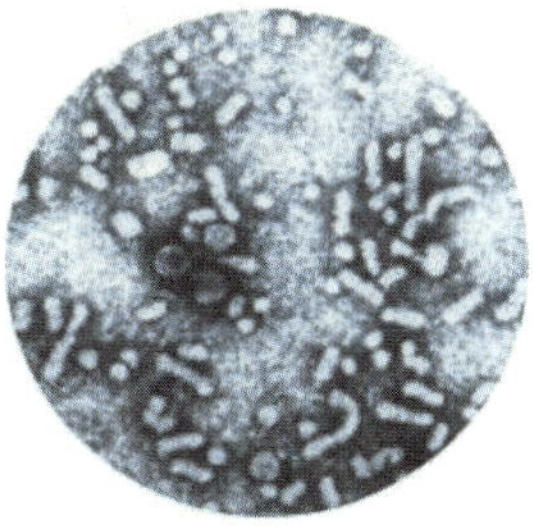

[그림 3-10] B형간염 바이러스

가. 병원체 전파양식

B형간염 바이러스에 의해 감염되며 병원소는 환자, 보균자로 혈액, 성 접촉, 모자 간 수직감염 등으로 전파되고 고위험군으로는 B형간염 바이러스 보유자의 가족, 혈액제제를 자주 수혈받아야 되는 환자, 혈액투석을 받는 환자, 주사용 약물중독자, 의료기관 종사자, 수용시설의 수용자 및 근무자 등으로 잠복기는 30~180일이다.

나. 증상

급성 B형간염은 황달, 흑뇨, 식욕부진, 오심, 근육통, 심한 피로, 우상복부 압통 등이 나타나나 무증상 감염도 있을 수 있고, 일반적으로 6개월 이내에 임상증상 및 생화학적 이상은 회복되며 생화학적 이상이 6개월 이상 지속되는 경우 만성 간염으로 이행하게 된다.

만성 B형간염은 피로, 전신권태, 지속적인 또는 간헐적인 황달, 식욕부진 등이 나타나며, 합병증으로 간경변증, 정맥류 출혈, 간성 혼수, 혈액응고장애, 비장비대, 복수 등이 올 수 있다.

다. 예방과 치료

능동 예방접종이 없으며 감염의 소지가 있는 곳을 피하고 급성 간염은 안정 및 고영양 식이요법과 만성 간염은 안정, 식이요법, 항바이러스제 치료 등의 방법이 있으며, 수동면역으로 감마 글로불린을 주사(주사바늘은 일회용으로 사용)하고 문신을 삼가며 예방접종 전에 항원 존재여부를 알기 위해 검사하며, 특히 산모는 출산 전에 반드시 한다. B형간염 백신접종을 모든 영유아에게 실시한다.

(9) 일본뇌염

가. 병원체 전파양식

일본뇌염 바이러스 B군에 의한 급성 중추신경계 감염질환으로 모기, 돼지가 증폭숙주의 역할을 하며, 작은 빨간 집모기에 의해서 전파되고 사람에서 사람으로 직접 감염은 안 된다. 잠복기는 5~15일이며 길면 4~21일이나 형태에 따라 다르다.

나. 증상

불현성 감염이 대부분이나 현성 감염인 경우 급성으로 진행하여 고열(39~40℃), 두통, 현기증, 구토, 복통, 지각 이상 등을 보이고, 더 진행하면 의식장애, 경련, 혼수에 이르며 대개 발병 10일 이내에 사망하고 병증으로는 연축성 마비, 중추신경계 이상, 기면, 진전 등이 있다.

다. 예방과 치료

매개 중인 모기의 구제와 모기에 물리지 않도록 주의하고, 돼지 관리와 숙주의 저항력 강화로 생후 12~24개월에 1~2주 간격으로 2회에 걸쳐 기초접종을 실시하고, 기본접종 후 12개월 뒤 1회 접종과 만 6세, 12세에 각각 1회씩 추가 접종을 실시한다.

3) 제3군 감염병

(1) 말라리아

가. 병원체 전파양식

플라스모디움속에 속하는 3일열 말라리아, 4일열 말리리아, 열대열 말라리아, 난형열 말라리아에 감염된 중국 얼룩날개모기가 사람을 물어 전파되며, 우리나라에서는 3일열 말라리아가 유행하고 있으며 간혹 수혈 혹은 오염된 주사기 바늘을 통하여 사람에게 전파된다. 잠복기는 3일열의 짧은 잠복기는 7~20일, 긴 잠복기는 9~10개월로, 국내에서는 긴 잠복기를 보이는 경우가 더 많으며, 그 외에 난형열은 8~14일, 열대열은 7~14일, 4일열은 7~30일의 잠복기를 각각 보인다.

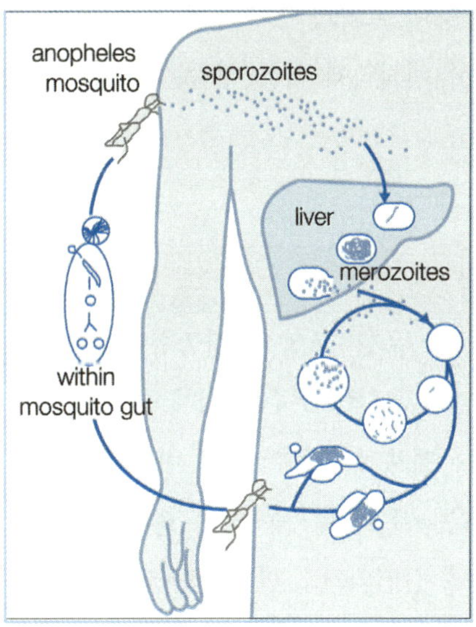

[그림 3-11] 모기에 의한 인체말라리아 발생경로

나. 증상

3일열 말라리아는 발열, 빈혈, 비장종대의 주요 증상 외에 심한 두통, 근육통을 수반하는 독감과 같은 증상과 48시간 주기의 발열, 오한증상을 보이나, 열 발작시기 외에는 정상체온을 나타낸다. 4일열 말라리아는 3일열 말라리아와 비슷한 증상을 72시간 주기로 보이고, 열대열 말라리아는 불규칙적인 발열, 오한, 빈혈, 기침, 설사, 두통, 황달 등을 보이고, 혈액응고장애, 신부전, 간부전, 저혈당, 급성뇌병증, 폐부종, 뇌부종, 혼수, 사망에 이르기까지 한다.

다. 예방과 치료

예방책으로는 구충작업으로 산란장소를 없애고 살충제를 뿌리며 모기에게 물리지 않도록 하고 환자를 조기발견하고 치료하여 감염원을 없애야 한다. 치료제로는 클로르킨, 프리마긴 등이 효과가 있으며, 환자의 절대 안정이 필요하다. 오랫동안 학질모기에 폭로된 유행지역에 사는 사람은 저항성이 있다.

(2) 결핵

가. 병원체 전파양식

결핵균(간균)은 인형, 우형, 조형 및 파충형이 있는데, 인체에 감염되고 있는 것은 인형, 우형으로 감염된 사람이 주가 되나, 때로는 감염된 소로부터 오며 감염된 결핵환자의 기침이나 재채기를 통한 감염 비말핵이 흡입되어 전파된다. 우형결핵은 저온살균하지 않은 우유나 유제품을 섭취할 때 생기고, 농민이나 가축을 다루는 사람에서 공기를 통해 감염되기도 한다. 전파기간은 결핵균이 배출되는 기간은 감염이 가능하며 잠복기는 감염에서 초기증상이 나타나기까지 약 4~12주이다.

나. 증상

가벼운 기침 등의 증상을 수반하지만 폐결핵환자의 대부분은 만성경과를 밟고 증세가 나타나기 시작하면 병감, 피로감, 식욕감퇴, 체중감소가 있으며, 열은 39~40℃까지도 나지만 오후에 높고 야간에는 해열되면서 땀이 많이 흐르고, 그 외에 흉통,

미열, 호흡곤란의 증세를 보이기도 한다.

다. 예방과 치료

3세 이하의 소아가 가장 감수성이 높아 국내에서는 모든 영유아를 대상으로 생후 4주 이내에 접종하고 늦어도 첫 번째 생일 이전까지는 비씨지 접종을 받도록 권장하고 있으며, 감염원인 환자를 찾아내어 치료해 주면 감염경로를 차단하는 것이므로 결핵의 발생을 줄일 수 있다. 결핵환자는 기침을 할 때 휴지 등으로 입과 코를 막고 하도록 하여 비말감염시키는 것을 막고 감수성이 있는 동거 가족의 감염 여부에 대한 검사가 중요하고, 치료는 일반적으로 통원치료를 원칙으로 하나, 객혈, 심한 호흡곤란, 고열, 기흉, 농흉, 약제에 대한 부작용, 당뇨, 및 합병증 등 심한 증상이 있을 때에는 입원 치료한다. 초기치료에 사용되는 필수 약제는 INH, RFP, PZA가 반드시 포함되어야 하며, 초기치료에 실패한 환자는 즉시 감수성 검사를 실시하여 초기치료에 사용한 약제는 모두 제외시키고, 과거에 사용하지 않았던 감수성 약제를 최소한 3제, 가능하면 4제 이상 병행 치료한다.

(3) 한센병

가. 병원체 전파양식

한센간균(황산성 간균)에 의한 만성 감염병으로 가족 내에서 장기간의 긴밀한 접촉이 중요하다고 알려져 있지만, 정확한 감염경로는 밝혀지지 않았다. 치료하지 않은 환자의 콧물에서 다량의 균이 배출되고, 건조한 분비물 내에서 7일간은 감염성이 유지되며, 상기도나 상처가 있는 피부를 통해 균이 침입할 것으로 추측하고 있다. 1세 이하의 환자는 태반을 통하여 모체로부터 감염되었을 것으로 추측되고 있다. 잠복기는 2~40년 이상으로 통상 5~7년이다.

나. 증상

나종형 한센병은 결절, 반상, 구진 등이 양측에 대칭적으로 넓게 침범하는 양상으로 나타나고, 비점막에 침범하면 가피형성, 폐색, 비출혈을 일으키며 눈에 침범하면 홍채염이나 각막염을 일으킨다.

결핵양형 한센병은 한 개 또는 여러 개의 경계가 잘 지워지는 무감각 혹은 과감각 병변이 양측을 비대칭적으로 침범하는 양상으로 나타나고, 말초신경 침범이 심하다. 경계형 한센병은 치료하면 결핵양형으로, 치료하지 않으면 나종형으로 변이한다.

다. 예방과 치료

나종형 한센병 환자는 접촉되지 않도록 격리하며, 입원은 반응의 치료에 필요하다. 환자를 입원시키기 위한 특별한 장비는 필요하지 않으며 1인실에 입원시키는 것이 바람직하다. 치료 후 감염력이 없어지면 일, 학교, 기타 사회생활에 대한 제한은 전혀 필요하지 않다. 환자와 긴밀하게 접했던 사람은 적어도 5년간은 매년 검진받는 것이 바람직하고 다제 병합요법이 한센병에 효과가 있고 조기에 감염력이 소실된다는 것을 알려 신체적 · 사회적 장애를 예방한다. 유행 지역에서는 조기진단을 위해서 검진을 시행하고, 조기치료를 시행하며 환자와 접촉한 사람에게 비씨지를 투여하면 결핵양형 한센병의 발생을 줄인다는 연구결과와 답손, 아세답손, 리팜핀, 클로파지민 등을 이용한 화학요법이 효과가 있다고 한다.

(4) 매독

가. 병원체 전파양식

스피로헤타인 트레포네마 매독균에 의해 감염되며, 사람이 유일한 병원소로 감염자의 개방병소나 점막의 습윤성 초기 병변의 삼출액, 감염기에 있는 사람의 체액 및 분비액을 통한 성 접촉, 수직감염으로 전파하고 수혈을 통해 전파되는 수도 있다. 성기에 궤양이 있는 1기에 감염될 위험이 가장 높지만, 콘딜로마(성기사마귀, 곤지름)가 있으면 감염되기 쉽고 잠복기는 10일~3개월(3주간)이나 잠복기에도 감염될 수 있다. 2~4년에 간헐적으로 감염성이 있다.

나. 증상

1기 매독은 경성하감이 특징적 병변으로 매독균에 감염된 지 약 10일 내지 90일 후에 달의 분화구처럼 생긴 무통성 궤양이 한 개 생기고 5주 후면 저절로 없어지지만 매독균은 그대로 남아 있게 된다.

2기 매독은 감염된 지 약 17일에서 6개월 후에 손바닥과 발바닥에 피부발진이 생기고 2 내지 6주간 지속되고 회색 궤양이 입 속과 목 안에 생기기도 하며, 여성에서는 자궁경부에 회색 궤양이 생기고 탈모증상이 나타나기도 한다.

3기 매독은 감염된 지 약 2년에서 30년 후에 피부, 뼈, 내부 장기에 작은 혹들이 생기며 심장과 혈관 또는 뇌신경에 문제가 생겨서 시력을 상실하기도 하나, 이 시기에 치료를 받으면 더 이상의 매독이 진행하는 것은 막을 수 있지만, 원래 상태로 완전히 회복될 수는 없다.

선천성 매독은 생후 약 3주에서 8주 사이에 초기 증상이 생기는데, 이때 발견하여 치료하지 않으면 소아기와 사춘기에 다시 3기 매독의 증상과 매우 유사하게 발병하고, 치료하지 않으면 합병증으로 시력상실, 하반신 마비, 뼈와 심장 등의 내장기관의 이상이 생길 수 있다.

다. 예방과 치료

학교와 사회에서 성병 예방을 포함한 성교육을 실시하고 일반 신체검사 때에 혈청검사, 결혼 전에 매독검사를 실시하고 임신 초기 및 후기에 임산부 혈청검사를 실시하고 집중적인 환자발견사업을 전개하며 성병이 의심되는 자는 검사결과가 나올 때까지 성생활을 금지하고 조기진단과 치료를 위한 시설을 확충해야 한다.

폭로 후 10%만 감염되지만 누구나 감수성이 있으며 치료는 페니실린이 가장 효과적인 방법이나 부작용(과민반응)이 있다면 다른 항생제로 치료할 수 있으나 에이즈에 감염되어 있다면 항생제가 효과가 없을 수 있다. 임신 상태일 경우 의사의 진단을 받고 투약해야 하며 치료 3개월, 6개월 후에는 혈액검사로 치료가 잘 되었는지 확인하고 증상이 없는 잠복기에 치료를 받았다면 6개월과 1년 후에 검사를 받아서 확인해야 한다.

(5) 성홍열

가. 병원체 전파양식

베타용 혈성 연쇄구균에 의한 급성열성 질환으로 호흡기 분비물의 비말감염과 직접, 드물게는 손이나 물건을 통한 간접접촉에 의해서도 전파되고 혹은 균에 오염된 우유, 아이스크림이나 기타 음식물을 통해서 전파될 수도 있다. 합병증이 없으면서 치료하지 않은 환자의 10~21일 화농성 분비물이 분비되면서 감염성이 있고 치료를 받는 사람은 1~2일에 감염력이 소실된다. 잠복기는 1~3일이다.

나. 증상

갑자기 시작되는 발열, 두통, 구토, 복통, 오한 및 인후염이 특징이다. 발열은 39~40℃까지 이르며, 발진은 발열, 인후통, 구토의 주증상이 있은 후 12~48시간 뒤에 선홍색의 작은 구진이 목, 겨드랑이, 사타구니에서 생겨 몸통이나 사지로 퍼져 나가고, 발진 후에는 피부박리가 얼굴에서 몸통에 이어 손, 발로 진행된다. 중이염, 경부 림프절염, 부비동염, 기관지 폐렴 등의 화농성 합병증과 급성 사구체 신염, 류마티스열 등의 비화농성 합병증이 발생된다.

다. 예방과 치료

대부분의 사람은 항독성 면역 또는 특이항균 면역이 있고, 불현성 감염을 통해 면역을 얻는다. 평상시 환경위생과 개인위생을 철저히 관리하고 화농성 분비물과 오염된 물건은 소독하며 면역 감마글로불린이 사용될 수 있다. 치료제로는 페니실린, 에리스로마이신, 클린다마이신, 세팔로스포린이 사용된다. 성홍열 환자는 치료를 시작하고 하루가 지날 때까지 호흡기 격리시켜야 한다. 유행상태에 있는 환자와 접촉한 가족은 검사해 봐야 하고, 잠복기 동안 관찰해야 한다. 성홍열은 조기에 발견하여 일찍, 또 충분한 기간 동안 항생제 치료를 하여 후에 생길 수 있는 합병증을 줄이는 것이 중요하다.

(6) 수막구균성 수막염

가. 병원체 전파양식

수막구균에 의한 급성 중추신경계 질환으로 감염자의 코, 목구멍의 호흡기 분비물에 의한 비말감염 또는 직접감염에 의해 전파된다. 보통은 단순한 불현성 감염이나 급성 비인두염으로서 끝난다. 폐쇄된 환경에서는 약 반수가 감염되기도 하는데, 잠복기간은 2~10일이며 보통은 3~4일간이다.

나. 증상

급성으로 발열, 심한 두통, 구역, 구토, 경부경직이 생기며, 핑크색의 점상반이 잘 나타난다. 섬망이나 혼수가 종종 나타나고 전격형에서는 갑자기 허탈에 빠지며, 반상 출혈과 쇼크를 일으킨다. 극히 일부에서 증상이 발생하여 패혈증, 수막염, 폐렴 등을 일으킨다. 중증 균혈증에서는 신속한 치료에도 불구하고 사망률이 높다.

다. 예방과 치료

감수성이 낮으며 대부분은 수막구균을 가지고 있어도 발병하지 않는다. 감염자와 접촉한 사람은 48시간 동안 증상 발현을 관찰하며, 사람들이 많이 모이는 곳이나 감염자의 호흡기 분비물로부터 생긴 비말감염과 직접감염을 피한다. 호흡기 분비물과의 격리는 항생제 투여 후 24시간이 지나면 해제하여도 좋으며, 조기진단하여 의심되는 경우는 즉시 치료하고 소아의 경우 접촉자 모두를 예방적으로 치료한다. 예방적 투약에는 리팜피신이나 세프트리악손이 사용되며, 치료제로는 페니실린, 암피실린, 클로람페니콜 등이 사용된다.

(7) 레지오넬라증

가. 병원체 전파양식

병원성 레지오넬라균에 의한 급성호흡기 질환으로 물 주위에 서식하고 있다고 추정되며 온수기, 에어컨의 냉각탑, 가습기, 온천, 의료 흡입장치, 분수 등 균에 오염된 물의 미립자에 의해 감염되거나 오염된 물을 사용한 흡인 감염도 있으나 사람 간에 감염이 전파되지는 않는다. 고령자가 감수성이 높아 대부분 50세 이상에서 발생하며, 20세 이하에서는 드문 편으로 흡연자, 당뇨, 만성 폐질환자, 신 질환자, 면역 억제제 사용자나 장기이식 환자 등에서 발생률이 높다. 잠복기는 폐렴형은 2~11일(7일), 독감형은 5~65시간(36시간)이다.

나. 증상

레지오넬라 폐렴은 식욕부진과 권태감, 근육통이나 두통으로 시작하며 낮 동안에 오한과 함께 급격히 39~40.5℃까지 열, 건성 기침, 설사, 오심, 구토나 복통이 일어나며, 심장수술 후 심내막염, 심근염, 심외막염이나 부비동염, 봉소염, 복막염, 신우신염 등도 일어난다.

폰티악 열 증상은 폐렴형과 같지만 폐렴이 생기거나 사망하지도 않고 치료하지 않아도 대개는 2~5일, 길어도 1주일 이내에 자연 치유된다.

다. 예방과 치료

직접적인 원인이 되는 에어로졸이 근원이 되고 냉각장치의 중지나 레지오넬라를 없애는 방법을 강구하여야 한다. 냉각장치 용수나 먹는 물은 염소소독하거나 55℃ 이상으로 가열하도록 한다. 치료제로는 에리트로마이신, 독시사이클린, 테트라사이클린, 퀴놀론, 클라리트로마이신이 등이 사용된다.

(8) 비브리오패혈증

가. 병원체 전파양식

비브리오 블리피쿠스균에 의해 여름철 해안지역을 중심으로 발생하며, 병원소는 갯벌에서 서식하는 바지락, 고막, 피조개, 생굴, 미더덕, 낙지 등 어패류로서 만성 간질환 등 저항력이 약한 허약자들이 어패류를 생식하거나 해안지역에서 낚시 또는 어패류 손질 시 균에 오염된 해수 및 갯벌 등에서 피부상처를 통해서도 감염된다. 잠복기는 1~2일이며, 피부감염의 경우는 약 12시간이다.

나. 증상

창상감염형은 해안에서 조개껍질이나 생선 지느러미 등에 의해 생긴 창상으로 해수에 있던 균이 침입했을 때에는 창상 부위에 부종과 홍반이 발생하여 급격히 진행되어 대부분의 경우 수포성 괴사가 생긴다.

패혈증은 기존 간질환을 가진 사람들이 오염된 해산물을 생식한 뒤 발생하는 원발성 패혈증으로 급작스런 발열, 오한, 전신 쇠약감 등으로 시작하여 때로는 구토와 설사도 동반하고, 환자에서 피부병소가 사지, 특히 하지에서 부종, 발적, 반상출혈, 수포형성, 궤양, 괴사 등의 모습으로 나타난다.

다. 예방과 치료

더운 철 6~9월에는 가능한 어패류의 생식을 금하고 100℃ 이상 끓이거나 0℃ 이하의 냉장보관을 요한다. 피부외상을 가진 사람은 해수나 해산물에 접촉하지 말도록 하며 해수욕 시 상처가 나지 않도록 주의해야 한다.

(9) 발진티푸스

가. 병원체 전파양식

리케차 프로와재키에 감염된 몸이 사람의 피부 상처나 찰과상을 통하거나, 감염된 이에 물려서 직접감염도 되지만, 이의 대변 속에서 배설된 균이 구강점막이나 결합을 통한 비말감염으로 전파된다. 환자는 열이 나는 동안 감염이 되며, 발열할 때와 체온이 정상화되는 2~3일간이 감염기간으로 잠복기는 6~15일로 평균 7일이다.

나. 증상

갑자기 열이 오르면서 오한과 전율증상이 나타나며 두통, 식욕부진, 권태, 신경근육통, 요통이 수반되기도 하고 39~40℃까지 열이 오르기도 하나 발진티푸스로 사망하는 경우는 없고, 질소혈증, 폐렴 등의 합병증에 의해 사망하는 경우가 있다.

다. 예방과 치료

유행 지역에 있는 감수성자는 예방접종, 몸, 침상 및 옷에 10% 디디티나 1% 린덴도포를 하고, 자주 목욕과 세탁을 하여 생활에서 위생수준을 향상시키고 환자의 체력유지에 힘써야 한다. 치료제로는 테트라사이클린 제제가 효과가 있으며, 일반적으로 한번 앓고 난 뒤에는 영구면역이 생긴다.

(10) 발진열

가. 병원체 전파양식

발진열 리케차에 의해서 감염되는 급성열성 질환으로 쥐벼룩에 의해 매개되며, 사람이 발진열에 감염되는 것은 쥐벼룩에 물렸을 때 또는 감염된 벼룩의 배설물을 흡입했을 때나 대변 속으로 배설된 균이 구강점막이나 결막을 통해 또는 비말감염으로도 전파된다. 주로 가려워서 긁는 등의 이유로 피부에 상처가 나면 몸 속으로 감염된 쥐벼룩의 대변에 있는 리케차가 침투해서 발병하고 잠복기는 1~2주이다.

나. 증상

증세는 두통, 근육통, 발열(38.5~40℃)이 나타나고 초기에는 기침을 하는 환자가 많지만 가래는 없다. 발병한 지 3~5일이 되면 반점상의 발진이 복부, 흉부에 나타나며 이어서 배부, 상지로 퍼지고 시간이 흐르면 반점상구진이 되고 4~8일이 지나면 없어진다. 이러한 피부의 변화는 발진티푸스에 비하면 지속기간이 짧고 수효도 적고 출혈성인 경우도 적다.

다. 예방과 치료

쥐와 쥐벼룩을 없애는 것이 최선의 예방방법이다. 쥐를 없애기 위한 방법과 쥐벼룩을 없애기 위하여 쥐의 통로나 쥐구멍에 살충제를 뿌린다. 특이요법은 없고 테트라사이클린, 클로람페니콜과 같은 항생제를 사용하면 48시간 이내에 해열된다.

(11) 쯔쯔가무시증

가. 병원체 전파양식

쯔쯔가무시균에 의한 급성열성 질환으로 병원소인 좀진드기의 감염된 유충이 사람을 물어 전파된다. 사람과 사람 사이의 직접전파는 되지 않으며, 잠복기는 6~18일이다.

나. 증상

고열, 오한, 두통, 피부발진 및 림프절 비대가 나타나며, 피부발진은 발병 후 5~8일경에 몸통에 주로 생기고, 간비종대, 결막 충혈 등이 나타날 수 있으며 진드기가 문 곳에 피부 궤양이나 특징적인 가피형성을 볼 수 있다. 기관지염, 간질성 폐렴, 심근염이 생길 수도 있으며 수막염 증세를 나타내기도 한다.

다. 예방과 치료

진드기 살충제를 뿌리고 수풀에서 작업하는 사람들은 피부나 옷에 진드기 구충제를 뿌리고 긴 옷을 입으며 야외 활동 후 귀가 시에는 옷에 묻은 먼지를 털고 목욕을 한다. 진드기에 물린 상처가 있거나 피부발진이 있으면서 급성발열 증상이 있으면 쯔쯔가무시증을 의심하고 서둘러 치료를 받아야 하며, 이 때 치료제로는 독시사이클린과 테트라사이클린이 사용된다.

(12) 렙토스피라증

가. 병원체 전파양식

병원성 렙토스피라균에 감염된 동물의 소변에 오염된 물, 토양, 음식물에 노출 시, 상처난 피부를 통한 감염으로 전파되며 농부, 하수 청소부, 광부, 수의사, 축산업자, 군인 등이 고위험군이다. 특히, 농촌에서 홍수로 인해 쓰러진 벼를 세우는 작업을 할 때 집단 발생하는 경우가 많으며, 7월에서 11월 사이, 특히 9, 10월에 호발된다. 잠복기는 2일~4주이다.

나. 증상

광범위한 혈관염에 의한 것으로 급성열성 질환, 폐출혈, 뇌막염, 간, 신장기능 장애 등으로 나타난다. 제1기인 패혈증기에서는 갑작스런 고열, 두통, 근육통, 결막부종, 오심 및 구토 등이 4~7일간 지속되고, 제2기 면역기에서는 1~3일간의 무증상 후에 고열과 뇌막 자극 증상, 발진, 포도막염, 근육통이 나타난다.

다. 예방과 치료

감염 또는 예방접종 뒤에 혈청형 특이면역이 형성되나 방어력은 없고, 환자는 특별한 격리가 필요 없으며, 감염의 위험이 많은 직업을 가진 사람들은 발병시기 1개월 전에 예방접종을 실시한다. 그리고 흙이나 물과의 접촉을 피하기 위하여 장화, 고무장갑 등 보호의를 착용하고, 작업 시에는 손발 등에 상처가 있는지를 확인한다.

(13) 브루셀라증

가. 병원체 전파양식

브루셀라균에 감염된 동물(소, 말, 돼지, 개, 닭 등)의 조직, 체액 등과 직접 접촉하거나 멸균처리되지 않은 유제품 등의 식품매개 감염으로 전파되며, 잠복기는 2~4주이다.

나. 증상

급성 혹은 서서히 발병하며, 지속적 혹은 간헐적으로 일정하지 않은 기간 동안 계속되는 발열의 특징과 두통, 허탈, 다량의 발한, 오한, 관절통, 체중 감소, 전신통을 동반하거나 간비종대나 다른 장기에 화농성 병변을 형성하는 일도 있다.

다. 예방과 치료

브루셀라균에 감염된 가축의 도태, 우유의 저온살균, 브루셀라 감염우의 유산처리 시 경피감염을 주의하고 검역을 철저히 한다. 치료는 리팜피신 또는 스트렙토마이신과 독시사이클린의 병용 요법을 6주 이상 행한다.

(14) 탄저병

가. 병원체 전파양식

탄저균에 의한 급성 감염성 질환으로 가축(소, 양, 산양, 말)은 오염된 사료를 통하여 경구감염되고, 사람은 감염된 동물과 직접 접촉하거나 오염된 육류 섭취 시 경구감염 또는 호흡기감염으로 전파된다. 잠복기는 1~60일(1~7일)이다.

나. 증상

피부 탄저는 노출 부위의 가려움증으로 시작되어 구진, 수포화를 거쳐 2~6일 후에는 움푹 들어간 흑색 가피(탄저농포)가 형성되는 것이 특징으로 중증 패혈증과 수막염을 일으킬 수 있으며, 폐탄저는 감기와 비슷한 경미하고 비특이적 증상으로 시작되지만, 3~5일 사이에 호흡부전, X선상 종격동 확장, 발열, 쇼크로 진행하여 사망하게 된다. 장탄저는 드물고 발견도 어렵다. 전형적인 장탄저는 복통 후 발열, 패혈증, 사망에 이르는 경과를 보인다.

다. 예방과 치료

사람은 자동면역이 잘 안되나 개, 고양이, 조류는 상당한 면역이 있다. 예방대책으로 감염동물은 도살하고, 가축을 접촉하는 직업을 가진 사람은 감염 의심 시 세균학적 진단을 실시하고 청결유지와 위생적 가축취급이 필요하다. 치료제로는 시프로플록사신 또는 독시사이클린이 사용되며, 동물이 탄저에 걸렸다고 의심되면 페니실린이나 테트라사이클린으로 치료하고 과산화수소, 과초산, 포름알데히드, 산화에틸렌, 코발트 조사 등의 방법으로 멸균한다.

(15) 공수병

가. 병원체 전파양식

공수병 바이러스에 감염된 동물이 물어서 전파시키며 바이러스의 병원소는 야생동물이고 사람에서는 종말 감염을 일으킨다. 광견병에 감염된 개, 고양이, 여우, 코요테, 자칼, 스컹크, 망구스 등의 포유동물이 병원소이고, 이들의 타액이 감염원으로 개와 기타 동물에서는 발증 전 3~5일에서 증상이 계속되는 기간이나 동물에 따라서 다양하며, 잠복기는 수 주~수 개월(1~3개월)이다.

나. 증상

발열, 두통, 무기력감, 상기도 및 소화기 이상 증상 등의 전구증상이 나타나며, 전구증상이 지난 후 처음 1~2일간 침범 부위의 피부가 저리거나 쑤시거나 인격 및 인지능력의 변화와 함께 보채고, 흥분하거나 혹은 불안해하거나 우울해지는 증상이 발생한다. 물을 두려워하고, 섬망, 안절부절 못함 등의 증상이 주가 되는 격노형(80%)과 상행성 진행성 마비형(20%)이 있으며 결국에는 경련, 마비, 혼수상태에 이르고, 호흡근 마비로 사망하게 된다.

다. 예방과 치료

베타딘 등의 소독약으로 상처부위를 소독하고 필요에 따라 항균 치료와 파상풍 예방접종을 실시하며, 상처는 어쩔 수 없는 경우를 제외하고는 봉합하지 않는 것이 원칙이다. 사람을 문 동물은 10일간 격리 관찰하여, 동물이 건강할 때에는 예방접종을 하지 않아도 되며, 이상이 있으면 예방접종과 글로불린을 투여해야 한다.

공수병은 동물에서 사람으로 전파되기 때문에 예방을 위해 가장 중요한 것은 동물에서의 광견병 예방으로 집에서 기르는 개나 고양이에 대해서 예방접종을 철저히 시행해야 한다.

(16) 신증후군 출혈열(유행성출혈열)

가. 병원체 전파양식

한탄 바이러스와 서울 바이러스에 의한 신증후군 출혈열(유행성출혈열)을 일으키는 감염병으로 감염된 설치류의 소변, 대변, 타액 등을 통하여 분비되는 바이러스를 흡입하여 감염되며, 잠복기는 2~3주이다.

나. 증상

급성으로 발열, 출혈경향, 요통, 신부전이 특징적 증상이며, 임상 경과로는 5기로 나눌 수 있다. 발열기(3~5일)는 갑자기 시작하는 발열, 권태감, 식욕 부진, 심한 두통 등과 복통, 요통, 얼굴과 몸의 발적, 결막 충혈, 출혈반 등이 차차 발생한다.

저혈압기(수시간~3일)는 전신증상이 지속되고, 해열과 동시에 혈압이 떨어져 불안해 보이며, 심하면 착란, 섬망, 혼수 등 쇼크 증상을 보인다. 심한 단백뇨, 빈뇨가 나타나고, 혈소판 감소, 백혈구 증가, 혈뇨, 토혈 등의 출혈경향이 나타난다.

핍뇨기(3~5일)는 혈압이 정상 혹은 떨어지며 오심, 구토, 핍뇨, 질소혈증, 전해질 이상(K 증가), 때로는 뇌부종, 폐수종도 볼 수 있으며, 반상 출혈, 자반, 위장관 출혈이 현저해지고 소변이 나오지 않는다.

이뇨기(7~14일)는 신기능이 회복되는 시기로 다뇨(3~6L/일)가 동반되며, 심한 탈수, 쇼크, 폐합병증으로 사망할 수 있다.

회복기(1~2개월)는 가끔 다뇨가 지속되거나 야뇨, 빈혈 증상이 있다.

다. 예방과 치료

농촌지역 주민, 군인, 캠핑하는 사람, 골프치는 사람 등 야외 생활자로서 감염위험이 높은 자를 대상으로 예방접종하고, 유행지역의 산이나 풀밭에 가는 것과 들쥐의 배설물이나 좀 진드기의 집촉을 피하며 잔디 위에 눕기나 감지지 않고 잔디 위에 침구나 옷을 말리지 않는다. 가능한 피부노출을 적게 하고 야외활동 후 귀가 시에는 옷에 묻은 먼지를 털고 목욕을 한다.

(17) 후천성면역결핍증(AIDS, Acquired Immune Deficiency Syndrome)

가. 병원체 전파양식

인간면역결핍 바이러스에 의한 질병으로 에이즈는 바이러스에 오염된 혈액이나 혈액산물의 수혈을 통해서 그리고 에이즈 환자와의 성 접촉 시 정액이나 질 분비물을 통해서 주로 감염된다. 남성 동성연애자에서 발생률이 가장 높고, 혈액인자나 혈액산물로 치료받은 혈우병환자, 정맥주사용 약품남용자, 이성관계가 복잡한 남성 등에서 주로 발생한다. 공기감염은 전혀 있을 수 없으며 잠복기는 6개월~4년이고, 치료를 받지 않을 경우 8~10년 만에 에이즈로 발병할 수 있다.

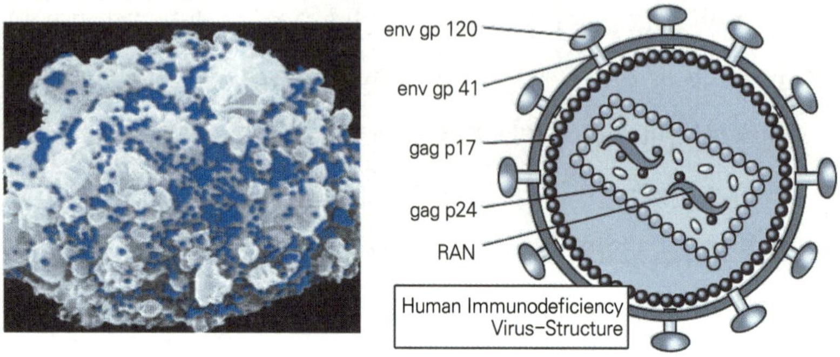

[그림 3-12] 인간면역결핍 바이러스

나. 증상

발열, 오한 및 설사, 체중감소, 그리고 수면 중 발한 및 불면증 등의 에이즈 전구증상을 경험하게 된다. 구강 백반, 캔디다 질염, 골반 내 감염, 진균 감염, 대상 포진, 만성 모낭염 등이 나타나고 피로, 권태, 원인불명의 체중감소, 발열, 만성설사, 임파선종 등이 발현된다. 이 외에도 수면 중 발한, 경부 임파선 종창, 연하 곤란, 오심, 구토, 설사, 복통 등의 증상 등이 나타날 수 있고, 경우에 따라서는 무균성 뇌막염, 여러 가지 신생물 질환과 전암성 질환이 나타난다.

다. 예방과 치료

정맥용 약품 사용 시 1회용 주사기를 사용할 것을 교육하고, 수혈 시 철저히 검사한 피로 수혈한다. 에이즈 바이러스는 환자의 정액이나 질 분비물에 포함되어 있으며, 한 번의 성행위로도 감염될 수 있으므로 콘돔을 사용하면 예방할 수 있다. 개발된 백신도 없고, 면역부전상태를 개선하는 방법도 없다.

4) 제4군 감염병

(1) 황열

가. 병원체 전파양식

황열 바이러스에 의한 급성열성 질환으로 바이러스를 가지는 모기에게 물렸을 때에 감염되는데, 정글형과 도시형의 2가지 전파양식이 있다. 정글형은 아프리카와 남미의 열대지역에서 모기-원숭이의 순환고리로 유지되는 것으로 인간은 숲 속에서 감염되는 기회 숙주이며, 도시형은 인간-모기의 순환고리로 유지된다. 환자가 발열하기 5일 전부터 발열 후 5일까지가 전파기간이고, 잠복기는 3~6일간이다.

나. 증상

갑작스럽게 발열, 오한, 두통, 요통, 전신 근육통, 허탈, 오심, 구토 증상이 나타나며, 상대적 서맥이 특징이다. 황달은 초기에는 경미하지만 병이 더 진행되면 심해지고, 단백뇨나 무뇨도 생길 수 있다. 백혈구 감소는 초기부터 나타나지만 제5일째에 가장 현저해지고, 대부분은 이 시기를 지나면 회복되나 일부는 중독 증상기에 들어가 비강출혈, 잇몸출혈, 각혈이나 혈변, 간부전, 신부전을 초래한다. 증상이 생긴 후 7~10일 사이에 쇼크와 혼수로 사망에 이른다.

다. 예방과 치료

황열에서 회복되면 영구면역이 생기며, 불현성 감염이 많다. 면역된 임부가 낳은 영아의 수동면역은 출생 6개월까지 지속되고 발병 후 5일간 모기가 환자를 물지 않도록 하며, 예방접종은 황열 발생지역으로 여행하는 자, 근무지가 모기가 많은 지역 주민에게 한다. 그리고 추가접종은 매 10년마다 한다.

(2) 뎅기열

가. 병원체 전파양식

뎅기 바이러스의 4가지 혈청형인 DEN-1, DEN-2, DEN-3, DEN-4형이 있다. 모기를 매개로 전파하는데 암컷모기가 낮 동안에 혈액 내에 바이러스를 갖고 있는 사람을 문 뒤, 다른 숙주를 물어 바이러스를 즉시 전파하며, 열대 도시지역에서는 인간-모기, 동남아시아에서는 원숭이-모기 관계의 감염 순환고리가 유지된다. 사람은 발열기 동안 모기에 대해 감염성이 있고, 모기는 바이러스혈을 흡혈한 지 8~12일간의 잠복기 동안 모기의 침샘에서 증식한 바이러스를 보유하게 되어 평생 감염성을 가지고 있으므로 누구나 감염될 수 있다. 잠복기는 3~8일간이다.

나. 증상

심한 두통, 근육통, 관절통과 안면통이나 식욕부진이 생기며, 초기에는 때로 전신에 홍반이 나타난다. 해열기에는 전신에 반점상구진이 나타나고 전신의 임파절이 커지나 간이나 비장은 촉진되지 않으며, 열이 떨어진 직후 전신의 발진은 사라지고 발등, 다리, 손, 팔 등에 국소적으로 점상출혈이나 비출혈, 잇몸출혈 등 경미한 출혈경향이 경과 중에 나타난다.

다. 예방과 치료

환자는 회복될 때까지 모기에게 물리지 않도록 곤충 기피제 등을 사용하고 모기가 생기는 장소를 없애거나, 살충제를 사용하여 매개 모기를 줄이는 노력을 하고 환자의 체액 및 혈액은 격리하되 접촉자의 격리는 필요 없으나 발생지역이 황열병 발생지역과 겹치기 때문에 황열 백신 접종을 고려한다.

(3) 바이러스성출혈열

❶ 마버그열

가. 병원체 전파양식

마버그 바이러스에 의해 감염된 사람, 원숭이의 혈액, 체액, 분비물과 직접 접촉으로 감염되고 오염된 주사기와 침에 의해 감염된 환자는 모두 사망하였다. 혈액이나 분비물에 바이러스가 존재하는 한 감염력이 있으며 병원소가 불분명하며 잠복기는 5~10일간이다.

나. 증상

갑작스럽게 발열, 오한, 태감, 근육통, 두통이 나타나고, 2~3일 후에 인두염, 구토, 설사, 반점상구진이 생기고 출혈과 간부전, 신부전, 중추신경계 증상, 쇼크, 범발성 혈관내 응고병증에 빠져들어 다장기부전으로 증상 발생 후 7~10일 사이에 사망한다. 초기 증상들은 초기의 말라리아나 장티푸스 증상과 유사하다.

다. 예방과 치료

일단 마버그열이 의심될 경우에는 환자와의 직접적인 접촉을 피하기 위한 보호장구(가운, 장갑, 마스크 등)를 사용하며, 환자는 엄격한 격리를 하고 사용된 바늘과 도구와 분비물 등은 멸균 및 적절한 폐기절차를 거치도록 한다.

❷ 에볼라열

가. 병원체 전파양식

에볼라 바이러스에 의한 급성열성 출혈성 질환으로 감염된 환자의 혈액, 분비물, 장기, 정액 등과 직접 접촉하거나, 감염된 동물과 직접 접촉으로 전파되고 병원감염이 많이 발생한다. 오염된 주사기와 침에 의해 감염된 환자는 모두 사망하였으며 혈액이나 분비물에 바이러스가 존재하는 한 감염력을 가지나 병원소가 불분명하며 잠복기는 2~21일간이다.

나. 증상

감염 후 수일 이내 고열, 두통, 근육통, 위장 통증, 피로감, 설사, 인후통, 딸꾹질, 발진, 눈의 충혈, 혈성 구토, 설사 등의 증세를 보이고 감염 후 일주일 이내 흉통, 쇼크, 사망, 실명, 출혈 등이 일어날 수 있다.

다. 예방과 치료

자연병원소가 알려져 있지 않아 예방을 위한 특별한 대책이 없다. 다만, 환자가 발생한 경우 환자의 체액이나 가검물과 접촉하지 않는 것이 중요하고 병원 내 전파를 막기 위한 철저한 기준을 지켜야 한다.

환자발생 시는 즉시 엄격한 입원격리 및 출입자 제한조치를 하고 음압시설이 되어 있는 방과 호흡기 장비가 필요하며 의료진은 방호복을 착용한다. 발병 후 3개월 또는 정액에서 바이러스가 분리되지 않을 때까지 성 접촉을 금지하고 환자 사망 시에는 즉시 매장 또는 화장토록 한다.

❸ 라싸열

가. 병원체 전파양식

라싸 바이러스에 의한 급성열성 질환으로 설치류의 배설물이나 배설물에 오염된 물건에 직접 접촉하거나 에어로졸에 의해 감염되며, 물렸을 때에도 감염된다. 인두 분비물이나 소변 등 체액을 통하여 사람 간의 감염, 혈액이 매개가 된 실험실 내 감염도 있고, 성행위로도 감염되며 잠복기는 6~21일이다.

나. 증상

권태감, 발열, 두통, 인후통, 기침, 구토나 설사, 근육통, 흉통, 복통 등과 인두나 결막 충혈이 나타나고, 중증인 경우에는 저혈압, 흉수, 출혈경향, 경련, 뇌병증, 부종, 신부전, 간기능 이상 등이 나타난다. 임신 중에 감염되면 80% 이상이 유산되며 합병증으로 난청이 나타난다.

다. 예방과 치료

공기감염에 주의하여야 하며, 병원 내 격리가 필요하고 환자의 체액이나 분비물은 철저하게 다루어야 하는데, 가열처리 또는 0.5% 차아염소산액이나 0.5% 페놀액으로 소독하고 충분히 세척한다. 먹다 남은 음식물은 적절하게 처리하여야 하고 남성은 정액에서 바이러스가 소실될 때까지 혹은 3개월 동안 성교를 금해야 한다.

(4) 두창(천연두)

가. 병원체 전파양식

급성발진성 질환으로 병원체는 두창 바이러스로 초기 병소가 나타나면서부터 모든 딱지가 사라질 때까지 약 3주간이 전파기간으로 첫 1주간이 가장 강하며, 감염은 두창환자로부터 분비되는 비말에 의해 감염되어 오염된 옷이나 침구류 등에 의한 전파도 가능하며, 잠복기간은 12~14일이다.

예방을 위해서는 우두접종을 실시하고 발생 후에는 즉시 보건당국에 신고한다.

나. 증상

갑작스런 고열, 허약감, 오한, 두통이 허리통증과 함께 나타나며 때때로 심한 복통과 섬망, 반점구진상 발진과 수포가 나타난다.

출혈성 두창은 짧은 잠복기가 지난 후 전구기에 심한 오한, 고열, 두통, 허리통증, 복통이 나타나며, 거무스름한 홍반이 발생한 후에 피부와 점막에 점상출혈 및 출혈이 일어나고 치명적인 경과를 보여 발진 출현 5일 내지 6일경에 사망한다. 감수성의 차이는 없으나 임산부에서 잘 발생하며, 악성 두창은 심한 피부병변, 출혈이 있으며 중증인 경우에 표피박탈이 심하게 일어나며, 합병증으로 뇌염이 있다.

다. 예방과 치료

예방대책으로 우두접종을 실시하고 발생 후에는 즉시 보건당국에 신고한다.

(5) 보툴리눔 독소증

가. 병원체 전파양식

보툴리누스균이 생산하는 독소로 A, B, C, D, E, F, G 7형으로 구분되며, 사람에게 식중독을 일으키는 것은 A, B, E형으로 보툴리누스균이 식품에서 증식하여 생산한 독소를 섭취하여 발생한다. 영아 보툴리누스 중독증은 섭취한 보툴리누스균이 장 내에서 증식하여 독소를 생산함으로써 발생하고, 외상성 보툴리누스 중독증은 상처가 균에 오염되었거나 상처가 불충분하게 치료되었을 때 보툴리누스균의 아포가 발아하여 발생한다. 흡입 보툴리누스 중독증은 생물 테러 목적으로 보툴리눔 독소를 에어로졸 형태로 살포하는 경우 호흡기를 통해 흡수되어 발생할 수 있다. 원인식품은 통조림, 소시지가 주요 식품이며 야채, 과일, 식육, 어육, 유제품 등이 혐기성 상태에 놓이게 되는 경우 문제가 된다. 잠복기는 노출된 독소의 양 및 노출경로에 따라 다르나, 식품 매개 보툴리누스 중독증의 경우 통상 12~36시간(6시간~2주)이며, 흡입에 대한 보툴리누스 중독증은 72시간이다.

나. 증상

뇌신경 마비로 시작되는 대칭적이며 신체의 하부로 진행하는 이완성 신경마비가 특징이며, 복시, 시야 흐림, 안검하수, 발음장애, 연하곤란, 골격근 마비 등의 증상을 보이고 호흡근의 마비로 호흡부전에 이른다.

다. 예방과 치료

균에 오염되지 않도록 하고 음식물을 가열처리 후 섭취하며, 통조림, 소시지 등의 위생적인 가공처리 및 보관이 중요하다.

(6) 중증급성호흡기증후군(SARS)

가. 병원체 전파양식

중증급성호흡기증후군(Severe Acute Respiratory Syndrome; SARS)은 2003년 3월 동남아시아에서 발생해 아시아 · 유럽 · 북아메리카 등으로 확산된 호흡기 계통의 질환으로, 감염경로는 아직 정확하게 밝혀지지는 않았지만, 각국의 전문가들은 코로나 바이러스가 병원균일 가능성이 높은 것으로 보고 있다. 전파는 이 질병에 감염된 사람의 치료나 간호 또는 함께 생활하는 사람 등 환자와 밀접한 접촉을 하는 사람들에게 주로 일어나며, 호흡기 분비물이나 체액의 직접적인 접촉을 통해 전파되는 것으로 알려져 있다.

나. 증상

16일 정도의 잠복기를 거쳐 갑자기 38℃ 이상의 고열이 나면서 기침과 호흡곤란 증세를 보이고, 감염자의 90%는 1주일 안에 쉽게 회복되지만, 노인이나 만성질환자와 같은 허약자의 경우에는 중증으로 진전되어 약 3.5%가 사망한다. 조기치료할 경우 완치가 가능하며, 중국의 초기 임상결과 중증급성호흡기증후군 감염자 대부분이 자연적으로 치유되었고, 인공호흡이 필요한 환자는 전체의 7%였으며 홍콩위생국에서는 건강을 회복한 사람들도 최장 6개월간 바이러스를 감염시킬 수 있다고 밝혔다.

다. 예방과 치료

예방법은 가급적 중증급성호흡기증후군이 발생한 지역에는 여행하지 않고, 환자의 분비물과 직접 접촉하거나 밀접한 접촉을 피해야 하며 양치질 · 손씻기 등 개인위생을 철저히 하고, 특히 눈 · 코 · 입 등에 손을 대거나 공동 타월을 쓰지 않는 것이 좋다. 밀폐된 장소를 피하고, 실내를 자주 환기시켜 주고 위험지역 여행자 가운데 의심 증상이 보이는 사람은 즉시 보건소에 신고하고 의료기관의 치료를 받아야 한다.

연습문제

1. 감염병 발생의 3대 요인은 무엇인가?
2. 감염병의 발생과정은(6개 요소)?
3. 기본접종을 해야 하는 감염병은 무엇인가?
4. 면역의 종류를 분류하고 설명하시오.
5. 1군 감염병의 종류와 그 특징을 기술하시오.
6. 2군 감염병의 종류와 그 특징을 기술하시오.

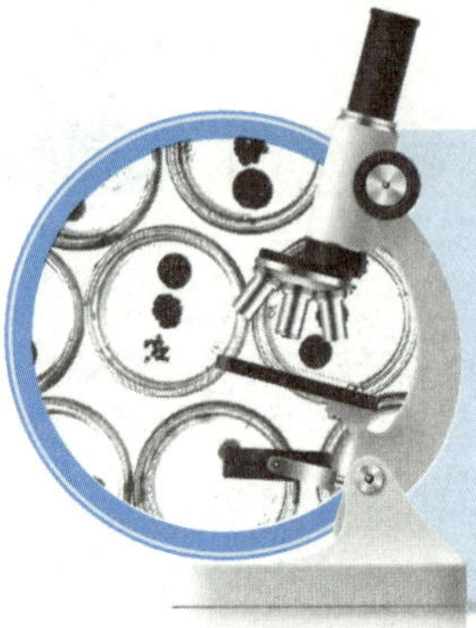

제4장

기생충질환 관리

학습목표

- 기생충질환의 감염경로에 대하여 설명한다.
- 기생충질환의 예방법을 실천한다.

1. 기생충의 개념

기생충은 자연계에서 독립적으로 생명을 유지할 수 없으며, 반드시 다른 종류의 생물체에 의존하여야만 생명을 유지할 수 있다. 일반적으로 기생충은 사람의 모든 부위에서 기생하지만, 특히 소화관에 기생하는 것이 많다. 인체에 침입하는 경로는 주로 입과 피부이다.

〈표 4-1〉 기생충의 감염경로

감염경로	기생충질환
입	회충, 편충, 요충, 유구·무구조충, 아메바성 이질, 폐흡충·간흡충
피부	구충, 일본주혈흡충(유충), 분선충, 동양모양선충, 아메리카 구충
생식기	질트리코모나스
혈액	사상충, 말라리아
모체감염	말라리아, 특소플라스마

2. 기생충의 분류

1) 형태학적 분류

기생충은 앞뒤로 긴 선형을 보이는 선충류 또는 편평한 형체를 보이는 흡충류, 촌충류 등이 있으며, 형태학적으로 크게 윤충류와 원충류로 구분된다.

윤충류는 다세포성 후생동물로 선충류, 흡충류, 조충류 등이 있으며, 원충류는 단일세포의 단위로 체재가 가장 간단한 동물로 근족충류, 포자충류, 섬모충류 등으로 분류된다.

기생원충은 자유생활종과 비교할 때 몇 가지의 특징이 있다. 보통은 운동 및 감각기관은 약화 또는 소실되어 있고 촌충 같은 것들은 소화관마저 없는 경우가 있다. 또한 기생에 필요한 고착기관(흡충의 피극, 흡충, 촌충의 흡반) 및 생식기관이 발달하였는데, 특히 고착기관과 생식기관의 발달은 현저하며 기생원충의 몸은 대부분이 생식기로 이루어져 있다.

회충의 암컷 한 마리의 1일 산란 수는 20만 개로 알려져 있으며, 1일 수천 개의 알을 낳는 기생원충도 적지 않다. 기생원충에서는 자유생활종에 비하여 특히 현저한 차이는 없다.

2) 매개물에 의한 분류

매개물에 의한 분류로는 토양 매개성 기생충에 해당하는 회충, 편충, 십이지장충, 동양모양선충과 물, 채소 매개성 기생충인 회충, 편충, 십이지장충, 동양모양선충, 분선충, 이질아메바, 어패류 매개성 기생충인 간흡충, 폐흡충, 요꼬가와흡충, 수육류 매개성 기생충인 유구조충, 무구조충, 선모충, 모기 매개성 기생충인 말라리아, 사상충 그리고 접속 매개성 기생충인 요충, 질트리코모나스 등이 있다.

3. 우리나라의 기생충 감염 현황

우리나라는 온대성 기후조건에 있는 지역으로서, 여러 가지 많은 기생충들이 만연하고 있으며, 이는 기후조건 이외에 식생활 습관, 경제 · 문화의 정도 등 기생충 만연에 관여하는 여러 가지의 요인에 기인된다.

그러나 열대성 기후지역 및 특이한 매개동물에 의해 유행되는 열대열 말라리아, 트리파노조마, 주혈흡충 등은 우리나라에서 유행된 적이 없다. 1971년부터 실시하여 2013년 제8차까지 실시한 전국 장내기생충실태조사 결과, 조사 연도별 양성률은 1차 조사(1971년) 84.3%, 2차 조사(1976년) 63.2%, 3차 조사(1981년) 41.1%, 4차 조사(1986년) 12.9%, 5차 조사(1992년) 3.8%, 6차 조사(1997년) 2.4%, 7차 조사(2004년) 3.7%이었으며, 8차 조사(2013년)에서는 2.6%로 나타났다. 전체 장내기생충 양성률은 아래 [그림 4-1]과 같으며 전체 양성률이 2.6%로 양성자수는 약 130만 명으로 추정되었다.

기생충별 양성률은 간흡충 1.86%, 편충 0.41%, 요코가와흡충 0.26%로 우리나라의 대표적인 기생충으로 나타났다. 회충과 유무구조충, 참굴큰입흡충, 광절열두조충, 그리고 요충은 양성률이 아주 미미하였으며, 구충, 동양모양선충, 폐흡충은 한 명도 검출되지 않았다([그림 4-2]).

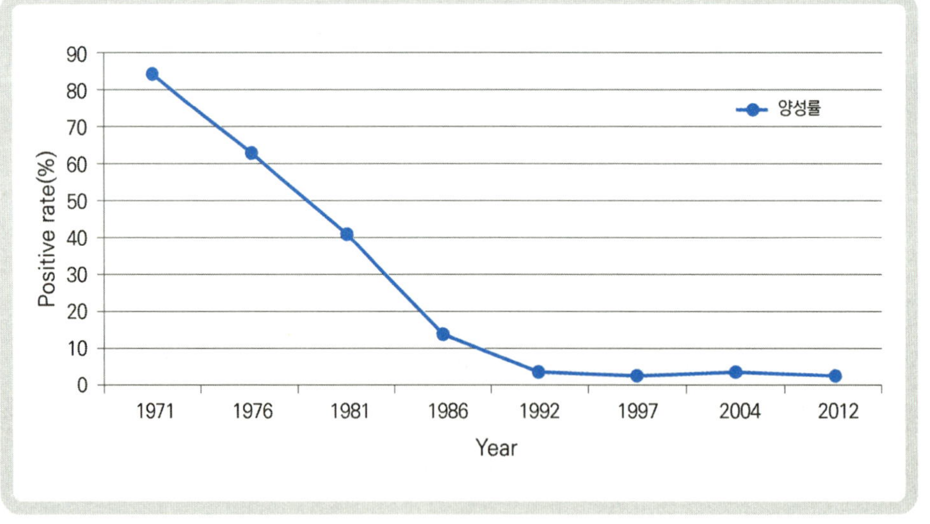

[그림 4-1] 장내기생충 양성률의 변화

출처: 질병관리본부, 주간 건강과 질병(2014. 1)

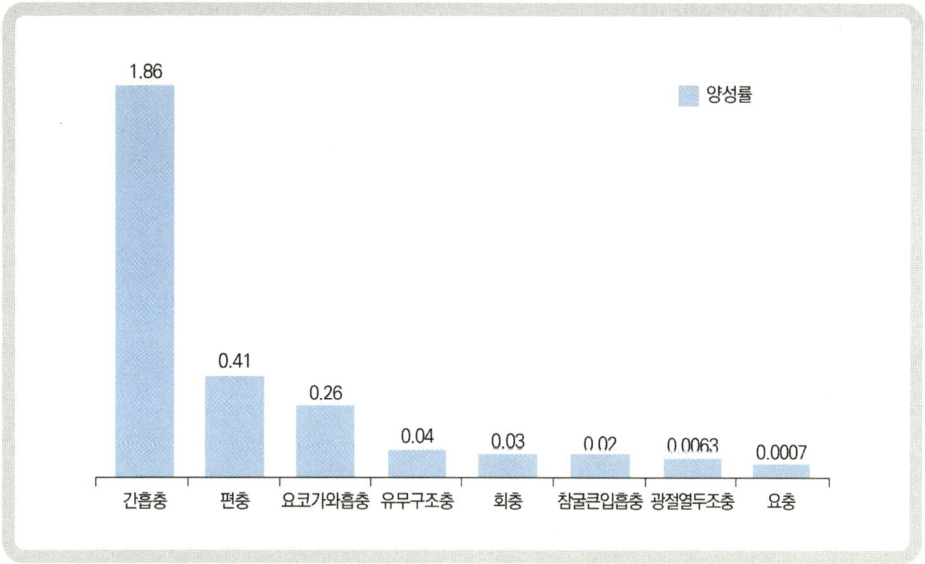

[그림 4-2] 장내기생충의 양성률(2013)

4. 기생충 감염의 예방

기생충질환의 예방은 각 기생충의 생활사와 생태학 등을 잘 파악하여 숙주와 기생충과의 연결과정을 차단하는 방법이 중요하다. 개인만을 대상으로 해서는 성과를 거둘 수 없으므로 일정한 지역이나 집단을 대상으로 예방대책을 강구하거나 관리를 실시하여야 한다. 기생충질환의 예방대책은 첫째, 감염원에 대한 대책으로서 환자나 보균자에 대한 조기치료와 오염기회를 차단하는 것이며, 둘째, 전파인자에 대한 대책으로 중간숙주나 매개동물의 박멸이나 분뇨처리 등으로 감염원과의 연관관계를 차단해야 한다. 셋째, 인체의 기생충 감염방지로서 개인의 위생상태 개선, 음식물의 위생적 관리, 화학적 예방 및 기생충 감염에 대한 적극적인 교육과 계몽을 실시하여야 한다.

5. 기생충질환의 관리

기생충은 다른 종류의 생물체를 손상시켜 숙주로부터 영양물을 얻어 생명을 유지하며 매개물을 통해 경구감염, 경피감염, 접촉감염을 일으킨다. 야채를 통한 기생충질환으로는 회충, 십이지장충, 편충, 요충이 있으며, 수육을 통한 기생충질환으로 돼지고기의 경우에는 유구조충, 선모충이, 소고기의 경우에는 무구조충이 있다. 그 외에는 담수어를 통한 기생충질환으로 왜우렁이, 담수어로 인한 간디스토마, 다슬기, 가재, 게를 통한 페디스토마와 해산어류를 통한 아니사키스증이 있다.

(1) 회충

가. 생활사 및 전파

채소에 부착하거나 먼지에 섞여 사람의 입으로 침입하여 감염되는데, 알이 숙주에 경구 침입하면 십이지장에서 유충이 되고 유충은 장벽을 뚫고 들어가 문맥 · 간을 거쳐 혈관 또는 림프관을 타고 심장 · 폐에 들어간다. 기관지를 타고 올라와 기관 · 후두 · 인두를 지나 다시 식도를 거쳐 소장에 이르고 여기에서 비로소 자리를 잡고 발육한다. 그러나 장 이외의 곳에서 기생할 수도 있다. 알은 입으로 들어온 지 75일이면 성충이 되고 알을 낳기 시작하며 1년 정도의 수명을 가진다.

나. 증상

성충이 복강으로 들어갈 경우 회충성 췌장염, 복막염, 장막염을 일으키며, 위 안으로 들어갈 경우 위경련을 일으키고 유충은 폐렴을 일으킨다.

다. 예방과 치료

예방을 위해서는 지역 전체를 대상으로 하여 정기적으로 집단 구충하는 것이 바람직하다.

분변의 위생적 처리를 위해서는 충분한 부숙에 의하여 회충란을 살멸하는 방법으로서 개량변소나 저류조의 보급과 이황화탄소와 같은 화학약품의 처리에 의한 분변 속의 충란 살멸법이 있으며, 정기적으로 구충제(산토닌, 헤노포디유, 해인초,

사염화에틸렌 등)를 투약하고, 밭에 분변사용을 금지하고 보건교육을 실시하며, 파리 구제와 환경위생에 힘써야 한다.

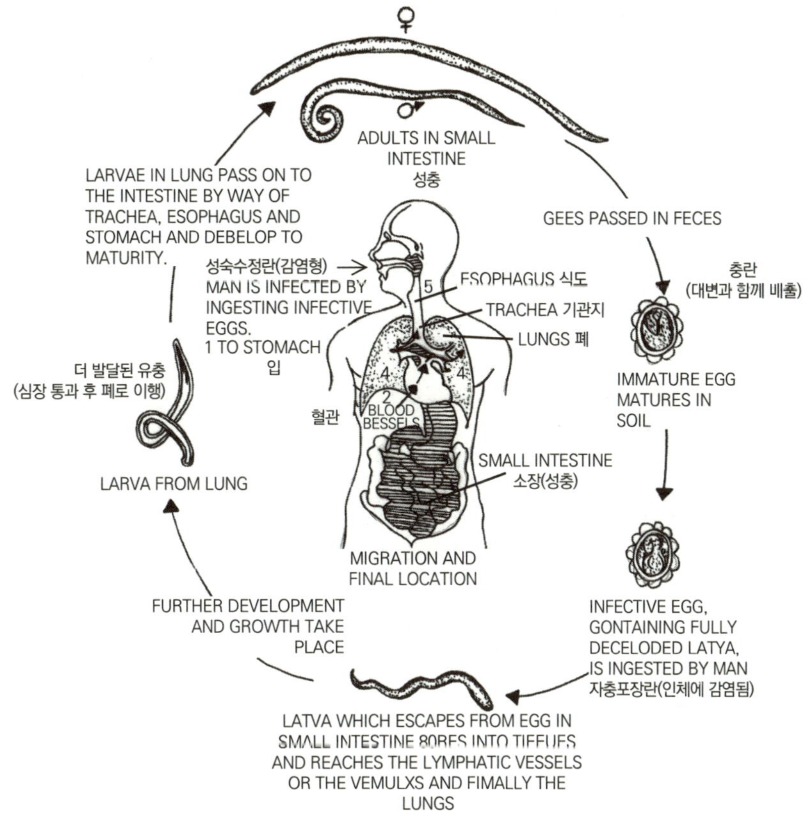

[그림 4-3] 회충의 생활사

(2) 편충

가. 생활사 및 전파

알은 갈색으로 앞뒤에 뚜껑이 있으며 분변과 함께 배출된다. 감염성 난자가 숙주에 경구 섭취(키스와 음식물)되면 소장에서 유충이 부화하고 대개 맹장에 기생하며 맹장, 충수돌기, 결장, 직장, 소장에 기생한다. 감염률이 높으며 2~3년의 수명에 90일의 성숙기간이 소요된다.

나. 증상

여러 개의 개체가 기생하면 빈혈, 설사, 복통 그리고 충수염, 심할 경우 탈항증이 발생하기도 한다.

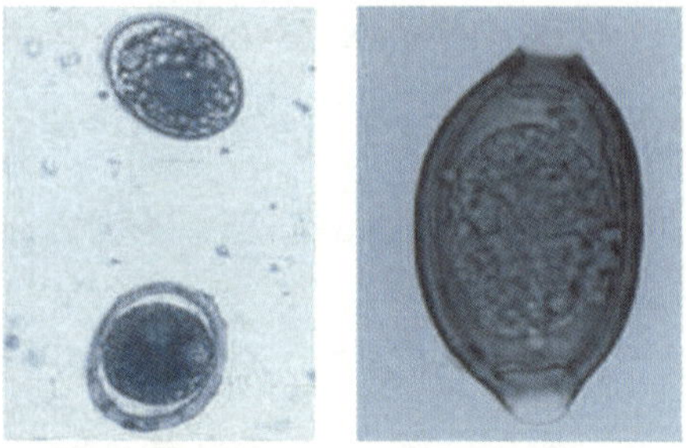

[그림 4-4] 회충(左)과 편충(右)

다. 예방과 치료

예방 및 치료법은 회충과 동일하다.

(3) 요충

가. 생활사 및 전파

사람의 항문 주위의 피부나 점막에 알을 낳으면 알 속에서 감염이 가능한 유충이 생기고 산란한 곳은 매우 가려워 긁게 되는데, 이 때 알이 손가락에 묻어 바닥에 떨어지거나 사람의 입으로 들어가게 되는 자기감염을 일으키고, 특히 숙식을 같이하는 경우 동시에 집단감염, 역감염, 접촉감염을 일으킨다. 이 알을 삼키면 소장에서 부화하여 대장으로 서서히 이동하며 약 50일이 지나면 성충이 된다. 수컷은 죽을 때까지 맹장 부근에 살게 된다.

나. 증상

항문 주위에 소양증, 어린이에게 백대하를 유발하고 습진이나 피부염을 일으킬 뿐 아니라 수면부족으로 신경질적이 된다.

다. 예방과 치료

감염을 예방하기 위해서는 가장 중요한 것이 손을 깨끗이 하는 일인데, 특히 음식물을 먹기 전에 꼭 손을 씻도록 하며 손가락을 빨지 않도록 주의시키고 속옷·잠옷·시트를 열처리 세탁하여 청결한 것을 쓰도록 하며 이불은 햇볕에 잘 말리며 구충제(피페라진제나 피루비늄 파모에이트)를 집단복용한다.

(4) 구충(십이지장충)

가. 생활사 및 전파

소장상부(공장) 십이지장벽에 기생하며, 경구, 경피 감염의 2가지 경로가 있다. 성숙기간은 5주이며, 수명은 5년 정도로 충란은 2주에 부화되어 간상유충이 되고, 환경이 불량하면 감염형 사상충이 되어 경피적 침입을 한다.

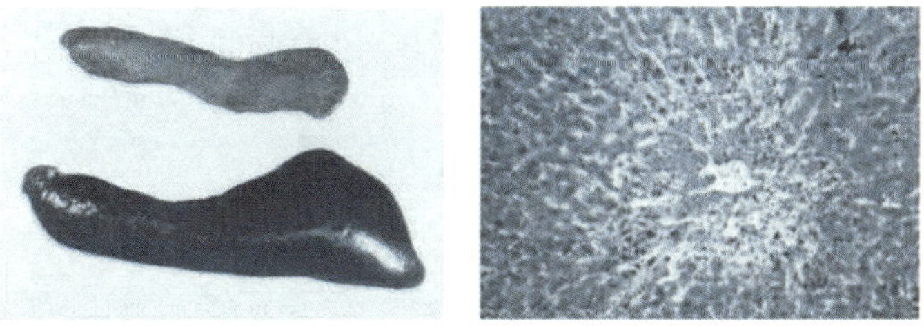

[그림 4-5] 구충

나. 증상

침입 부위에 소양감, 작열감을 일으키고 홍반과 구진, 수포, 채독증을 일으키며 발작성 기침 등의 특이한 증세를 보이고 빈혈이 생기는 수도 있다.

다. 예방과 치료

경피감염 방지를 위해 인분을 사용한 논밭에서 맨발 작업을 금지하며 작업 시에는 장갑, 장화 등을 사용하여 노출피부를 보호하고, 채소는 여러 번 헹구며 밭에서 분변을 사용하지 말고 청정채소를 섭식해야 한다. 구충제로는 사염화에틸렌과 티몰 등이 사용된다.

(5) 말레이 사상충

가. 생활사 및 전파

림프관에 기생하며 산란하는데, 모기가 사람의 피를 빨아먹을 때 모기의 체내로 들어가 발육하고 다시 모기의 입을 통하여 사람의 피를 빨아먹을 때 인체 내로 들어가 성충이 된다.

나. 증상

상피증과 수종이 발생한다.

다. 예방과 치료

예방을 위해 외출할 때에는 곤충 기피제 등 살충제를 뿌리고 하수구, 웅덩이 등 모기가 번식하는 부위에 살충제를 살포한다.

(6) 아니사키스증

가. 생활사 및 전파

아니사키스의 유충이 바다 새우류에서 성장하다가 이를 잡아먹은 해산어류(붕장어, 오징어, 낙지, 광어, 방어)를 사람이 다시 날것으로 먹는 경우에 생긴다.

나. 증상

감염 후 3~5시간이 지나면서 배가 메스껍고 거북하기 시작하고, 식은땀이 나면서 복통이 시작되는데 위궤양, 위암과 비슷한 증상으로 유충이 위나 소장벽을 파고 들어가면서 염증반응이나 알레르기반응을 일으킨다. 소장의 경우 급성충수염, 크론씨병, 장염 등과 증세가 비슷하고, 대장에 나타난 경우에는 맹장에 병변을 만든다.

다. 예방과 치료

예방을 위해서는 해산어류를 영하 20℃ 이하에서 24시간 냉동시키거나 또는 섭씨 70℃ 이상에서 가열하고, 생선회를 먹을 때 생선의 내장은 먹지 말아야 하며 반드시 싱싱한 것으로 먹는다. 치료는 외과적인 수술을 통해 유충을 제거하거나 내시경을 이용하여 직접 유충을 위 밖으로 적출하여야 한다.

(7) 조충증

가. 생활사 및 전파

항문으로 배출되는 마디 속의 난자는 흙이나 물에서 감염성 자충이 되는데 이를 소나 돼지, 물고기가 먹고 이를 사람이 날것으로 먹는 경우에 생긴다.

나. 증상

식욕부진과 소화기능 저하가 발생하며, 뇌에 침입했을 경우에는 뇌암을 유발하기도 한다.

다. 예방과 치료

예방하기 위해서는 쇠고기, 돼지고기, 물고기 등의 생식을 삼가야 하고, 냉동(영하 10℃ 이하)시키거나 또는 70℃ 이상에서 5분 이상 끓여 먹는다. 구충제로는 사염화탄소가 사용된다.

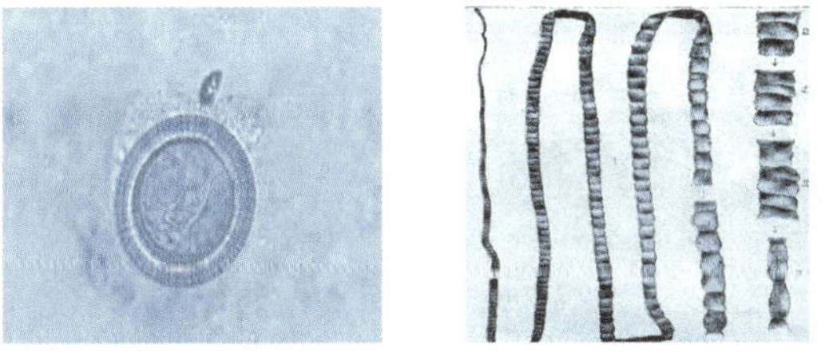

[그림 4-6] 무구조충

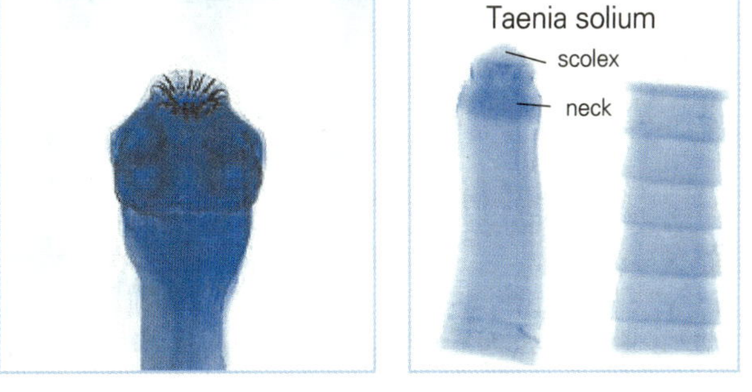

[그림 4-7] 유구조충

(8) 선모충증

가. 생활사 및 전파

피포유충이 감염된 돼지고기를 날것으로 먹어서 경구에 침입하면 소장의 장점막에서 성숙하게 되고, 유충은 장점막의 혈관을 통하여 심장, 폐를 거쳐 전신 근육조직에 침입하여 피포상태로 머문다. 돼지는 주로 쥐를 통해 감염이 된다.

나. 증상

고열과 근육통이 발생하게 된다.

다. 예방과 치료

인체에의 감염을 예방하기 위해서는 쥐를 구제하고, 돼지고기를 -37℃ 이하로 냉동하거나 -15℃에서 20일 보관 또는 돼지사료를 100℃에서 30분간 가열하면 피포유충이 사멸되며 돼지고기를 날것으로 먹지 말아야 한다. 낭미충증의 예방을 위해 분변을 관리해야 한다.

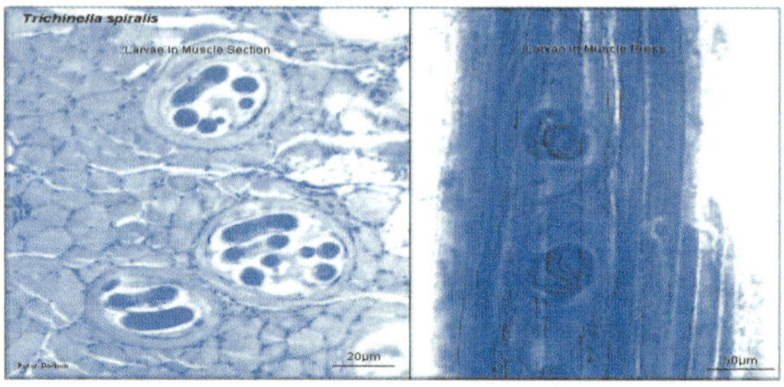

[그림 4-8] 선모충

(9) 간흡충

가. 생활사 및 전파

인체 감염 후 1개월 후면 성숙하여 충란이 배출되며, 제1중간숙주에서 유모유충 미라시듐으로, 제2중간숙주의 피하조직에서 피낭유충으로 부화하여 간의 담관에 기생하며, 인체 내에서의 수명이 5~10년이나 된다.

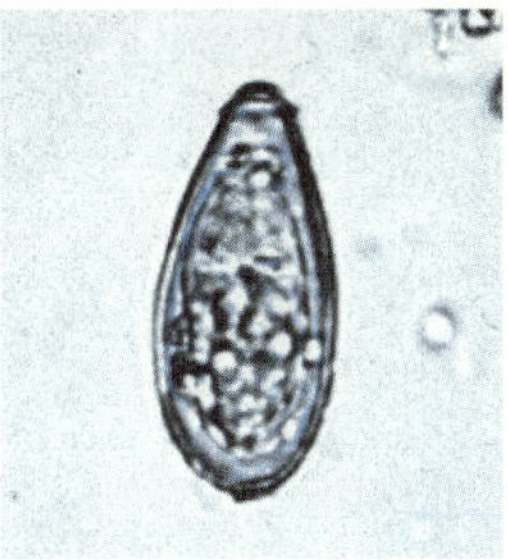

[그림 4-9] 간흡충

나. 증상

반복적으로 감염이 되면 보통 간비대, 부종, 빈혈, 복수, 황달, 소화장애 등이 나타난다.

다. 예방과 치료

예방을 위해서는 민물고기 생식을 금하고 충분히 가열하여 섭취하며 조리기구는 청결히 해야 한다. 유행지역의 생수를 마시지 않으며 개 · 고양이 등의 동물관리와 인분관리를 철저히 해야 한다. 치료에는 인산클로로퀸, 안티몬제, 염산에메틴 등을 사용하지만 완전히 구충하기는 어렵다.

연습문제

1. 기생충 감염의 주요 원인은 무엇인가?
2. 회충의 감염경로를 기술하시오.
3. 구충의 증상과 예방법은 무엇인가?
4. 요충의 증상과 예방법은 무엇인가?
5. 기생충의 인체 기생부위는 어디인가?
6. 사상충의 숙주는 무엇인가?
7. 기생충을 감염경로별로 구분하시오.
8. 흡충류의 중간숙주를 기술하시오.
9. 기생충질환의 예방법은 무엇인가?

제3부

환경보건

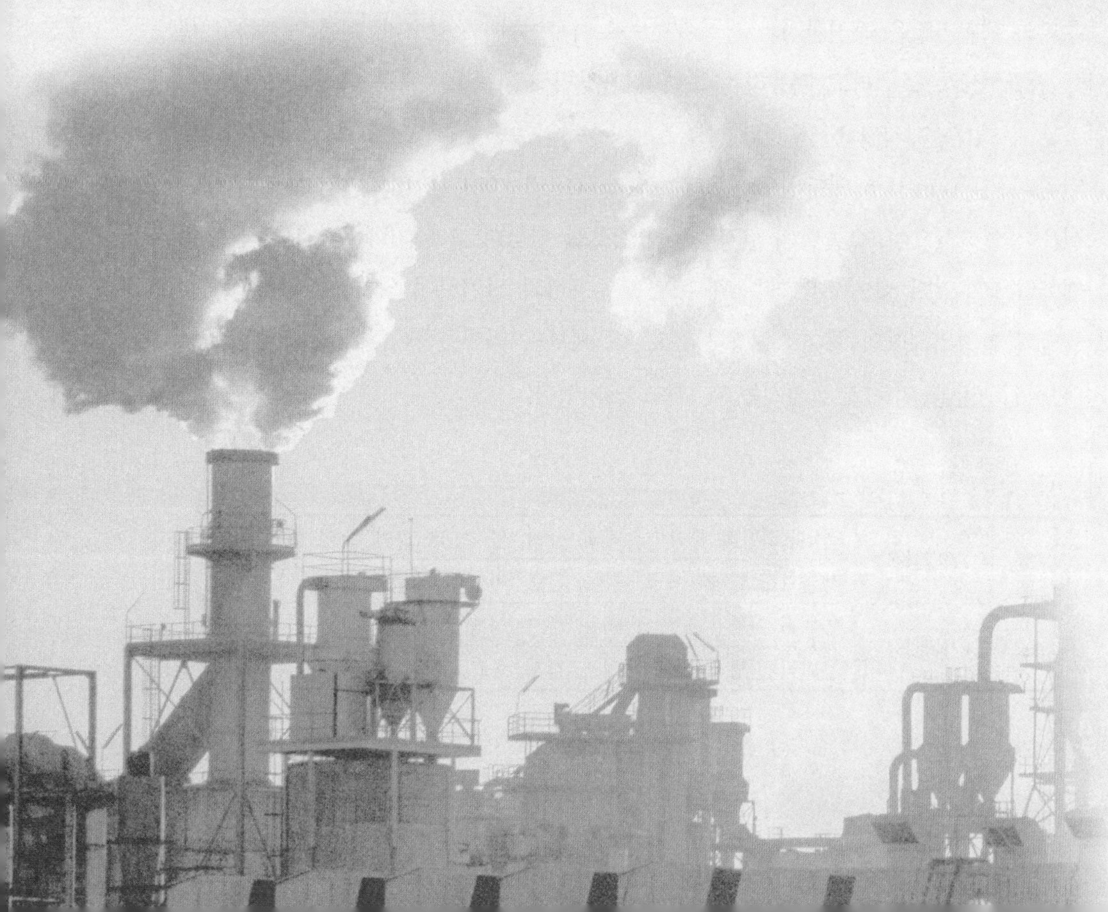

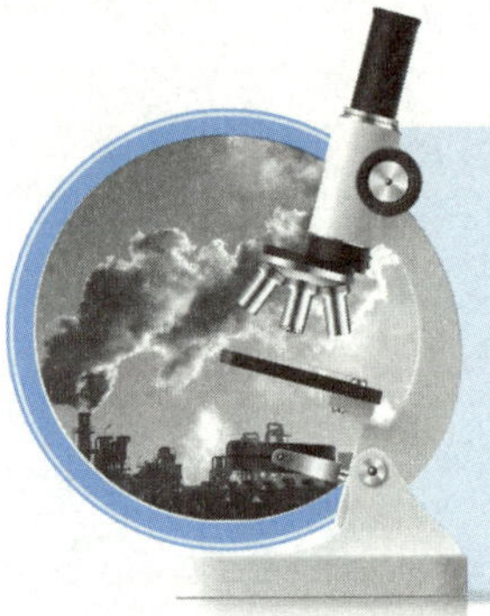

제5장

환경위생

학습목표

- 환경위생의 개념을 설명한다.
- 우리나라의 상수, 하수, 폐기물의 배출기준과 이에 따른 처리방법을 설명한다.
- 위생해충이 전파시키는 감염병과 관리방법을 이해한다.

1. 환경위생의 개념

세계보건기구 환경위생전문위원회는 "환경위생은 인간의 신체 발육, 건강 및 생존에 유해한 영향을 미치거나 미칠 가능성이 있는 인간의 물리적 생활환경에 있어서의 모든 요소를 통제하는 것이다"고 정의하였다.

우리의 생활환경은 자연환경과 사회환경으로 나누어볼 수 있으며, 이를 개선하고 생활에 접합하도록 조절하고 적응하는 노력이 환경위생의 중요성으로 인식되며, 앞으로 발전할 수 있는 계기가 될 수 있다.

한편, 독일 München 대학의 M.V. Pettenkofer(1818~1901)는 1866년 최초로 위생학 교실을 창설하였으며, 오늘날의 환경위생의 기초를 다졌다. 20세기에는 매사추세츠 공과대학의 교수였던 세드윅이 건축, 하수도, 토목공학과 관련하여 위생공학을 발전시켜 오늘날의 환경위생학의 형태로 발전시켰고, 이 때부터 위생공학이 체계화되어 오늘날의 환경위생학을 더욱 발전시키는 데 기초가 되었다.

〈표 5-1〉 환경위생의 영역

생활환경	자연환경	물리 · 화학적 환경	기후, 공기, 물, 토양, 광선, 소리 등
		생물학적 환경	동물, 곤충, 미생물, 식물 등
	사회환경	인위적 환경	의복, 주거, 식생활, 산업시설 등
		문화적 환경	정치, 경제, 종교, 교육, 문화, 예술 등

2. 기후조건과 보건

1) 기후의 개념

기후란 '어떤 장소에서 매년 반복되는 정상상태에 있는 대기현상의 종합된 평균상태'를 의미한다. 또한 기상이란 대기 중에서 일어나는 하나의 물리적 현상으로 순수한 자연현상을 말하며, 구름, 눈, 비, 바람, 고기압, 저기압, 태풍 등을 말한다.

기후에 영향을 미치는 요소에는 기온, 기습, 기류, 기압, 강우, 강설, 구름, 일광, 복사열 등이 있으며, 기온, 기습, 기류를 기후의 3대요소라고 한다.

2) 기후대

Köppen(1884)은 월평균 기온을 중심으로 [그림 5-1]과 같이 다섯 개의 기후대를 설정하였다.

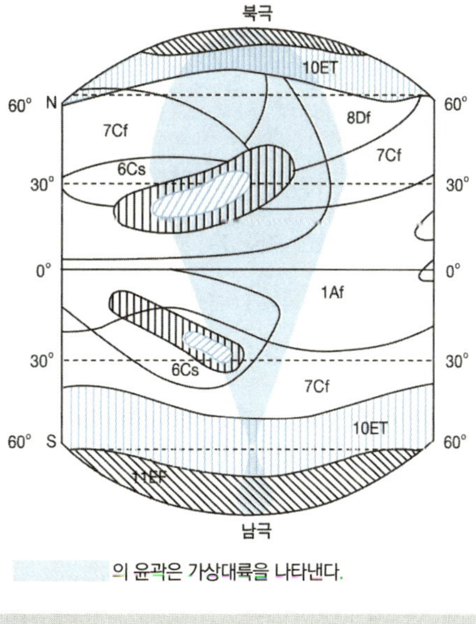

[그림 5-1] 쾨펜의 기후형의 모식적 분포

(1) 열대기후

연평균 기온 20℃ 이상의 지역의 기후를 말하며 연중 고온이 계속되고 비도 많으며 연 온도 교차가 6℃ 이내의 지역인 열대다우림기후와 여름철 비가 많은 열대계절풍기후로 구분된다.

(2) 아열대건조기후

1년 중 4~11개월의 월평균 기온이 20℃ 이상인 지역으로 강우량이 극히 적은 지대이며, 대부분의 사막은 거의 이 기후에 속한다.

(3) 온대기후

1년 중 4~12개월의 연평균 기온이 10~12℃이고, 나머지 달이 10℃ 이하인 지역으로 지중해기후라고도 하며, 겨울철에 비가 많이 내리는 온대동우기후와 연간 비가 일정하게 고루 내리는 온대다우기후 그리고 여름에 비가 많고 계절풍과 관계가 깊은 온대하우기후로 나뉜다.

(4) 아한대기후

혹한의 겨울이 있고 대개 일정 기간 동안 계속적으로 적설을 보이며 여름철이 짧으며 대륙적이며 비는 여름철에만 오고 겨울은 맑은 날이 많은 아한대하우기후와 연중 어느 계절이든 상당량의 비가 있으며 특히 겨울에는 다량의 적설을 볼 수 있는 아한대다우기후로 나뉜다.

(5) 한대기후

1년 중 1~4개월의 월평균 기온이 10~20℃이고, 나머지는 10℃ 이하인 지역으로 기온의 일교차는 5월이 최대이며, 비타민 결핍증, 동상, 적설에 의한 일광반사에서 생기는 시력장애 등이 일어나기 쉬운 기후이다.

3) 기후순화

크라우드 버나드는 "외부환경의 변화에 대한 항상성을 지니는 것은 인간이나 동물이 갖는 특성이며, 외부환경의 변동이 장시간 계속되면 생리적 적응을 거쳐서 새로운 적응 한도가 성립된다"고 하였으며 종류로는 새로운 환경조건에 대해 세포와 기관이 적응하는 대상적 순응과 환경 자극에 의하여 저하된 기능을 정상으로 회복시키는 자극적 순응 그리고 약한 개체가 자신에 대한 최적의 기능을 찾게 되는 수동적 순응이 있다.

4) 기후도표

기온과 습도와의 결합상태가 인체에 큰 영향을 미치는 것을 고려해서 그리피스 테일러가 기후도표를 고안했으며, 우리나라는 겨울은 자한기후, 여름에는 증서기후이다.

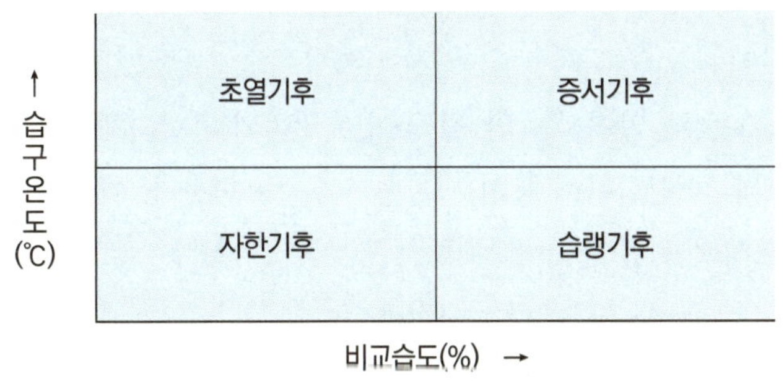

[그림 5-2] 기후도표

5) 기후와 보건

(1) 풍토병

그 지역의 풍토, 기후, 생물, 토양 등의 자연환경과 주민의 풍속, 습관, 인습 등이 복잡하게 얽혀서 생긴 특수한 질병으로, 일반적으로 그 지방 주민의 사망률은 그다지 높지 않지만 근절되기 어려운 것이 특징이며, 대부분 감염병성으로 말라리아, 수면병, 콜레라 등의 열대지방 병이 대표적이다.

(2) 계절병

계절에 따라 발생하는 병으로 여름철에는 뇌염, 장티푸스, 이질, 장염 등 소화기계 감염병이 많고, 겨울철에 천식, 인플루엔자 등의 호흡기계 질병이 많으며, 봄, 여름에는 홍역, 결핵 등이 많이 발생한다.

(3) 기상병

기후상태의 변화에 따라 생체조절기능의 변화로 인하여 질병이 발생하거나 기존의 질병이 악화되는 것으로 류마티스, 심근경색, 협심증, 기관지염, 천식 등이 있다.

3. 공기와 보건

1) 공기의 조성

생물이 살아가는 데 없어서는 안 될 공기는 일종의 혼합기체로서 주성분인 산소와 질소 외에 소량의 이산화탄소 등의 비활성기체를 포함한다. 대류권 내의 공기는 〈표 5-2〉와 같이 조성되어 있다.

〈표 5-2〉 공기의 조성(0℃, 760mmHg, 건조상태)

성분	체적(%)	중량(%)
산소	20.93	23.01
질소	78.10	75.51
아르곤	0.94	1.286
이산화탄소	0.03	0.04
He, Ne, Kr, NH, O	미량	미량

〈표 5-3〉 호기와 흡기 시의 공기조성 성분(단위 : %)

구분	산소(%)	이산화탄소	질소
호기	17.00	4.00	79.00
흡기	20.93	0.03	78.10

공기의 자정작용이란 대기 스스로 자체 정화작용이 계속되어 대기가 스스로 맑아지는 현상을 말하는데, 여기에는 공기 자체(바람)에 의한 희석작용, 강우, 강설 등에 의한 용행성 가스나 부유성 먼지의 세정작용, 산소, 오존 및 과산화수소 등에 의한 산화작용, 일광, 특히 자외선에 의한 살균작용, 식물에 의한 탄소동화작용 등의 인자가 작용하게 된다.

2) 실내공기의 변화

(1) 군집독

여름철에 환기시설이 없는 만원 극장이나 겨울철 밀폐된 공간에 다수인이 밀집된 상태에서 많이 발생하며 취기, 온도, 습도, 기류, 분진, 연소가스(CO, CO_2) 및 이온 등에 의한 두통, 불쾌감, 현기증, 구토, 식욕부진 및 권태 등의 증상을 나타내며 예방책으로 환기시설의 개선이 중요하다. 한 예로 1756년 미국의 형무소에서 146명의 죄수 중 123명이 하룻밤 사이에 사망한 원인이 군집독으로 밝혀진 사례가 있다.

(2) 일산화탄소

석탄, 목재, 유류 등과 같은 유기성 물질은 연소 시 산소가 부족하거나 연소온도가 낮으면 불완전연소 생성물인 일산화탄소가 발생하며, 우리나라에서는 자동차에서 배출되는 일산화탄소가 전체 배출량의 80% 이상을 차지하고 있다. 무색, 무미, 무취, 무자극 및 맹독성 가스인 일산화탄소는 체내에 산소를 공급하는 헤모글로빈과 결합(산소에 비해 친화력이 약 250배 강하다)하여 혈액의 산소운반 능력을 저하시키고 혈중 산소 농도를 저하시켜 생체조직의 산소 결핍증을 일으킨다.

일산화탄소의 최고 허용한도는 1시간에 0.04%(400ppm), 8시간에 0.01%(100ppm)로 되어 있고, 0.1% 이상에서는 생명이 위험하다. 혈중의 일산화탄소-헤모글로빈 포화도는 4% 이하에서는 무증상이며, 40~50%에서는 두통과 정신혼란 증상이 있고, 60~70%에서는 의식혼탁과 호흡중추마비가 나타나며, 80%에서는 사망하게 된다. 치료에는 고압산소요법으로 산소를 공급하고, 일산화탄소와 헤모글로빈의 가역반응을 촉진시키는 방법이 가장 좋으며, 후유증으로 신경, 지각이상, 시력장애, 마비 등이 치료 후에도 지속된다.

(3) 이산화탄소

탄소나 그 화합물이 완전 연소하거나, 사람과 동 · 식물이 호흡 또는 발효할 때 생기는 기체로서 무색, 무취하고 약산성인 비독성을 나타낸다. 이는 소화제, 청량음료, 드라이아이스, 실내공기에 전반적으로 이용된다.

이산화탄소는 농도에 따라 3% 이상에서는 불쾌감을 느끼고, 5%에서는 호흡수가 증가하며, 7~8%에서는 호흡곤란, 10%에서는 사망을 초래(폐포의 농도는 5~6%이다)하게 된다. 위생학적 허용농도는 0.1%(1,000ppm)이고 광산의 경우는 0.1~1.5%이다. 실내공기의 오염이나 환기의 양부를 결정하는 척도로 호기 시 1시간에 약 20L를 배출하게 되며, 산소의 독성과 질소의 마취작용을 증가시켜 관절장애 현상을 일으키며 지구 온실효과의 주범이 되고 있다.

(4) 산소

일반 성인이 하루 소비하는 산소량은 0.52kL로 실제 호흡하는 양(12kL)의 약 5% 정도가 되며, 일반적으로 10% 정도면 호흡곤란 증상인 저산소증이 오며 7% 이하 시 질식사를 초래하게 된다. 고도 4.5km 이상이면 호흡곤란이 발생하게 되고, 6~7km에서는 의식상실, 7km 이상에서는 사망으로 산소공급이 필요하게 된다. 이와는 반대로 고농의 산소에서는 산소 중독이 오게 된다.

4. 온열조건

1) 정의

기온, 기류, 기습, 복사열에 의한 종합적 상태로써 인체의 체온과 관련된 요소를 종합한 상태를 의미한다. 이상적인 온열조건을 지적온도라고 하며 여름은 21~22℃, 겨울은 18~21℃이다.

(1) 기온

기온은 지상 1.5m에서 측정하는 건구온도로서, 하루 중 최저온도는 일출 30분 직전이 되고, 최고온도는 오후 2시경으로 100m 상승 시 약 -1℃ 하강하게 된다. 일교차는 삼림지대, 해안지방, 내륙지방 순으로 커지게 되며, 연교차는 열대, 온대, 한대 순으로 커지게 된다. 적도지방의 기온은 춘 · 추분 때 최고, 동 · 하지 때 최저온도이며, 한대지방은 7월이 최고온도, 1월이 최저온도를 나타낸다.

보통 온도는 수은온도계로 2분 이상, 저온은 알코올온도계로 3분, 접근이 곤란한 장소에서는 구부가 큰 온도계로 15분 측정하며, 카타온도계는 공기의 냉각력과 실내공기의 기류를 측정하고, 흑구온도계는 복사열을 측정한다. 실제의 기온을 측정하는 데에는 아스만 통풍온도계를 사용하며 실내의 적정온도 및 적합한 온도는 18±2℃(병실 21±2℃, 침실 15±1℃)이다.

(2) 기습

일정온도의 공기 중에 포함될 수 있는 수증기의 양을 말하며, 보통의 기후요소로서는 상대(비교)습도를 사용하게 된다. 상대습도는 절대습도에 대한 포화습도의 백분율이며, 절대습도는 상태습도에의 상승에 비례하고, 상대습도는 그 지방의 기온 변화에 비례한다. 쾌적한 습도는 일반적으로 40~70%이고 온도별로는 15℃에서는 70~80%, 18~20℃에서는 60~70%, 24℃에서는 40~60%가 적절하다. 습도의 측정에는 건습구온도계, 자기습도계, 아스만 통풍습도계 등을 사용한다.

(3) 기류(기동, 바람)

기류는 바람이라 하는데 기압 및 기온의 차이에 의해 생긴다. 기류의 강도를 풍속(m/s)이라 하며, 0.1m/s 무풍, 0.5m/s 이하는 불감기류라 한다. 실내에서의 쾌적한 기류는 0.2~0.3m/s이고 실외에서는 1m/s이다. 0.5m/s 이하의 기류에서는 실내나 의복 내에 항상 존재할 수 있으므로 신진대사에 좋으며, 옥외에서는 0.5~3m/s의 풍속이 유지되므로 신체의 신진대사 · 방열 작용을 촉진시키고 가옥 내의 자연 환기, 대기의 확산과 희석에 영향을 미쳐 기후의 변화를 가져오는 원인이 된다. 기류의 측정은 실내기류에서는 힐(Hill, L., 1916)이 고안한 카타온도계를 사용한다.

(4) 복사열

인체는 실외에서는 직접적인 태양의 복사열과 가열된 주위의 물체로부터 방열에 의한 복사열을 받아 실제 기온보다 높은 온감을 느낀다. 복사열의 영향범위는 거리의 제곱에 반비례해서 온도가 감소하거나, 사람 주위의 물체의 온도가 큰 차이가 없으면 일정한 거리에 떨어진 곳에서는 복사열의 영향은 거의 없고 측정은 흑구온도계로 한다.

2) 감각온도

야글로와 밀러(1926)가 고안한 것으로 온도, 기습, 기류의 3인자가 종합적으로 인체에 작용하여 얻어지는 온감을 말하며 기온, 기습, 포화습도 상태가 동일한 온감을 주는 대기환경 기온을 감각온도라 하였다.

체온유지를 위해서는 신체의 열생산과 발산이 균형을 이루어야 하며 이때의 쾌감온도를 최호적 감각온도라 한다. 최호적 감각온도가 여름에는 70℉(21.7℃)이고, 겨울에는 66℉(18.9℃)로 여름보다 겨울이 낮은 것은 기후에 대한 순화현상이며, 최소의 노동으로 최대 생산활동을 발휘하는 온도(정신작업 : 55~65℉, 육체작업 : 53~63℉)는 생산적 최호적 감각온도라 하고, 최소에너지로 최대 생리적 기능을 발휘하는 온도(18±2℃)를 생리적 최호적 감각온도라 한다.

기온, 기습, 기류에 복사열을 가하여 습도 100%, 무풍하에서 주위 물체가 기온과 동일한 온도가 되었을 때를 등온지수라 하고, 감각적으로 가장 쾌적한 온도는 주관적 지적온도로 쾌적 감각온도라 한다.

3) 불쾌지수

1959년 미국에서부터 사용되기 시작하였으며 습도와 온도의 영향에 의해 인체가 느끼는 불쾌감을 숫자로 표시한 것으로, 기류와 복사열이 고려되지 않아 실내에서 적용하며 감각온도와 차이가 있다. 불쾌지수는 [그림 5-3]에서와 같이 70 이상인 경우에는 약 10%의 사람이 불쾌감을 느끼고, 75인 경우에는 약 50%의 사람이, 80 이상인 경우에는 대부분의 사람이 불쾌감을 느끼게 된다.

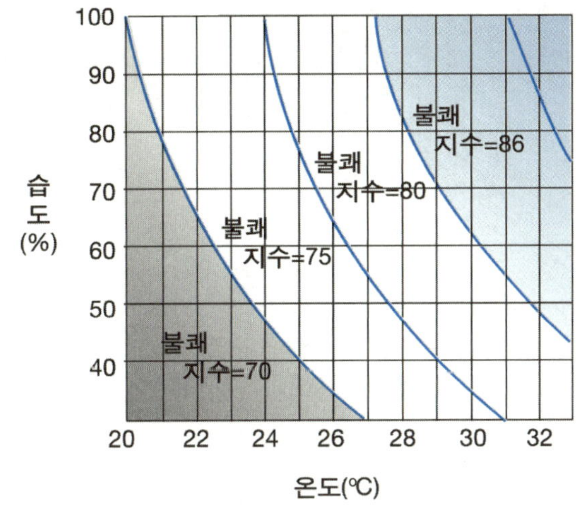

[그림 5-3] 습도와 온도에 따른 불쾌지수

5. 이상기압과 유해광선

1) 이상기압

지구를 둘러싸고 있는 대기가 그것과 접촉하고 있는 면에 대해 작용하는 단위면적당의 힘을 기압이라 하며, 평균 $1kg/cm^2$의 공기압력이 작용하는데 이를 1기압 또는 1대기압이라 한다. 수면 밑으로 10m 깊어질수록 1기압씩 상승하게 되고 4기압 이상에서는 질소마취 작용이 발생하고, 산소분압 2기압 이상에서는 산소중독과 이산화탄소에 의한 관절장애 현상 등의 산소독성과 질소마취 작용이 증가하게 되는 고압환경에 이르게 된다. 높이에 따른 기압의 변동은 [그림 5-4]와 같다.

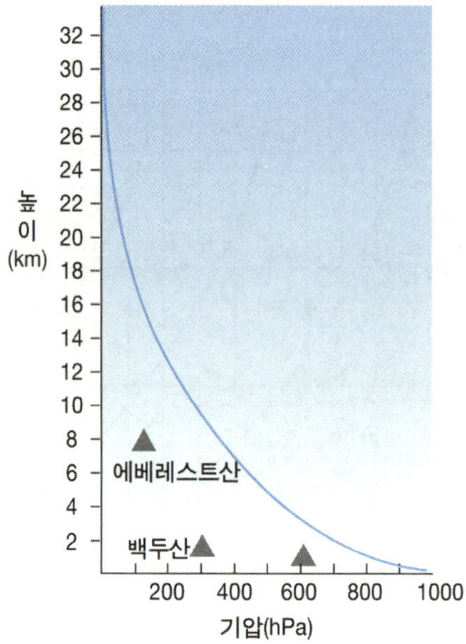

[그림 5-4] 높이에 따른 기압의 변화

고기압상태에서 정상기압(저기압)상태로 갑자기 복귀할 때에는 체액 및 지방조직의 질소가 유리되어 혈액 중에 기포가 발생되는 감압환경이 되므로 관절통, 피부소양증, 반신불수, 근육통, 호흡곤란, 중추신경장애 등이 발생하게 되며, 특히 비만자, 순환기이상자, 노약자가 위험하다. 예방을 위해서는 적성검사를 실시하고, 작업시간을 제한하며, 가능한 한 서서히 감압하고 감압이 끝날 무렵 산소를 흡입하고, 질소가스를 헬륨가스로 대치하여 사용하여야 한다.

저압환경은 고압환경의 반대개념으로 산소부족으로 의식을 잃거나 적혈구 증가, 고공증상, 폐수종, 고산병, 항공병 등이 일어날 수 있다.

2) 유해광선

태양에너지는 주로 전자기파가 되어서 지구로 오는데, 이 전자기파는 파장이 긴 쪽에서 차례로 전파 · 적외선 · 가시광선 · 자외선 · 방사선이며, 태양의 복사열 중 52%가 적외선이고, 34%는 가시광선, 5%는 자외선, 나머지가 전파 및 방사선이다.

자외선(2920~4000Å)은 광화학적 작용으로 살균작용을 하며, 이중에서 특히 도르노선(2800~3200Å)은 건강선 또는 생명선이라고 불리며 비타민 D 형성, 신진대사 촉진, 혈구 증가, 살균작용을 하고 피부비후, 색소침착, 피부암, 각결막염, 설안염 등의 장애를 일으킨다.

적외선(7500~120,000Å)은 열선으로 피부장애, 백내장, 망막염, 의식불명 등의 장애를 일으키고, 레이저는 유도방출에 의한 광선의 증폭을 의미하며 거리측정, 외과수술, 용접 및 가공 등에 이용되어 각막염, 백내장, 피부화상을 일으킨다. 마이크로파는 전자파를 총칭하며 무선주파 또는 극초단파라고도 하는데 백내장, 두통, 피로감, 혈소판 감소, 여성 생식기능 저하 등의 장애를 가져온다.

6. 상수

1) 먹는 물

물은 원형질의 주성분으로서 모든 생물의 생명현상을 유지하는 데 필수적이며, 사람 체중의 60~70%를 차지하고 있으며 이 중 40%는 세포, 20%는 조직, 5%는 혈액 내에 존재하여 생리작용을 한다. 인체 내 수분의 10%를 상실하면 생리적 이상, 20% 이상을 상실하면 생명이 위험하다. 1인 1일 생명유지에 필요한 양은 2~3L이다.

(1) 먹는 물에 의한 질병

물은 수인성 질병의 감염원으로 장티푸스, 파라티푸스, 세균성이질, 유행성간염, 콜레라 등의 환자가 집단적으로 발생한다. 그러나 수인성 감염병의 병원체는 영양원의 부족과 잡균과의 생존경쟁, 일광의 살균작용으로 2차 환자발생률이 낮아지며 사멸하게 된다. 또 물은 간흡충, 폐흡충, 회충, 편충, 광절열두조충, 주혈흡충 등 기생충 질병의 감염원으로도 작용하게 된다.

먹는 물의 경우 함유된 성분(불소)의 많고 적음에 의해 반상치와 우식치 또는 충치가 발생하며, 질산성질소(질산은)로 인한 청색아 그리고 황산마그네슘을 다량 함유(250mg/L

이상)한 물의 섭취로 인한 설사 등의 증상이 발생할 수 있다.

물을 여과하여 급수하지 않음으로써 총대장균과 잡균에 의한 발열 현상인 수도열이 발생하기도 하며, 콜레라 예방을 목적으로 물을 여과하여 급수함으로써 수인성 질병과 사망률이 함께 감소하게 되는 밀스-라인케(Mills-Reincke) 현상을 나타낸다.

(2) 물의 자정작용

자연계에서 순환하는 물은 어느 정도 오염되어 있다고 하더라도 자체적으로 침전, 분해, 희석, 일광소독 등의 작용에 의해 깨끗한 자연수로 환원되는데, 이러한 현상을 물의 자정작용이라고 한다. 물리적 작용으로는 희석, 침전, 분쇄, 일광소독이 있고, 화학적 작용으로는 폭기에 의한 산화, 자외선에 의한 살균작용이 있으며, 생물학적 작용으로는 미생물의 유기물 분해, 생물의 식균작용이 있다.

(3) 측정 및 검사

총대장균은 자체가 직접 유해하지 않으나 병원성 세균이나 분변의 오염을 추측 검출할 때 검출방법이 간단하고 정확하며, 저항성이 병원균과 동일 또는 그 이상이기 때문에 수질오염의 지표로 중요하다.

총대장균지수는 총대장균군을 검출할 수 있는 최소 검수량의 역수(10mL)의 오염상태를 나타내고, 최확수는 검수 100mL당 총대장균군의 수를 나타낸다.

암모니아성 질소는 분변오염이 의심되거나 또는 유기물질오염이 된 지 얼마 되지 않은 경우에 사용하며, 그밖에 과망간산칼륨의 소비량으로 수중 유기물의 양을 간접적으로 추정하는 방법을 사용한다.

(4) 먹는 물의 수질기준

현재는 환경부에서 먹는 물에 관한 수질 기준을 〈표 5-4〉의 기준에 의거하여 수질검사를 실시하고 있으며 한국수자원공사에서 [그림 5-5]와 같이 2015년 전국 592개 취수장에서 660억톤을 취수하여 530개의 정수장으로 공급하였다.

〈표 5-4〉 먹는물 수질기준 및 검사 등에 관한 규칙

구분	검사항목	기준
미생물에 관한 기준	1. 일반세균	100CFU/mL 이하
	2. 총대장균	불검출/100mL
	3. 여시니아균	불검출/2L
	4. 총대장균/분원성대장균군	불검출/100mL
건강상 유해영향 무기물질에 관한 기준	1. 납	0.05mg/L 이하
	2. 불소(샘물 및 먹는 샘물)	1.5mg/L 이하(2.0)
	3. 비소	0.05mg/L 이하
	4. 셀레늄	0.01mg/L 이하
	5. 수은	0.001mg/L 이하
	6. 시안	0.01mg/L 이하
	7. 크롬	0.05mg/L 이하
	8. 암모니아성 질소	0.5mg/L 이하
	9. 질산성 질소	10mg/L 이하
	10. 카드뮴	0.005mg/L 이하
	11. 보론(B)	0.3mg/L 이하
건강상 유해영향 유기물질에 관한기준	1. 페놀	0.005mg/L 이하
	2. 다이아지논	0.02mg/L 이하
	3. 파라티온	0.06mg/L 이하
	4. 페니트로티온	0.04mg/L 이하
	5. 카바릴	0.07mg/L 이하
	6. 1.1.1-트리클로로에탄	0.1mg/L 이하
	7. 테트라클로로에틸렌	0.01mg/L 이하
	8. 트리클로로에틸렌	0.03mg/L 이하
	9. 디클로로메탄	0.02mg/L 이하
	10. 벤젠	0.01mg/L 이하
	11. 톨루엔	0.7mg/L 이하
	12. 에틸벤젠	0.3mg/L 이하
	13. 크실렌	0.5mg/L 이하
	14. 1.1-디클로로에틸렌	0.03mg/L 이하
	15. 사염화탄소	0.002mg/L 이하
	16. 1,2-디브로모-3-클로로프로판	0.003mg/L 이하
	17. 1,4-다이옥신	0.05mg/L 이하
소독제 및 소독부산물질에 관한 기준	1. 유리잔류염소	4.0mg/L 이하
	2. 총트리할로메탄(THMs)	0.1mg/L 이하
	3. 클로로포름	0.08mg/L 이하
	4. 클로랄하이드레이트	0.03mg/L 이하

구분	검사항목	기준
	5. 디브로모아세토니트릴	0.1mg/L 이하
	6. 디클로로아세토니트릴	0.09mg/L 이하
	7. 트리클로로아세토니트릴	0.004mg/L 이하
	8. 할로아세틱에시드	0.1mg/L 이하
심미적 영향물질에 관한 기준	1. 경도-(먹는 샘물)	300mg/L 이하-(500)
	2. 과망간산칼륨 소비량	10mg/L 이하
	3. 냄새	무취
	4. 맛	무미
	5. 동	1mg/L 이하
	6. 색도	5도 이하
	7. 세제(음이온 계면활성제)	0.5mg/L 이하-(불검)
	8. 수소 이온 농도	pH 5.8~8.5
	9. 아연	1mg/L 이하
	10. 염화 이온	250mg/L 이하
	11. 증발잔류물	500mg/L 이하
	12. 철	0.3mg/L 이하
	13. 망간	0.3mg/L 이하
	14. 탁도	1NTU 이하
	15. 황산 이온	200mg/L 이하
	16. 알루미늄	0.2mg/L 이하

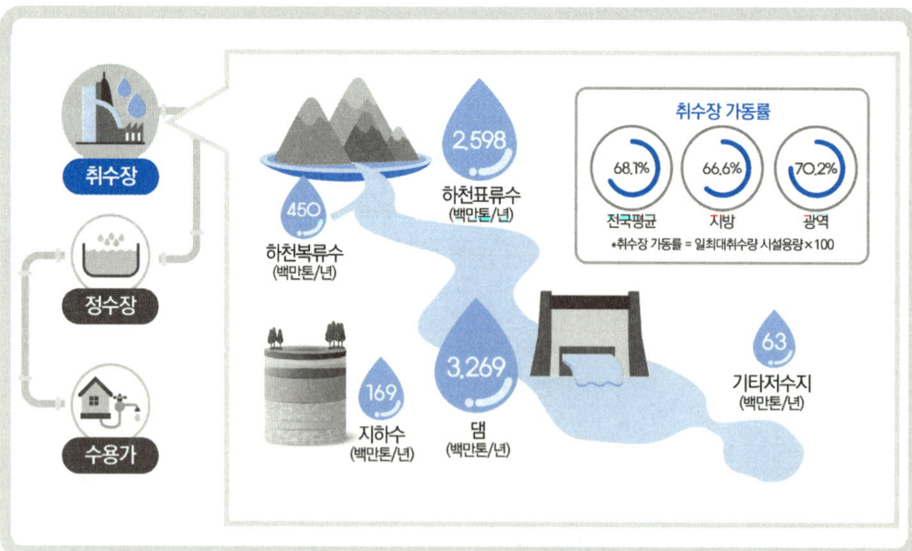

[그림 5-5] 연간 먹는 물 취수규모

출처: 2015 상수도 통계

2) 상수처리과정

(1) 침전법

침전에는 응집제를 가하지 않고 수중 미생물을 이용한 보통침전과 황산알루미늄, 폴리염화알루미늄, 염화제2철, 황산제1철 등의 응집제를 가한 후 침전시키는 약품침전이 있다. 응집의 가장 큰 효과는 침사, 부유물의 제거이고 그 외에 색도, 탁도, 세균 등의 감소효과가 있으며 침전시간이 짧아 주로 대도시에서 이용된다.

(2) 여과법

여과는 색도, 탁도, 세균의 감소가 일어나며 냄새, 무기물의 제거를 위해 사용하며, 이 때 원수를 여과하면 세균, 조류, 부유물질 등이 가는 모래층 상부에 콜로이드상의 막인 여과막을 형성하며 세균의 99%까지 제거하는 밀스-라인케 현상이 발생하게 된다.

완속여과법은 영국식 여과법이라고도 하며, 혼탁도가 300ppm 이하인 생수에 대하여 응집제를 사용하지 않고 보통침전법을 사용하여 여과하는 방법으로 건설비는 많이 들지만 화학약품 사용이 줄고 높은 세균제거율을 나타내 유럽에서 주로 사용되고 있다. 급속여과법은 미국식 여과법이라고도 하며, 완속여과보다 여과속도가 40배나 빠르고 수원의 탁도 · 색도가 높거나 수조류, 철분의 양이 많은 추운 지방이나 대도시에서의 이용이 적당하다. 우리나라도 완속여과법에서 급속여과법으로 바뀌었으며 그에 따라 수돗물의 안정성을 보장하는 염소의 투입량이 급증하였다.

〈표 5-5〉 완속여과법과 급속여과법의 비교

구분	완속여과법	급속여과법
침전법	보통침전법	약품침전법
생물막 제거법(소제방법)	상부사면 대치	역류세척
여과속도	3m(6~7m)/day	120m/day
1회 사용일수	20~60일(1~2개월)	12시간~2일(1일)
탁도, 색도가 높을 때	불리하다	좋다
이끼류가 발생되기 쉬운 장소	불리하다	좋다
수면이 동결되기 쉬운 장소	불리하다	좋다
소요면적	넓은 면적이 필요하다.	좁은 면적도 가능하다.
비용	건설비가 많이 든다. 경상비가 적게 든다.	건설비가 적게 든다. 경상비가 많이 든다.
세균제거율	98~99%	95~98%

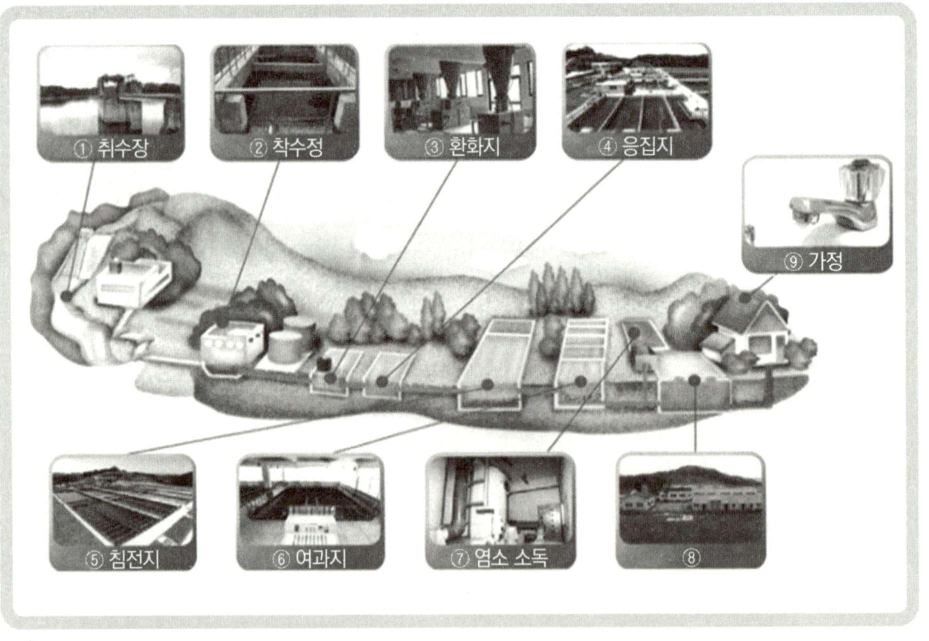

[그림 5-6] 정수처리과정

(3) 소독

물의 소독에는 가열법, 살균력이 강한 자외선 소독, 화학적 방법 등이 있다. 가열법은 100℃ 이상에서 30분 이상 가열하면 살균되는 것을 이용한 것으로 가정용 음료수에서 사용되고, 자외선 소독은 가장 살균력이 크나 혼탁도에 따른 투과력과 비용 문제로 사용가치가 낮아 액화염소, 이산화염소를 이용하고 공동급수시설에는 표백분을 사용하는 화학적 방법을 주로 사용하고 있다.

가. 염소소독법

염소는 강한 소독력과 우수한 잔류효과, 저렴한 가격 이외에도 조작이 간편하기 때문에 가장 많이 사용되고 있으나 냄새가 많고 트리할로메탄(발암물질)에 의한 독성이 있다는 단점도 있다. 우리나라 수돗물 소독에는 0℃ 4기압 하에서 액화시킨 염소인 액화염소 또는 이산화염소를 이용하고 있다.

나. 유리잔류염소와 결합잔류염소

수중에 주입된 염소가 가수분해되면 유리잔류염소를 생성하게 되고, 이때 암모니아가 존재하면 염소가 질소화합물과 결합하여 클로라민이 생기는데 이를 결합잔류염소라 하며, 생성기작은 〈표 5-6〉과 같다. 유리잔류염소가 결합잔류염소에 비해 살균력이 35~50배 더 강하나, 클로라민은 유리잔류염소에 비해 잔류효과가 우수하며 지속적이고 냄새가 없으며 유기물의 영향을 받지 않는 장점이 있어 이러한 잔류염소는 송수, 배수, 급수, 사용과정에서 오염될 수 있는 미생물의 살균작용에 유효하다.

〈표 5-6〉 잔류염소의 생성기작

구분	유리잔류염소	결합잔류염소
생성기작	$Cl_2 + H_2O \rightleftharpoons HCl + HOCl$ (차아염소산) $HOCl \rightleftharpoons H^+ + OCl^-$ (차아염소산 이온)	$NH_2 + HOCl \rightleftharpoons H_2O + NH_2Cl$ (모노클로라민) $NH_2Cl + HOCl \rightleftharpoons H_2O + NHCl_2$ (디클로라민)

유리잔류염소는 급수전에서는 0.2mg/L, 비상시에는 0.4ppm 이상 필요하고, 결합잔류염소는 최소한 0.4mg/L 이상이 필요하며, 이온화는 액의 산도 지배를 받아 pH4에서는 차아염소산으로 존재하나 pH7에서는 차아염소산 이온이 많다.

(4) 불연속점 염소처리

순수한 물이 아니고 수중에 암모니아 같은 물질이 함유된 경우에는 잔류염소가 증가하다가 어느 점에서 하강하기 시작하여 거의 잔류염소가 0에 가깝게 내려갔다가 다시 증가하는데, 최하강점을 불연속점 또는 파과점이라 하며, 이 점을 넘으면 다시 염소 주입량에 비례하여 잔류염소가 증가한다.

이와 같이 유기물의 양이 0이 될 때까지 염소를 주입하여 산화처리하는 방법을 말하며, 수중의 유기물질을 산화하는 데 필요한 염소량을 염소요구량이라 하고, 불연속점 이상 주입된 염소는 송수, 배수, 급수 및 사용 과정에서 오염될 수 있는 미생물을 살균작용하게 되는데 이를 잔류염소라 한다.

염소소독 후 상수의 세균은 감소하나 일정기간 후 평상시보다 증가하는 부활현상이 발생하게 되는데, 이는 식균 생물이 전부 사멸하면 잔존해 있던 세균이 급증하고, 조류가 사멸되면 남아 있는 세균이 이를 영양원으로 하여 번식하고, 염소성분이 소실되면 아포형 성균이 발아 증식함에 따른 현상이다.

(5) 특수정수법

가. 경수연화법

경수는 경도의 원인이 되는 칼슘, 마그네슘, 철, 망간, 구리 등이 탄산염, 황산염 등의 형태로서 함유되는 물로서 비누거품이 잘 일지 않는 특징이 있으며, 물을 끓이면 없어지는 일시경수와 끓여도 변하지 않는 영구경수가 있다.

일시경수는 탄산수소칼슘, 탄산수소마그네슘을 함유하고 있으므로 끓여서 탄산칼슘, 수산화마그네슘으로 침전시키지만 보일러 관석이 만들어지므로 기관용수로는 부적당하고, 끓여도 연화되지 않는 영구경수는 황산칼슘, 황산마그네슘이 함유되어 이온을 제거하는 방법으로 석회소다법과 제오라이트법이 사용된다.

나. 불소주입법

불소가 없는 물을 장기 음용할 경우에는 치아우식증이 생기며 이를 예방하기 위해 상수도 중에 불소를 가하는 것으로, 첨가량은 보통 0.6~1.7mg/L이며 과잉 함유한 물을 음용할 때에는 반상치의 원인이 되기도 한다.

다. 기타

물에 철분이 함유된 것은 세탁 시 의류에 착색과 음료수 맛을 나쁘게 하며, 공업용수로도 부적합하므로 폭기법을 이용하여 철분을 제거한다. 망간도 음료수의 맛을 나쁘게 하고 냄새가 나며 세탁 시 의류를 흑갈색으로 착색시키며, 수도관 안에 침전되므로 과망간산칼륨 주입에 의한 산화법, 망간 제오라이트법, 폭기법, 양이온 교환 수지에 의한 교환처리법 등으로 제거하여야 한다. 조류(생물) 제거에는 황산구리, 염소가 가장 많이 사용(0.6~1.2mg/L 주입)되나 어류에 나쁜 영향을 줄 수 있기 때문에 주의가 필요하다.

7. 하수

하수라 함은 우리 생활에 의하여 생기는 오수로 가정하수(취사, 세탁, 목욕, 수세변소 등), 산업폐수, 지하수, 천수(비, 눈) 등으로 이루어지는데, 하수량은 급수량에 비례하여 문화의 발전에 따라 증가하게 된다.

하수를 처리하지 않고 방류하면 시민의 정서뿐만 아니라 보건위생적인 문제를 야기하고, 더 나아가 하천이나 해양을 오염시켜 수산자원에도 악영향을 미치게 된다. 도시하수의 하천 유입으로 용존산소는 감소하고, 생화학적 산소요구량은 증가하며, 오염도 증가와 유기물이 증가하게 된다.

〈표 5-7〉 방류수 수질기준

구분		생물화학적 산소요구량 (BOD) (mg/L)	화학적 산소요구량 (COD) (mg/L)	부유물질량 (SS)(mg/L)	기타(mg/L)	
					총질소 (T-N)	총인 (T-P)
하수종말 처리시설	특별대책지역 및 잠실수중 보권역	10 이하	40 이하	10 이하	20 이하	2 이하
	기타지역	20 이하	40 이하	20 이하	60 이하	8 이하
폐수종말처리시설(농 · 공단지, 오 · 폐수종말처리시설 포함)		30 이하	40 이하	30 이하	60 이하	8 이하

1) 하수처리

하수처리 방법은 크게 물리적, 화학적 및 생물학적 처리방법으로 구분할 수 있으며, 일반적인 하수처리 방법은 [그림 5-7]과 같이 예비처리, 본처리, 슬러지처리, 매몰, 소각, 비료화, 소화법 등의 단계를 거친다.

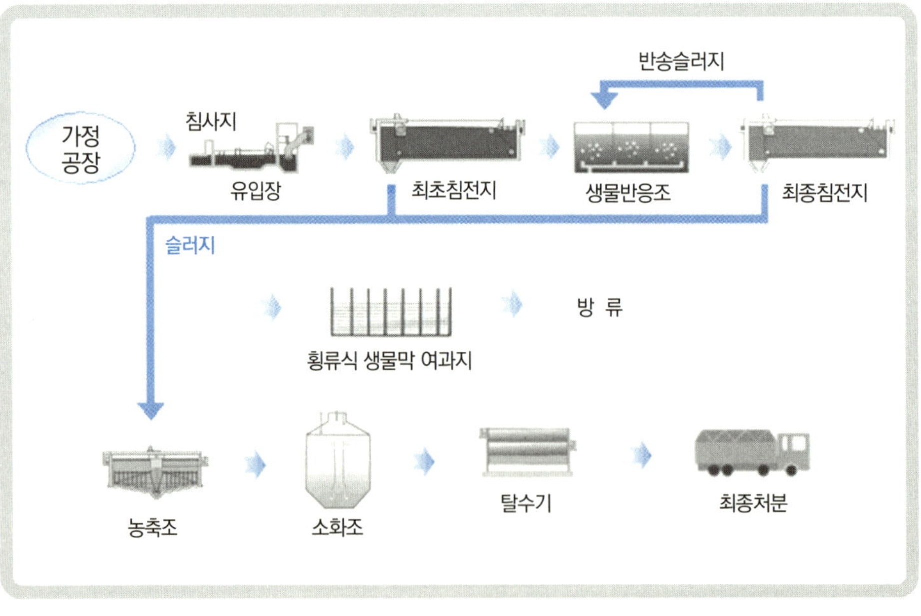

[그림 5-7] 하수처리과정

출처 : https://www.google.co.kr/search?q=하수처리과정, 2018

(1) 전처리

물리적 처리로서 하수 유입구에서 하수 중에 함유된 큰 부유물질이나 고형물질을 제진망을 설치하여 자주 제거하고 침사조에서는 비중이 큰 물질을 유속을 감속시켜 침전시킨다. 그리고 침전지에서는 스크린이나 침사지에서 제거되지 않은 부유물질을 제거하기 위하여 하수유속을 느리게 하거나 정지시켜 부유물을 침전시키는 침전 방법과 약품인 황산알루미늄을 주성분으로 하는 보조제로 소다회, 소석회, 황산철 등을 이용하여 3~5시간 침전시키는 약품침전 방법을 이용한다.

(2) 본처리

미생물을 이용한 생물학적 처리로써 호기성 분해처리는 호기성균에 의하여 유기물을 분해시키는 생물학적 처리방법인 살수여상법과 활성슬러지법이 있다. 살수여상법은 접촉여상법의 개량형이라 할 수 있고, 표면에는 호기성 세균, 안쪽에는 혐기성 세균이 활동하는 통성혐기성 처리로 제1침전지, 살수여과지, 최종침전지의 순서로 이루어지는데, 침전지의 슬러지를 소화시키기 위한 소화조가 필요하고 살수방법으로 분수식, 주행식,

〈표 5-8〉 호기성 처리와 혐기성 처리의 비교

구분	장점	단점
혐기성	• 산소공급이 필요 없다. • 운전비가 적게 든다. • 소규모인 경우 동력이 필요 없다. • 슬러지 생성량이 적다. • 소화 슬러지에 수분이 적다. • 연속해서 처리한다. • 병원균, 기생충란을 사멸시킨다. • 유지관리가 쉽다. • 유기물 농도가 큰 폐수처리 가능하다. • 영양소가 적게 소요된다.	• 냄새가 신하다. • 비료가치가 적다(퇴비화). • 시설비가 많이 든다. • 반응기간이 길다. • 상등액의 생물학적 산소요구량이 높다. • 위생곤충이 발생한다.
호기성	• 냄새가 발생하지 않는다. • 비료가치가 크다(퇴비화). • 시설비가 적게 든다(투자비). • 반응기간이 짧다. • 처리수의 생물학적 산소요구량 농도가 낮다.	• 산소공급을 하여야 한다. • 운전비가 많이 든다. • 많은 동력이 필요하다. • 슬러지 생성량이 많다. • 소화 슬러지의 수분이 많다.

회전식 등이 사용된다.

활성슬러지법은 1912년 영국에서 시작된 방법으로 현재 가장 진보된 하수처리 방법이다. 호기성균이 풍부한 활성슬러지를 하수량의 25% 정도 첨가하고 충분한 산소를 공급하는 폭기조를 거쳐 정화된 하수는 침전조로 가서 깨끗한 상청수는 방류되고 침강슬러지는 일부 반송되어 처리된다. 활성슬러지법은 면적이 적어도 가능하며 경제적인 방법이지만 살수여상법에 비해 운용에 있어서 고도의 숙련이 필요하다.

(3) 슬러지처리

하수처리과정 중 최후 단계로서 침전조에서 발생된 슬러지는 농축, 탈수되어 폐기 처분되며 정화 처리된 물은 소독 후 방류된다.

2) 하수시험

(1) 생화학적 산소요구량(Biochemical Oxygen Demand, BOD)

분해 가능한 유기물질이 호기성 세균의 작용에 의해 분해 산화되어 보다 안정된 무기물질과 가스체로 되는 데 사용되는 용존산소의 손실량을 측정함으로써 하수의 오염도를 나타내는 방법으로 20℃에서 5일간 측정(BOD5)하며 하수의 오염도를 측정하는 데 주로 사용된다.

생화학적 산소요구량이 높으면 수중에 생분해 가능한 유기물질이 많이 함유되어 있다는 것을 의미하며, 생화학적 산소요구량에 영향을 주는 인자는 수온, 측정기간, 유기물의 종류, 유기물의 양이 있고 그 중에서 유기물량이 가장 중요하며 수중 어류가 생존하기 위한 양은 5mg/L(5ppm) 이하이다.

(2) 용존산소량(Dissolved Oxygen, DO)

수중에 용해되어 있는 산소량을 말하는 것으로, 용존산소가 부족하면 혐기성 부패에 의해 메탄가스가 발생하여 악취가 발생하고 오염도도 증가한다. 물이 순수할 때 최대이고 염류농도가 높을수록 감소하며, 온도가 낮고 기압이 높을수록 용존산소는 증가하나 생화학적 산소요구량은 저하한다. 즉 생화학적 산소요구량이 높으면 용존산소량은 낮아지며, 수중 생물이 생존하기 위한 용존산소량은 5mg/L 이상이다.

(3) 화학적 산소요구량(Chemical Oxygen Demand, COD)

하수 중의 오염원이 될 수 있는 유기물질을 직접 산화제에 의해서 화학적으로 산화시키기 위한 산소요구량이다.

〈표 5-9〉 오수처리시설 및 단독정화조의 방류수 수질기준

지역	항목 \ 구분	단독정화조	오수처리시설
수변구역	생물화학적 산소요구량 제거율(%)	65 이상	-
	생물화학적 산소요구량(mg/L)	100 이하	10 이하
	부유물질량(mg/L)	-	10 이하
특정지역	생물화학적 산소요구량 제거율(%)	65 이상	-
	생물화학적 산소요구량(mg/L)	100 이하	20 이하
	부유물질량(mg/L)	-	20 이하
기타지역	생물화학적 산소요구량 제거율(%)	50 이상	-
	생물화학적 산소요구량(mg/L)	-	20 이하
	부유물질량(mg/L)	-	20 이하

※ 토양침투 처리방법에 의한 단독정화조의 방류수 수질기준은 다음과 같다.
가. 1차 처리장치에 의한 부유물질 50% 이상 제거
나. 1차 처리장치를 거쳐 토양침투시킬 때의 방류수의 부유물질량 250mg/L 이하

※ 골프장 및 스키장에 설치된 오수처리시설의 방류수 수질기준은 생물화학적 산소요구량 10mg/L 이하, 부유물질량 10mg/L 이하로 한다. 다만, 숙박시설이 있는 골프장에 설치된 오수처리시설의 방류수 수질기준은 생물화학적 산소요구량 5mg/L 이하, 부유물질량 5mg/L 이하로 한다.

〈표 5-10〉 폐수종말처리시설 방류수 수질기준

구분	적용기간 및 수질기준		
	2007.12.31까지	2008.1.1부터 2012.12.31까지	2013. 1. 1 이후
생물화학적 산소요구량 (BOD)(mg/L)	30(30) 이하	20(30) 이하	10(10) 이하
화학적 산소요구량 (COD)(mg/L)	40(40) 이하	40(40) 이하	40(40) 이하
부유물질량(SS)(mg/L)	30(30) 이하	20(30) 이하	10(10) 이하
총질소(T-N)(mg/L)	60(60) 이하	40(60) 이하	20(20) 이하
총인(T-P)(mg/L)	8(8) 이하	4(8) 이하	2(2) 이하
총대장균군(총대장균수/mL)	-	3,000 이하	3,000(3,000) 이하

8. 주택보건

인간은 하루 12시간 이상을 실내에서 생활하며, 따라서 이러한 공간은 인간에게 육체적으로 뿐만 아니라 정신적으로도 영향을 미치고 있어 주택이 갖추어야 할 조건은 여러 면에서 고려되어야 한다. 기본적 조건으로는 더위, 추위, 소음, 환경오염 등의 외부환경으로부터 보호가 되어야 하고, 질병발생이나 각종 사고의 위험이 없어야 하며, 일상생활에 편리하고 가족수에 알맞은 공간을 확보하여야 한다. 또한, 안전과 보안 및 외부와는 구분이 되어 있어야 함은 물론 경제성과 능률성 그리고 생리적으로 적합하고 심리적으로 안정감이 있어야 한다.

1) 주택의 보건학적 조건

(1) 대지

한적하고 조용하고, 공기가 맑고 교통이 편리하며, 공장으로 인한 환경오염원이 없는 환경으로 지형은 넓고 작은 언덕의 중턱으로 남향 또는 동남향, 동서향 10도 이내인 곳이 좋고, 지질은 건조하고 침투성이 있고, 지반이 견고한 곳으로 점토퇴적층이 아닌 곳이 좋다.

지하수위는 깨끗한 음료수를 얻을 수 있고, 지면 밑 최소 1.5m 이상(가능한 한 3m 이상)인 곳이 좋으며 배수가 잘되고 하수처리가 잘되는 곳이 좋다.

(2) 주택의 구조

각 지방의 기후나 생활습관 등에 따라 다르다. 지붕과 벽은 방한, 방습, 방수, 방음이 잘되고 방열을 목적으로 천장과 지붕 공간을 넓게 하고 천장높이는 2.1m 정도를 둔다. 마루는 통기를 고려하여 45cm 이상 간격을 두고 거실, 침실, 어린이, 노인방은 남향으로 하고, 잘 사용하지 않는 방이나 화장실, 목욕탕, 부엌은 북쪽에 둔다.

2) 환기

오염된 실내공기를 내보내고 실외의 신선한 공기를 들어오게 하는 것을 환기라 하며, 자연환기와 인공환기 방법이 있다.

(1) 자연환기

실내외의 온도차이, 옥외의 풍력, 기체의 확산력 등에 의해 환기가 이루어지며 여기서 실내외의 온도차에 의한 자연환기 현상을 중력환기라 한다. 실내에 들어오는 공기는 하부로, 나가는 공기는 상부로 이동하는데, 그 중간에 기압 1(압력 0)의 지대인 중성대가 형성되며 중성대는 천장 가까이에 형성되는 것이 환기량이 크며, 방바닥 가까이 있으면 환기량이 적어져서 심한 온도차를 형성하게 되어 건강 장애요인이 된다. 그리고 풍향 쪽의 압력 증대로 생기는 양압과 풍향 반대쪽의 압력 감소에 기인하는 음압에 의한 압력차에 의하여 풍압환기가 형성된다.

(2) 인공환기

자연환기만으로는 불충분하거나 불가능한 공장, 빌딩, 탄광 등에서 기계력을 이용한 환기법으로 온습도를 조정할 수 있고, 배기의 오염물을 처리하는 여과설비를 갖추고 있어 가장 이상적인 방법인 공기조정법과 오염물 배기나 처리에 유효한 배기식 환기법, 오염원 제거에는 효과가 없으나 신선한 공기를 공급하여 주며 오염물을 희석시키는 송

기식 환기법 그리고 급배기를 함께 하는 평형식 환기법, 지붕이나 천장을 이용한 자연 환기에 의한 옥배환기법을 병행하는 보조환기법 등이 있다.

(3) 환기량

1시간 내에 교환되는 공기량을 환기량이라고 하며, 환기량은 주로 이산화탄소와 그밖에 일산화탄소가스, 유해가스, 온도 등으로 측정을 한다. 실내에서 1인당 필요한 표준환기량은 실내에 담배연기나 유해가스가 없을 경우 $17m^3/hr$이며, 일반위생에서는 $30m^3/hr$이다.

3) 채광과 조명

(1) 자연조명

주간의 태양광선에 의하여 실내의 밝기를 유지하는 것으로 직사광선과 태양광선이 산란된 광 또는 구름에 반사 및 투과된 천공광 등을 말하며, 자연조명은 연소물이 없고, 경제적이며 조도의 평등으로 눈의 피로가 적은 장점이 있다.

주택의 조명에서 고려해야 할 사항으로 창의 면적은 거실 면적의 1/7~1/5이 적당하며, 창의 위치가 높고, 세로로 긴 것이 조도를 균등히 할 수 있으며 건축물에 제한 없이 1/10 이상 확보되도록 되어 있다.

창의 방향은 남향이 가장 밝고 일조시간이 길어서 좋으며, 조명의 평등을 요하는 작업실은 동북 또는 북창이 좋다. 남창은 여름에 일조량이 최저가 되고, 겨울에 최대가 되며, 봄 · 가을은 중간 정도가 된다. 거실의 안쪽 길이는 창틀 윗부분까지 높이의 1.5배 이하인 것이 적당하다. 개각은 실내 일정 지점에서 창 상단을 연결하는 선과 전면에 있는 차폐건물 상단을 연결하는 선 사이에 이루어지는 각도이며, 입사각은 동일 실내 지점에서 창 상단에서 연결하는 선과 수평선 사이에 이루어지는 각도를 말한다.

개각은 4~5°, 입사각은 28° 이상이 좋으며 클수록 밝아 광량이 많으면 커튼이나 기타 차광물을 부착하도록 한다. 또한 실내의 밝기는 천장이나 벽의 색에 의해 영향을 받게 되는데, 이는 색에 따른 반사율의 차이로 각각 흰색이 70~80%, 회색이 15~55%, 진한 녹색은 10~20%를 보이게 된다.

(2) 인공조명

인공조명이란 인위적인 방법으로 밝기를 조절하여 채광의 효과를 내는 것을 말하며, 조명기구에 따라 백열등, 형광등, 수은등, 나트륨 등으로 나뉜다. 인공조명방식에는 효율이 크고 경제적이나 눈부심을 일으키고, 강한 음영으로 불쾌감을 주는 직접조명과 반사에 의한 산광으로 온화하여 음영이나 눈부심은 생기지 않으나 조명효율이 낮고 설비유지비가 다소 비싼 간접조명 그리고 직접조명과 간접조명의 절충식으로 반투명의 역반사 갓에 의해 작업면에 반사해 오는 광선의 1/2 이상을 간접광, 나머지를 직접광으로 이용하는 방법으로 가장 위생적인 방법인 반간접조명이 있다.

직징조명은 정상 시력의 유지와 작업능률의 향상을 위해 조명도가 균일하고 음영의 눈부심이 생기지 않도록 하며, 일반적으로는 100~200Lux, 독서 때에는 150Lux, 정밀작업 때에는 300~500Lux가 적당하다. 인공조명은 조도, 휘도와 눈부심의 조절, 반사 등을 사고방지를 위해 반드시 고려하여야 하며, 광색은 일광(주광색)에 가깝고 유해가스, 폭발, 화재의 위험이 없는 취급하기 간단하고 가격이 저렴한 것으로 한다.

〈표 5-11〉 권장조도

조도범위	장소
1,500~700	정밀작업, 분만 · 응급실
700~300	강의실, 검사실, 도서관
300~150	회의실
150~70	거실, 식당, 강당
70~30	현관
30~15	복도, 창고
15~7	침실
7~3	차고

부적당한 조명은 가성근시, 안정피로, 전광성 안염, 백내장(용접, 고열 작업자) 등 눈에 이상을 초래할 수 있으며, 작업능률의 저하나 재해발생을 초래할 수 있다.

9. 의복과 보건

의복은 기후변화에 대응하여 체온을 조절하거나 외부로부터의 장애를 막아 신체를 보호하는 실용성에서 발생하여 점차로 장식성과 사회성이 가미되어 오늘에 이르렀다. 인간이 의복을 착용하는 이유는 체온조절과 같은 생리위생상 신체의 보호나 활동 · 휴양 등의 주 목적과, 사회생활적 목적, 장식이나 의례 · 표지 · 유별을 위하여 입게 되며 이는 옷을 입음으로써 얻어지는 부차적 효과가 있다.

(1) 의복기후

의복 최외층과 신체의 피부표면 사이에 형성되는 기후를 말하며, 나체상태에서의 체온조절 범위가 25~26℃인데 반해 의복 착용 시 체온조절 범위는 10~26℃(18±8℃)로, 10℃ 이하의 난방과 26℃ 이상의 냉방을 인위적으로 한다.

쾌감을 줄 수 있는 의복기후는 안정 시에는 기온 32±1℃, 습도 50±10%, 기류 10m/sec 이하인 경우이며, 보행 시는 기온 30±1℃, 습도 45±10%, 기류 40cm/sec인 경우이다. 일반적으로 30℃ 이하에서는 냉감을 느끼고 34℃ 이상에서는 더운감을 느낀다.

(2) 의복기후와 관계있는 요소

가. 열전도율

열전도율의 전달 정도를 나타내는 물질에 관한 상수인 전도율은 동물 털은 6.1, 견직물은 19.2 그리고 마직은 25.9라고 하였으며, 의복의 열전도율은 피복의 함기량과 반비례한다. 함기성이란 섬유 속과 섬유 사이에 공기를 함유하는 성질로, 함기량은 모피는 98%, 모직은 90%, 무명은 70~80%, 견직은 60~70%, 그리고 마직은 50%라고 하였다.

나. 방한력의 단위

의복의 열차단 단위인 방한력의 단위는 CLO이다. 1 CLO는 기온 21℃(70°F), 기습 50% 이하, 기류 10m/sec에서 피부온도가 33℃(92°F)로 유지될 때의 의복의 방한력을 말한다. 방한복이 4CLO, 방한화는 2.5CLO, 방한장갑은 2CLO, 보통 작업복은 1CLO의 열차단 효과를 갖는다. 대체적으로 기온이 8.8℃ 강하할 때마다 1CLO 씩 가산된다.

(3) 의복과 건강

의복은 중량이 알맞아야 쾌활감이 들며 혈액순환, 호흡, 신체활동이 자유롭게 된다. 운동복은 체중의 5%가 적당하며 가벼워야 하는데 남자는 겨울은 6~7kg, 여름에는 3~4kg 정도가 적당하며, 여자는 이보다 1kg 정도 가벼운 것이 좋다. 의복과 신체표면과의 사이에는 의복기후가 형성되므로 침실에서는 잠옷을 입을 경우 2~3℃ 낮은 편이 좋고, 양말은 여름에는 견직이나 목면이 적당하며, 통기성이 있어야 한다.

그리고 의복은 채열방산, 신진대사, 피부저항력 등에 관련되어 있어 피복압은 울열증을 발생시킬 수 있다. 따라서 인체의 각 부위의 운동에 밀접한 관계가 있는 혈액순환을 위하여 넥타이, 구두끈 등에의 지나친 압박은 삼가야 한다.

10. 폐기물관리

1) 쓰레기의 종류

폐기물 중에서도 생활 폐기물을 쓰레기라고 하며 시가쓰레기, 업무쓰레기, 시장쓰레기, 가축쓰레기 등의 일반쓰레기와 잡개, 부엌쓰레기, 재 등이 있으며, 주개인 동물성·식물성 쓰레기, 가연성 쓰레기인 종이, 나무, 고무, 불연성 진개인 금속, 토기, 재활용성 진개인 병류, 플라스틱 등으로 구분하기도 한다.

2) 쓰레기의 처리법

쓰레기의 처리법에는 노천폐기법, 매립법, 소각법, 가축사료법 및 퇴비법 등이 있다. 노천폐기법은 지면이나 바다에 그냥 버리는 비위생적 방법이고, 매립법은 저지대에 쓰레기를 버린 후 복토하는 방법으로, 수질오염의 위험이 있지만 처리비용이 적게 들고 방법이 용이하며 매립 후 토지 이용이 가능하여 대개가 매립법을 이용하고 있다. 매립법은 쓰레기를 3m 이상 넘지 않게 매립하며 24시간 이내에 20cm 정도로 복토를 하고 매립 쓰레기가 발효, 소화되어 1/2로 줄어들었을 때 다시 쓰레기를 매립하고 복토하며, 이 때 매립경사는 30° 정도가 좋고 최종 복토는 0.6~1.0m 두께로 한다. 매립지에 건축할 경우에는 10~15년 정도 후에 사용하는 것이 좋다.

소각법은 가연성 물질을 태우는 방법으로 건설 초기투자비용이 많이 들고 대기오염이 문제시되고 있다. 그러나 소각로에 의한 소각법은 도시지역 가연성 쓰레기 처리에 가장 적절한 방법으로 인식되었으나 최근에는 폐기물에서 에너지를 회수할 수 있는 폐기물고형화 연료(RDF : refuse derived fuel) 처리방법이 도입되고 있다.

음식물 쓰레기는 하루 약 11,000톤 배출되고 있으며, 기존의 매립지 이용이 음식물 쓰레기 직매립 금지(2005)로 인하여 어렵게 되자 음식물을 가축의 사료로 이용하는 방법인 가축 사료법과 유기물질 쓰레기를 분쇄하여 소화 후 이용하는 퇴비법의 의존도가 커지게 되었다.

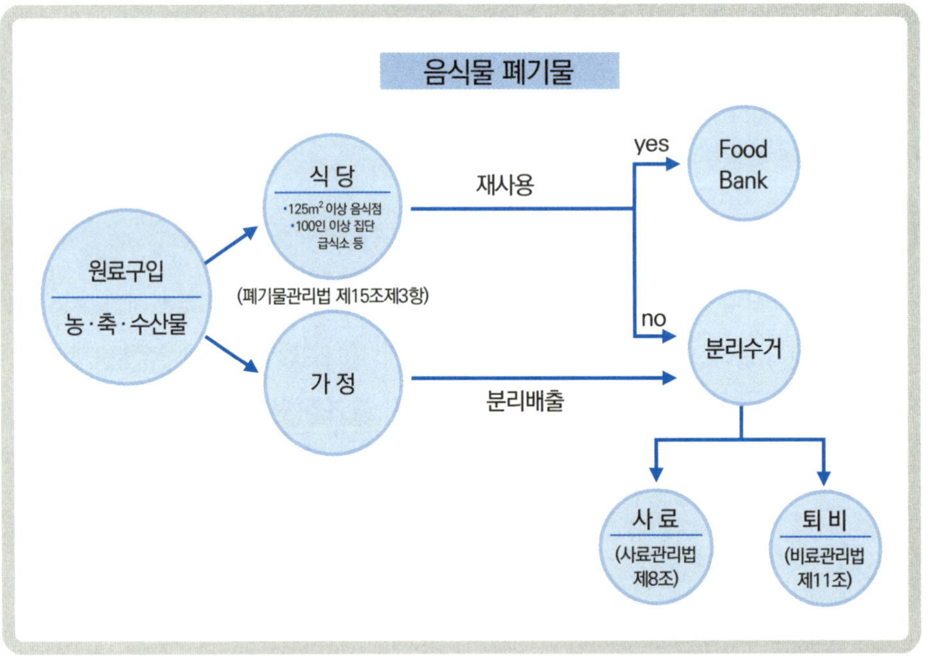

[그림 5-8] 음식물 폐기물의 처리

3) 산업폐기물처리

진개처리 중 산업장 진개는 처리하기 어려우며, 처리하지 않게 되면 불쾌한 냄새가 나고 유독물질이 함유되어 있어 처리하기가 어렵다. 폐기물 성분 중에서 특수 오염물질 배출 허용기준 이하로 처리되어야 할 폐기물의 종류는 폐산, 폐알칼리, 수은, 카드뮴, 납, 크롬, 폐유, 비소, 유기인, 시안화합물, 폐 폴리염화비페닐 오염물질, 폐합성수지 등으로 슬러지처리는 가연성 슬러지, 무기성 슬러지는 소각하거나 함수율 85% 이하로 탈수하여 처리하며, 유기성 슬러지는 일정한 매립장소에 매립하여야 한다.

산업폐수는 생활하수와는 달리 중금속이나 유해성 물질을 많이 함유하고 있으므로 처리에 있어서 대단히 중요하며 최근 강, 바다를 오염시키는 원흉물질로서 그 피해가 심각하다. 처리방법으로는 희석법, 침전법, 생물학적 처리법, 화학적 처리법, 공공하수로의 연결방법 등으로 나누어 생각할 수 있고, 원칙적으로 하수종말처리장에서 합병처리하지만 하수 및 폐수처리장이 건설되기 이전이나 건설계획이 없는 공업지역은 유사 폐수를 공동처리할 수 있는 자체의 폐수처리장을 갖추는 것이 바람직하다.

11. 위생해충 및 서족

위생해충은 인체에 직접 또는 간접적으로 해를 주거나, 의학이나 위생학에 관계가 있는 곤충을 말하며, 서족과 함께 감염병 예방의 주요 대상이 되고 있다. 즉, 콜레라, 장티푸스, 이질 등의 예방을 위하여 쥐나 파리를 구제하고, 발진티푸스의 예방을 위해서 이를 구제하는 것 등이 방역대책으로 실시되고 있다.

1) 구충, 구서의 일반적인 원칙

위생해충 및 동물의 근본적 구제나 해결책으로는 발생원, 서식처가 되는 먼지, 쓰레기, 분뇨 등의 위생처리와 하수도나 기타 환경정화를 실시하는 것이 가장 중요하며, 구충·구서는 발생 초기에 실시하여야 하고, 대상물의 생태와 습성에 따라서 가장 적절한 방법을 광범위하게 동시에 실시하여야 한다.

2) 주요 위생해충 생태

(1) 바퀴

바퀴는 일반적으로 잡식성, 가주성, 야간 활동성, 질주성, 군집성이 강하며, 습기가 많고 온난한 장소인 음식점, 다방, 제과점, 병원, 아파트 등에 많이 서식하고 개체수의 밀도가 높을수록 생장이 빠르다. 바퀴의 종류로는 제일 흔한 소형바퀴인 독일바퀴(블라테라속)와 이질바퀴(미국 바퀴), 먹바퀴, 일본바퀴(집바퀴) 등이 있으며, 알-자충-성충의 불완전변태를 하며 독일바퀴는 6회, 이질 · 먹바퀴는 10회의 탈피를 한다.

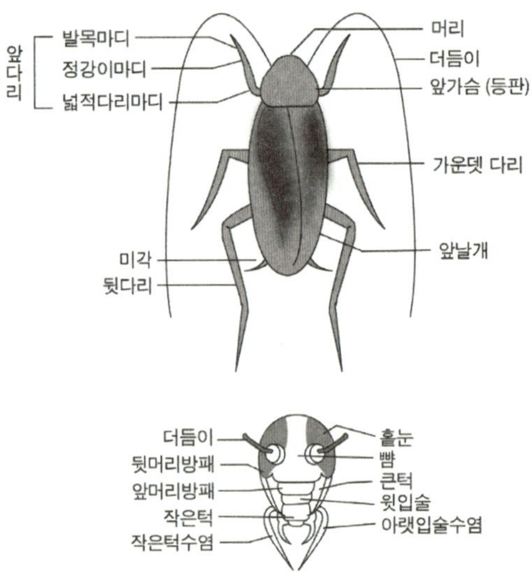

[그림 5-9] 바퀴

바퀴는 잡식성이기 때문에 모든 음식물을 침해하며 기계적 전파로 바퀴분, 저작형기구로 반소화물을 토하여 병원체를 운반하여 흑사병, 한센병, 장티푸스, 콜레라, 파상풍, 결핵 등의 박테리아 질병과 바이러스성 질병인 폴리오, 간염, 식중독 원인균인 살모넬라증, 포도상구균 중독증, 기생충인 회충, 민촌충, 편충, 요충, 원충으로 이질아메바, 장트리코모나스 등을 유발하며 공포감과 바퀴에 물려 상처나 피부질환을 유발하거나 알레르기 반응을 일으키기도 한다.

바퀴벌레의 구제는 서식처를 제거하고 열탕수 분무법, 트랩 설치, 살충제 사용과 붕산(4%), 아비산석회(5%), 불화소다(20%) 등의 독이법으로는 처치 후 24~48시간 만에 효과를 얻을 수 있으며, 연무, 훈증법, 잔류분무, 분제살포를 하는 것 등이 있다.

(2) 이

이는 불완전변태를 하며 3회의 탈피과정을 가지며 30일 정도의 수명을 가진다. 서식위치에 따라 남성, 노년층에 1일 평균 2회 정도의 흡혈을 하는 몸 이와 여성, 어린이를 2시간 주기로 흡혈하는 머릿니, 음부 털에 기생하며 성교행위로 전파하여 흡혈하는 사면발이 등이 있으며, 발진티푸스, 재귀열, 참호열 등의 질병을 발생시킨다. 이의 구제를 위해서는 약품소독으로 죽이는 방법이 있으며, 몸 이는 의류를 증기 소독하며 환경위생 개선과 보건교육 등의 예방에 힘써야 한다.

(3) 모기

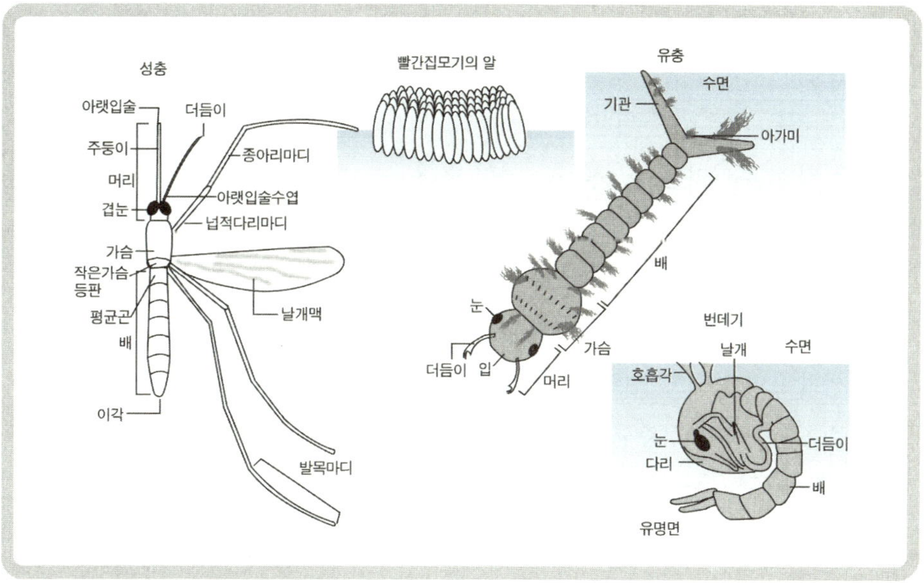

[그림 5-10] 모기

우리나라에 서식하는 모기는 50여 종으로 중국얼룩날개모기, 작은빨간집모기, 토고숲모기, 빨간집모기, 한국얼룩날개모기 등이 있으며, 알(2~3일), 유충(7일), 번데기(약 3

일), 성충(약 1~2개월), 산란의 완전변태를 한다. 그리고 군무현상을 보이며 고여 있는 관개수조(중국얼룩날개모기), 늪, 논, 호수(작은빨간집모기, 중국얼룩날개모기), 하수구, 도랑물(빨간집모기), 바위틈, 나뭇잎사이(숲모기)에 산란하며 산란 전 암 모기만 흡혈한다. 한여름에는 중국얼룩날개모기가, 늦여름에는 작은빨간집모기가 산란하며 말라리아, 사상충증, 황열병, 뎅기열, 일본뇌염 등을 유발시킨다.

구제방법으로는 물리적 구제로 발생원 제거와 트랩 이용 등의 환경위생과 발생원에 유제, 수화제, 입제살포 등을 통하여 유충을 구제하거나 대유행시 공간살포, 옥외휴식습성을 이용한 잔류 살포로 성충을 구제하는 화학적인 구제방법, 새, 거미, 잠자리, 송사리, 왕모기, 물고기 등 포식 동물을 방산하는 생물학적인 구제방법이 있다.

(4) 파리

파리는 완전변태를 하며 유충기간은 7~10일이며, 2회의 탈피를 거치며 성충은 1~2개월 생존하고 습기가 있는 곳에 산란한다. 오전 10시부터 오후 2시 사이에 가장 활동성이 강하고 장티푸스, 파라티푸스, 이질, 결핵, 결막염, 콜레라, 위장염, 뇌척수막염 등의 질병과 회충, 십이지장충, 조충 등의 기생충 및 수면병(체체파리) 등을 유발하고 불쾌감, 수면 방해를 가져온다. 집파리, 검정파리, 쉬파리 등의 종류가 있으며, 체체파리는 흙에 알을 낳고, 쉬파리는 유성생식을 하여 난태성을 지니며, 쇠파리는 흡혈을 하는 등의 특징이 있다.

구제방법으로는 물리적 방법으로 부엌 · 하수구, 화장실, 쓰레기장, 퇴비장 등의 서식처 및 발생원을 제거하는 환경위생관리와 파리통, 트랩, 끈끈이줄을 이용한 기계적인 방법, 발생원 표면에 유제, 수화제, 분제살포를 통한 유충구제, 천정 · 벽에 잔류분무, 옥내 에어로졸을 이용한 성충구제 등의 화학적인 방법 그리고 기생벌이나 풍뎅이 등과 같은 천적을 이용한 생물학적 방법이 있다.

(5) 진드기

진드기는 유충, 약충, 성충의 불완전 변태를 한다. 털진드기과는 유충만이 포유동물에 기생하여 흡혈하고, 참진드기는 체온의 따뜻한 기류, 땅의 진동 냄새, 광선 강도의 변화의 숙주 선택성이 있으며 록키산홍반열, 진드기매개뇌염, 야토병, 라임병, 일본홍반열, 재귀열, 피부병, 쯔쯔가무시병, 심한 홍반성 구진, 농포 등 피부병 등을 유발시킨다.

구제방법으로는 유충이 서식하는 장소의 잡초를 제거하고 쥐의 구제와 같은 환경개선이 우선하며 인체의 접촉차단, 기피제 등을 분무하는 방법이 있다.

3) 쥐의 생태

쥐는 임신기간이 짧고(22일) 한 배에 낳는 새끼의 수가 시궁쥐는 8~12마리, 지붕쥐는 6~8마리, 생쥐는 5~6마리로 많다. 집쥐나 밭쥐는 출산 후 몇 시간만 지나면 발정, 교미하고 임신할 정도로 번식력이 강하고, 수명은 1년 정도로 쓰레기장, 하수구 구멍에 주로 시식하며, 시각은 빈약하지만 청 · 미 · 촉각이 발달하여 일몰 직후 야간활동성이 강하다. 도약성과 수영능력을 가지고 있는 시궁쥐, 지붕쥐는 30~40m, 생쥐는 3~8m의 범위 내에 생활하며 광선 · 소음, 낯선 물질에 강한 경계심 그리고 잡식성, 갉는 습성 등을 지녔으며, 흑사병, 발진열, 쯔쯔가무시병, 살모넬라, 서교열, 렙토스피라증, 리슈마니아증, 아메리카수면병, 유행성 출혈열, 선모충증 등을 감염시킨다.

구제방법으로는 개체군의 밀도가 낮을 때(겨울, 여름)가 구제의 적기로 쥐의 통로에 가루나, 약을 뿌려 쥐의 흔적 등을 사전에 조사하고, 쓰레기장, 출입문 관리, 건물기초 하부 설계 시 출입을 못하도록 하는 등의 환경 개선과 족제비, 오소리, 고양이, 개 등의 천적을 이용하는 방법, 불임약제의 이용, 트랩 이용, 살서용제 등의 사용방법이 있다.

〈표 5-12〉 위생해충이 매개하는 감염병의 종류

위생해충	감염병명
모기	말라리아, 일본뇌염, 황열, 뎅기열, 사상충병
벼룩	발진열, 페스트
이	발진티푸스, 재귀열
파리	콜레라, 장티푸스, 파라티푸스, 살모넬라증, 이질
바퀴	장티푸스, 살모넬라증, 기생충, 이질, 소아마비, 폴리오
큰진드기	록키산홍반열, Q열(참진드기), 재귀열(공주진드기), 유행성 출혈열
작은진드기	쯔쯔가무시병-양충병(털진드기)

12. 소독

소독은 병원미생물을 죽이거나 멸살시켜 감염력을 없애거나 증식력을 억제하는 조작을 말하며, 방부는 병원미생물의 발육과 그 작용을 제지 또는 정지시켜 부패나 발효를 방지하는 조작을 의미한다. 멸균은 강한 살균력을 작용시켜, 모든 미생물(영향력, 아포)을 멸살 또는 파괴하는 조작으로, 강도 순으로 보면 멸균 > 소독 > 방부의 순서이다.

1) 소독약의 살균기전

살균은 미생물을 구성하고 있는 세포벽, 세포막, 핵산 등의 함유물의 작용을 저해하거나 파괴하는 것으로 소독약에 의한 살균기전은 다음과 같으며, 여러 가지 기전에 의하여 복합적으로 살균효과를 나타낸다.

- 산화작용 : 오존, 염소 및 그 유도체, 과망간산칼륨
- 가수분해작용 : 강산, 강알칼리, 열탕수
- 균체 단백의 응고작용 : 석탄산, 알코올, 크레졸, 포르말린 등
- 균체 효소의 불활작용 : 알코올, 석탄산
- 세포막의 삼투성 변화작용 : 석탄산, 중금속염

2) 소독약품의 구비조건 및 주의사항

화학적 소독을 위한 소독약의 이상적인 조건으로는 강한 살균력, 침투력, 용해성을 지니며, 인축에 독성이 낮고 안전해야 하고, 물품의 부식 · 표백성이 없는 저렴하고 사용이 간편한 것이어야 한다.

소독을 위해서는 병원체 전파방법이 직접 또는 간접전파인가를 확인해야 하고, 그 질병이 소화기 질환인가 아니면 호흡기 질환, 피부질환 또는 곤충이 매개하는 감염병인지를 구별해야 하며, 병원체는 세균, 바이러스 또는 포자형성균인지의 여부와 외계에 대한 저항력의 정도를 알아야 효과적인 소독방법을 결정할 수 있게 된다.

3) 소독방법

(1) 물리적 소독법

가. 열처리법

습열처리가 건열처리보다 더 우수하며 건열멸균법에는 알코올램프, 가스버너 등의 화염 속에서 20초 이상 접촉시키는 화염멸균법과 건열멸균기를 사용하여 170℃에서 1~2시간 주사침, 초자류, 유리기구, 유지, 글리세린, 분말금속류, 자기류 등을 처리하는 건열멸균법이 있다.

습열멸균법에는 우유를 62~65℃에서 30분간 저온소독하거나 70~72℃에서 15초간 고온살균 또는 135℃에서 2초간 하는 초고온 순간멸균법과 아포형성균의 멸균에 좋은 고압증기멸균법, 100℃에서 15~20분간 처리하는 자비소독, 고압증기멸균법으로 처리할 수 없는 경우에 아놀드멸균기, 코흐멸균기를 사용하여 유통증기(100℃)를 30~60분간 가열하는 유통증기멸균법, 포자를 멸살하기 위해 간헐 멸균을 1일 1회 15~30분씩 3회 실시하고, 휴지기는 20℃의 실온에 보관하는 유통증기간헐멸균법 등이 있다.

나. 무가열처리법

자외선 살균 등과 태양광선의 자외선(생명선 2800~3200Å)을 이용하여 공기, 물, 식품, 기구, 용기 등을 살균하는 자외선멸균법과 강력한 교반작용(8800c/s)으로 충체를 파괴하거나 진동(20,000㎲)으로 살균하는 초음파멸균법, 열 · 약품의 사용이 불가할 때 채택하는 세균여과기(버크펠드형, 샹베를랑형, 자이츠형)를 이용하는 방법이 대표적이며, 그 외에 오염물질을 희석하여 병원미생물 군락을 분리하여 발육을 지연시키거나, 코발트 60 감마선을 이용한 멸균법, 한냉법, 무균조작법 등이 있다.

(2) 화학적 소독법

화학적 소독약의 종류로는 석탄산, 알코올, 크레졸, 과산화수소, 승홍수(염화제2수은), 생석회 등이 있으며, 소독약의 살균력을 비교하기 위하여 20℃에서 어떤 균주를 10분 이내에 살균할 수 있는 희석배수로 석탄산계수를 사용한다.

$$\bullet\ 석탄산계수 = \frac{소독약의\ 희석배수}{석탄산의\ 희석배수}$$

소독약을 종류별로 살펴보면 실험대, 오물, 토사물, 대변, 배설물, 의류 방역용으로 사용하는 석탄산 3% 수용액은 살균력이 안정되어 있고, 유기물에도 소독력이 약화되지 않으나, 취기와 독성이 강하고 피부점막에 자극성과 마비성이 있으며 금속을 부식시킨다. 고온일수록 소독효과가 크고 세균에 강한 반면 바이러스에 효과가 없고, 균체단백의 응고작용, 세포용해작용, 균체의 효소계 침투작용, 삼투성 변화작용 등의 살균기전을 보인다.

크레졸 3% 수용액은 석탄산보다 2배 이상의 소독력을 가지고 있으며 물에 녹지 않아 비누와 혼합하여 손, 병원 오물, 객담소독에 사용되고, 냄새가 강하나 세균소독 효과가 좋고 피부자극성이 없으며 유기물이 있어도 소독력이 약화되지 않는다.

승홍 0.1%, 식염 0.1%, 물 99.8%의 혼합액인 승홍수는 살균력이 매우 강하여 손, 피부 소독에 사용되는데, 온도가 높을수록 더욱 강해지고 금속부식이 강하며 맹독성이 있으므로 음식기구, 장난감 등의 소독에 사용하지 말아야 하고 무색이므로 푸크신액으로 염색해서 사용하는 것이 좋다.

생석회는 물을 섞어 가열하면 소석회가 되어 소독작용을 한다. 값이 싸고 탈취력과 결핵균, 아포형성균에 유효하여 하수, 오수, 오물, 토사물 등 습기가 있는 곳의 소독에 적합하나 공기 중에 오래 노출되면 살균력이 저하된다.

그 밖에 과산화수소 3% 수용액은 무포자균을 빨리 살균할 수 있으면서 자극성이 적어 상처, 구내염, 인두염, 입 안 세척 등 소독에 사용되고, 조리, 식기기구, 식품소독에는 무독, 무해, 무자극성으로 침투력, 살균력이 강한 역성비누 0.01~0.1% 수용액을 사용한다. 알코올은 75% 메칠알코올과, 70% 에틸알코올이 살균력이 강하고 무포자균에 효과가 있다.

이러한 소독은 감염병 유행 중 환자에 접촉한 물체나 접촉자 등에게 수시로 실시하는 지속소독과 환자가 완치 퇴원하든지 사망 격리 수용된 감염병을 완전 제거하기 위한 종말소독, 질병예방을 목적으로 평소에 실시하는 예방소독으로 나뉘어진다.

연습문제

1. 도르노선이란?
2. 먹는 물의 수질검사 항목은?
3. 상수의 처리방법 중 염소소독의 장점은?
4. 하수처리방법에는 어떠한 방법이 있는가?
5. 이상적인 주택공간이 갖추어야 할 조건은 무엇인가?
6. 위생해충이 전파시키는 감염병은 어떤 것이 있는가?
7. 폐기물의 처리방법에 대하여 기술하시오.
8. 하수의 처리방법 중 활성슬러지법에 대하여 기술하시오.
9. 군집독에 대하여 설명하시오.

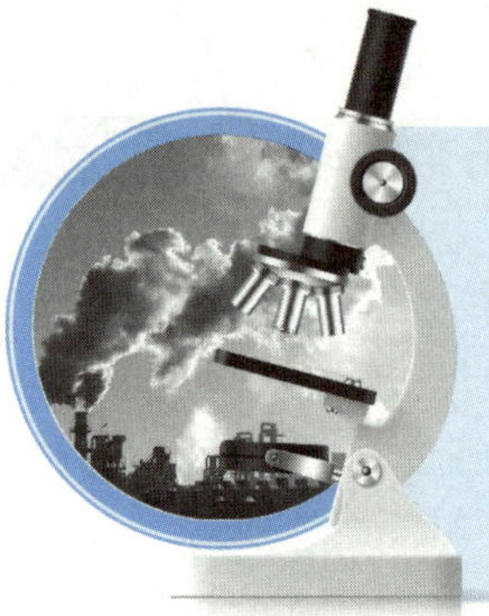

제6장

환경보전

학습목표

- 환경오염의 발생요인을 이해한다.
- 대기오염의 원인과 대책을 설명한다.
- 수질오염의 원인과 대책을 설명한다.
- 토양오염의 원인과 대책을 설명한다.

1. 환경보전의 정의

1) 정의

환경정책기본법은 '환경보전'을 환경오염으로부터 환경을 보호하고 오염된 환경을 개선함과 동시에 쾌적한 환경의 상태를 유지 · 조성하기 위한 행위로 정의하였으며, 현대사회가 직면하고 있는 환경오염 문제의 특징은 3P와 3M으로 요약된다. 즉 3P란 인구, 빈곤, 오염을 의미하며, 3M이란 영양부족, 이환율, 사망률을 뜻한다.

2) 목적

환경보전에 관한 국민의 의무와 국가의 책무를 명확히 하고 환경보전시책의 기본이 되는 사항을 정함으로써 환경오염으로 인한 위해를 예방하고 자연환경 및 생활환경을 적정하게 관리 · 보전함을 목적으로 하며 헌법(1980)에서는 '쾌적한 환경을 누릴 권리'를 삽입하여 국민의 환경권을 보장하였으며, 환경보전법(1978)에서는 대기오염, 수질오염, 토양오염, 소음, 진동 또는 악취 등으로 인한 보건위생상의 저해를 방지하고 환경을 적정하게 보전함으로써 국민보건 향상에 기여함을 목적으로 하고 있다.

3) 환경정책 기본 용어의 정의

- 환경 : 자연환경과 생활환경을 말한다.
- 자연환경 : 지하 · 지표(해양을 포함) 및 지상의 모든 생물과 이들을 둘러싸고 있는 비생물적인 것을 포함한 자연의 상태(생태계 및 자연경관을 포함)를 말한다.
- 생활환경 : 대기, 물, 폐기물, 소음, 진동, 악취, 일조 등 사람의 일상생활과 관계되는 환경을 말한다.
- 환경오염 : 인간 활동에 의해 발생되는 대기, 수질, 토양 오염 및 소음 · 진동으로 자연환경이나 생활환경을 손상시키는 현상을 말한다.
- 환경훼손 : 야생동물 · 식물의 감호 및 그 서시의 파괴, 생태계의 교란, 자연경관의 훼손, 표토의 유실 등으로 인하여 자연환경의 본래적 기능에 중대한 손상을 주는 상태를 말한다.
- 환경보존 : 환경오염 및 환경훼손으로부터 환경을 보호하고 오염되거나 훼손된 환경을 개선함과 동시에 쾌적한 환경의 상태를 유지 · 조성하기 위한 행위를 말한다.
- 환경용량 : 일정한 지역 안에서 환경의 질을 유지하고 환경오염 또는 환경훼손에 대하여 환경이 스스로 수용 · 정화 및 복원할 수 있는 한계를 말한다.

4) 우리나라 환경보전의 역사

1960년대는 실업과 빈곤의 해결이 최대 과제로 외자도입에 의한 수출주도형 성장정책에 주력하였으며, 환경문제에는 소홀한 시기였다. 1963년에 공해방지법이 제정되었으나, 전문 21개 조문에 지나지 않는 단일법주의의 위생법적 성격에 불과하였으며, 1970년대에는 전반적인 산업화와 도시화로 환경문제가 제기되었으나, 역시 고도성장과 경제개발이 정책의 최우선과제로 선정되어 그 그늘에 가리게 되었으며, 1977년에 공해방지법을 환경보전법으로 개편하여 환경기준을 설정하였으며, 환경영향평가제 실시 등의 제도를 도입하여 환경보전법 개정을 통하여 배출부과금제 도입, 환경영향평가제의 확대실시 등 환경관리기반을 강화하였으나, 법 운영은 소극적이었다.

1980년도에 중앙행정기관으로서 환경청이 발족되고 1990년에는 환경청을 환경처로, 1994년에는 환경부로 승격되고 나서 각종 환경법이 환경정책기본법을 상위로 하여 분

법화되었다.

2. 환경오염

1) 환경오염의 정의

환경오염이란 공장, 사업장 등의 생산활동과 자동차, 기차 등의 수송활동 및 냉난방, 취사 등의 인간활동에 의해 유발되는 대기오염, 수질오염, 토양오염, 소음, 진동, 악취 등의 발생으로 인하여 환경이 손상되고 궁극적으로 사람의 생활 및 건강에 유해한 영향을 미치는 현상을 말한다.

2) 환경오염의 발생요인

(1) 인구증가와 자원고갈

인구가 증가하면 의식주를 해결하기 위해 사회와 서비스가 더 많이 요구되므로 많은 자원이 사용되며 그 결과 자원고갈과 환경문제가 발생하게 된다.

(2) 인구도시화

도시의 인구유입으로 인하여 교통혼잡과 수질오염, 대기오염, 폐기물 처리 등의 문제가 발생하게 된다

(3) 경제성장 및 기술개발

경제성장의 원동력인 기술개발은 자원의 고갈을 가속화시키며 환경문제를 일으킨다.

(4) 소득증가와 소비행태의 변화

소득이 증가하면 사람들의 소비행태가 변한다. 육류의 소비증가는 축산 배설물을 증가시키고, 이는 환경오염의 원인을 제공한다.

(5) 빈곤

빈곤은 식량부족을 해결하기 위하여 야생 동·식물을 무차별하게 포획하여 자연을 파괴하고 자연자원을 고갈시킨다. 그 결과 홍수·가뭄 등을 일으켜 토지를 황폐화시키게 된다.

3) 현대 환경오염의 특징

과거의 환경오염 발생은 산업도시, 공장지대에서 발생되었으나, 오늘날 환경오염의 특징은 다양화, 누적화, 다발화, 광역화됨은 물론 산업개발이 무계획적으로 확대됨으로써 생태학적 질서의 파괴를 초래하여 산업공해의 영향이 농어촌에까지 미치게 되었다.

4) 환경오염의 종류

대기오염, 수질오염, 토양오염, 소음과 진동 등으로 분류할 수 있다.

5) 지구의 주요 환경문제

(1) 지구의 온난화

지구온난화란 대기 중의 이산화탄소, 메탄, 이산화질소 등의 미량 가스가 태양광선을 투과시킨 후 지표면에서 대기로 다시 방사되는 적외선을 흡수하여 온실의 유리 지붕과 같은 역할을 하게 되어 지표면의 온도가 상승하는 현상을 말한다.

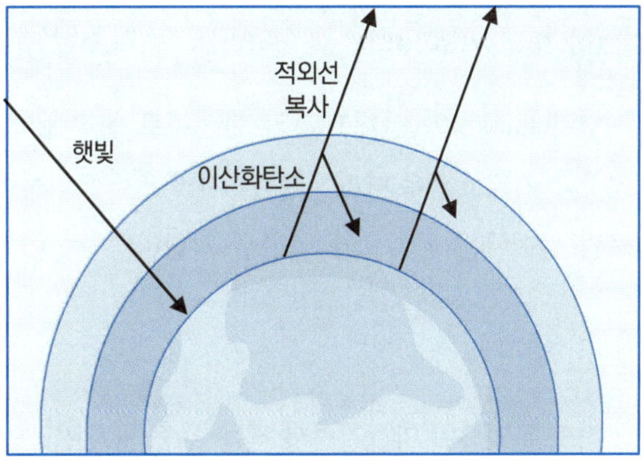

[그림 6-1] 온실효과의 원리

온실효과는 지구의 온난화, 엘니뇨 현상을 가속화시켜 기상이변을 일으킨다.

(2) 오존층 파괴

오존층 파괴란 냉장고, 에어컨 등에 사용되는 프레온가스 등에서 나오는 화학물질이 오존층을 파괴하는 현상을 말한다.

오존층이 파괴되면, 자외선이나 유해광선이 지표면에 도달하게 되어 농작물이나 해양생태계의 생육을 저해시키고 피부암, 안질환 등의 질병을 야기시키며 인체의 면역기능을 손상시킨다.

(3) 환경호르몬

환경호르몬은 화학물질이나 농약 등이 사람이나 동물의 체내로 유입되어 진짜 호르몬처럼 내분비계에 영향을 미쳐 생식장애 등을 일으키는 것이다.

(4) 산성비

아황산가스나 질소산화물 등 산성을 띤 오염물질이 공기 중의 물방울이나 구름에 녹아 pH5.6 이하의 산성을 띠는 비를 산성비라 한다. 산성비는 호수나 하천을 산성화시키므로 생태계를 파괴시키며 금속물이나 석조건축물을 부식시키고 농작물이나 산림에도 큰 피해를 준다.

(5) 스모그(smog)

연기(smoke)와 안개(fog)의 합성어로 공장에서 나오는 연기가 기온, 풍향, 풍속 등 기상과 지리조건에 따라 국한된 지역에서 오염물질의 농도가 높아져 안개를 형성함으로써 일어나는 공기오염 현상을 말한다.

(6) 엘리뇨

적도 무역풍이 약해지면서 적도 부근 중태평양의 해수면 온도가 정상온도인 23~27℃보다 높아지는 현상이다. 엘리뇨 현상이 발생하면 대기의 흐름을 변화시켜 이상기상을 일으키게 된다.

(7) 열섬현상

고층건물의 난방시설에서 나오는 인공열, 자동차의 배기가스열이 주원인이며, 낮에 아스팔트 등이 태양열을 받아 밤에 내뿜게 되므로 아스팔트가 많은 도시가 인접한 교외 지역에 비하여 평균기온이 높다. 이를 열섬현상이라고 한다.

3. 대기오염

1) 대기오염의 정의

세계보건기구는 "대기오염은 대기 중에 인공적으로 배출된 오염물질이 존재하여 오염물질의 양, 그 농도 및 지속시간이 어떤 지역주민의 불특정 대다수인에게 불쾌감을 일으키거나 해당 지역에 공중보건상 위해를 미치고 인간이나 식물, 동물의 생활에 해를 주어 시민의 생활과 재산을 향유할 정당한 권리를 방해받는 상태이다"라고 정의하였으며, 미국의 기술자 총연합회는 "대기오염은 먼지, 훈연, 가스, 악취, 매연, 증기와 같은 오염물이 한 종류 또는 그 이상이 사람, 식물 그리고 동물의 생명과 우리의 재산에 해가 될 만큼 또는 인간의 생활과 재산을 안락하게 향유하지 못할 정도의 양만큼 특정 기간 동안 외기 중에 존재하는 것이다"라고 정의하였으며, 그 밖에 J. L. 번은 대기오염을 자연의 대기 중에 인간의 활동으로 발생된 외부물질이 존재하는 것으로 정의하였다.

우리나라에서는 대기오염을 환경오염에 포함시켜 다루고 정의하고 있으며, 종합하여 볼 때 대기 중의 오염물질인 매연, 먼지, 가스 및 악취 등이 사람의 보건위생에 위해를 주며, 또는 인간생활에 밀접한 관계가 있는 재산과 동식물 및 그 생육환경에 해를 미칠 정도로 어떤 지역에 단위용적당 다량으로 존재하는 상태가 되는 현상으로 정의할 수 있다.

2) 대기오염물질

(1) 1차 오염물질

발생원에서 직접 대기 중에 방출되는 오염물질로 이들은 대량의 이산화탄소와 불완전연소로 인한 일산화탄소 및 유기성 가스를 방출한다.

가. 황산화물(SO_X)

SO_2 가스는 안개가 많이 끼고 습도가 높을 때 폐기종, 기관지염, 폐렴 등의 호흡기 질환의 발병률이 높으며 산성비, 건물부식, 사정거리감소와 같은 악영향을 줄 수 있는 물질이다.

나. 질소산화물(NO_X)

질소산화물은 중유, 가솔린 등이 고온, 고압에서 연소할 때 공기 중 질소가스가 산소와 반응하여 생성된다. 눈에 대한 자극은 없지만 피해증상은 황산화물과 비슷하다. NO_2는 독성이 강한 기체로 폐포를 자극하여 호흡기 장애를 유발한다.

다. 일산화탄소(CO)

일산화탄소는 산소 공급이 부족하여 불완전연소로 발생하는 기체로 O_2보다 Hb과의 친화력이 210배 정도 높아 조직의 저산소증을 초래하며 중추신경계 기능을 저하시킨다.

라. 탄화수소(HC)

연료 연소과정이나 자연적으로 발생하며 대기 중에서 NO와 함께 태양광선에 의한 광화학반응으로 2차 오염물질을 생성한다. 눈과 상기도 점막 자극, 폐기능 저하 등의 증상을 일으킨다.

(2) 2차 오염물질

질소산화물, 탄화수소 등의 대기오염물질이 공기 중에 배출되어 광화학반응을 일으켜 발생되는 물질을 2차 오염물질이라고 하며 오존(O_3), PAN(Peroxy Acetyl Nitrate), 알데히드(R-CHO) 등이 있다.

가. 오존

무색의 자극성 기체로 눈, 목 등의 자극증상과 폐렴, 폐부종 등을 유발시킨다.

나. PAN

유기성 오염물질과 대기 중에 존재하는 오존이 광화학 반응을 일으켜 생성되며, 눈에 통증을 일으키고, 식물에 피해를 준다.

다. 광화학 스모그

대기 중에 자동차에서 배출되는 질소산화물과 탄화수소가 강한 자외선과 반응하여 생성되는 2차 오염물질이 기상과 지형조건에 의하여 확산되지 못하고 지역적으로 정체되었을 때 발생하는 대기오염 현상이다.

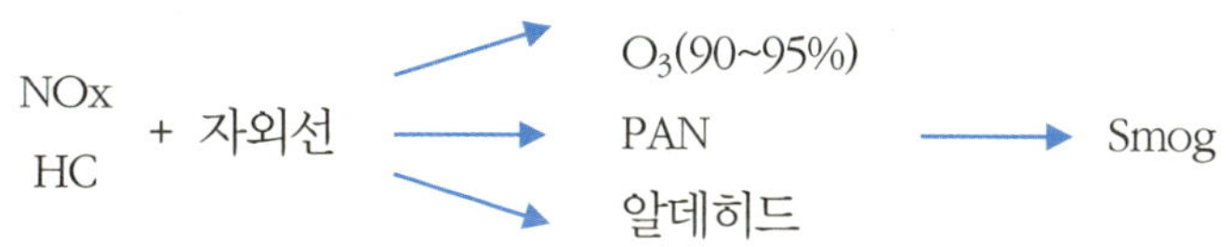

① 런던형 스모그

복사성 기온역전으로 야간에는 복사열이 적어 지표의 온도가 위의 공기보다 먼저 냉각되므로 위의 공기보다 아래 공기가 차가워져서 지표 가까이의 공기가 정체되어 발생한다. 1952년 공장에서 석탄을 사용함으로써 배출된 SO_2에 의해 발생하였으며 주로 호흡기계를 자극하는 증상이 나타난다.

② 로스엔젤레스형 스모그

침강성 기온역전으로, 고기압의 영향으로 고공의 공기가 침강하여 1,000m 높이에서 따뜻한 공기층을 형성함으로써 기온역전이 발생하게 되어 저지대 공기가 정체됨으로써 발생한다.

자동차 배기가스 및 석유에서 배출된 SO_2, NO_2, 2차 오염물질에 의해 발생되며, 주로 눈을 자극하는 증상이 나타난다.

3) 대기오염 사례

(1) Meuse Valley 사건

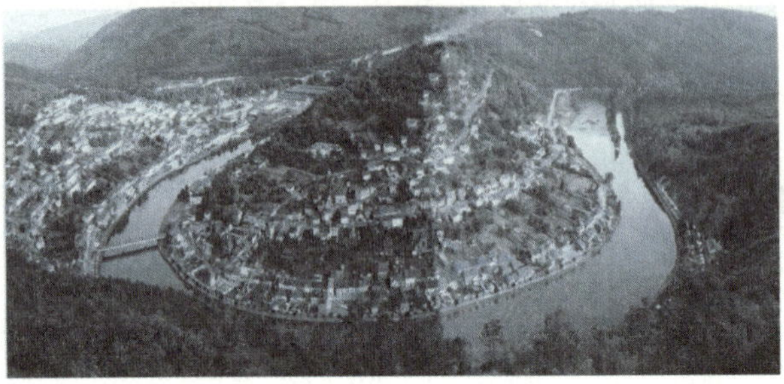

벨기에의 동쪽에 수도 리그시가 있고 그 옆에는 뮤즈강이 흐르며 강 유역의 뮤즈계곡에는 24km에 걸쳐 제철공장, 화력발전소 등이 건설되어 공장굴뚝 높이는 대체로 50~60m였다. 1930년 12월 전국이 고기압 세력 하에 있을 때 뮤즈강 유역은 짙은 안개가 끼고 대기가 안정하였으며 기온역전으로 배출된 매연(아황산가스, 황산연무, 금속산화물, 불화수소 등) 오염물질은 안개와 흡착하여 황산연무를 생성하고 정체 축적되었고, 이를 흡입한 뮤즈계곡 내 주민들이 3일째부터 급성 호흡기자극성 질환 환자가 늘어나면서 이 중 60여 명이 사망한 사건이다.

(2) Donora 계곡

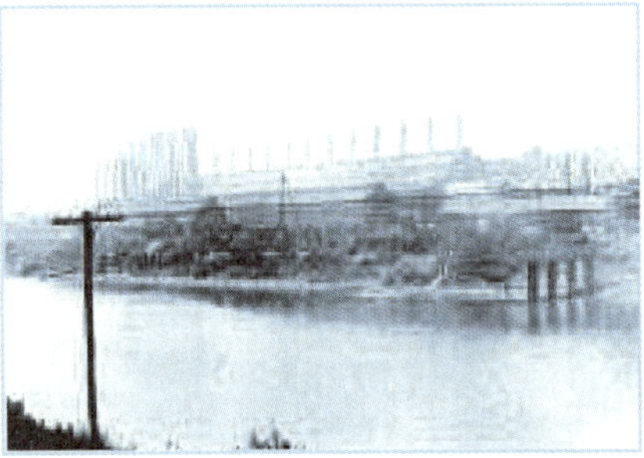

인구 14,000명의 소도시인 도노라는 미국 Monogahela 강에 이어지는 계곡에 위치한 공업도시로 많은 산업시설들이 밀집되어 있고, 평상시에도 이른 아침을 제외하고는 늘 짙은 안개가 계곡을 덮고 있었다. 때에 따라서는 온종일 짙은 안개가 반복되던 1948년 10월 대기가 안정상태가 지속되면서 각 공장에서 배출된 여러 종류의 유해가스(아황산가스, 황산연무 등)와 매연, 증기 등이 기온역전으로 안개와 함께 대기오염을 가속시켜 인구 14,000명 중 43%의 환자가 발생하여 18명이 급성 호흡기 질환을 일으켜 사망한 사건이 발생하였다.

(3) London Smog

산업혁명에 의하여 유럽에서 가장 공업이 발달한 런던은 인구가 밀집되어 있고 템즈강 유역에는 발전소, 제철소 및 각종 공장들이 위치하여 있었으며 1952년 12월 고기압이 정체와 대기의 안정으로 템즈강 유역에 길이 40km, 폭 30km의 안개가 발생하고 무풍상태가 지속되는 등 복사역전층이 발생하였다. 여기에 공장굴뚝에서 배출된 아황산가스가 평상시의 5배까지 상승하여 안개와 작용하여 황산연무 발생을 가속화시켰으며 안개 발생 후 2주간에 4,000여 명이 사망하였고, 그 후 2개월간에 추가로 8,000명이 사망하는 사건이 발생하였다. 주요 증상은 호흡기계와 심장혈관계 질병이었다.

(4) LA Smog

미국서부 해안분지인 로스앤젤레스는 연중 해안성 안개와 기온역전이 발생하였으며 1954년에 400만대의 자동차 보유가 급증하였으며 이로 인해 배출된 질소산화물과 탄화수소가 강렬한 자외선에 의해 오존 등 광화학적 산화물질을 생성하여 많은 사람들에게 눈, 호흡기 계통에 피해를 주었으며 이러한 현상은 원인을 모르는 채 10여 년간 지속되었다.

(5) 체르노빌 원자로 폭발사건

1986년 4월 우크라이나의 체르노빌 원자력발전소 4호에서 발생한 원자력발전 사고는 핵 폭주로 순식간에 노심이 격납 건물마다 터져 올라와 엄청난 양의 방사성 물질을 방출하였으며 엄청나게 많은 주민이 피폭 후유증에 시달리고 있고 유럽도 심하게 오염되었다. 특히 식품의 방사능오염은 장기간 나타나는 것으로 수 미상의 사망자와 피해자가 배출되고 있다.

4) 대기오염의 피해 및 예방

(1) 대기오염의 영향

온실효과로 지구 온난화를 초래하며, 오존층의 파괴와 산성비 등 지구 환경에 영향을 미친다.

가. 인체에 대한 피해

자극성에 기인하여 호흡기도와 눈에 나타나 주로 만성기관지염, 기관지천식, 폐기종, 진폐증, 폐암, 인후두염, 시야장해, 악취, 불쾌감, 심리적 영향을 주며, 급성은 기온역전에 의해서 런던스모그와 같은 많은 사망자를 내는 경우도 있다.

나. 동 · 식물의 피해

식물에 대한 영향으로 분진은 광합성작용이나 성장에 저해를 주며, 오존은 잎 끝의 검은 반점을 만들며, 이산화황, 하프늄, 불소 등은 성장을 지연시키고 잎을 고사시킨다. PAN은 잎 하단이 청동색으로 변하고, 생육을 지연하며 염소는 변색이나 위축을 일으킨다.

불소화합물을 가축이 섭취하면 불소증에 걸리는 경우도 있으며 식물은 매연이나 유해가스에 대해 동물보다 너 예민하다.

다. 기상에 미치는 영향

공장, 화력발전소, 교통기관 등에서 배출되는 황산화물, 질소산화물, 탄소산화물들이 대기 중에 떠 있다가 황산, 질산, 탄산 등으로 변하여 비에 섞여서 pH5.6 미만의 산성비가 되어 내리면 호수나 하천을 산성화하여 담수생태계를 파괴하고 농작물과 산림에 큰 피해를 주며 또한 부식성이 강해서 금속류나 석조건축물을 손상시킨다.

분무기나 냉장고, 에어컨 등의 냉각장치에서 발생되는 프레온가스 등에 의해 자외선 차단효과가 있는 오존층이 파괴되어, 태양광선 중 자외선 차단효과를 떨어뜨려 피부암과 결막염을 유발시킨다.

공기 중의 이산화탄소는 복사열의 흡수량이 매우 커서 이산화탄소가 증가하면 태양열의 흡수량이 커져 지표면의 온도가 상승하게 되며 그로 인한 세계기후 변화와 빙하가 녹아 해수면이 30~40m 상승하여 도시가 침수하는 등 자연환경을 파괴하게 된다.

엘니뇨현상은 열대 동태평양 적도 부근 해수면의 온도가 5개월 이상 상승(0.5℃ 이상)하는 현상으로 가뭄, 홍수, 폭설 등의 기상이변을 가져오는데 우리나라도 이미 엘니뇨로 인한 서해안 침수, 남해안의 적조가 있고, 북한의 이상고온, 가뭄, 병 · 해충 조기발생으로 인한 농작물 피해 등으로 식량난을 맞고 있다.

그 밖에 연료소비 증가로 막대한 양의 열 방출과 건물 및 시가지의 축적된 열이 도시지역을 가열하는 열섬효과와 시정저하, 일광 차단 등을 가져오며 이산화황은 금속류를 부식시키고 광화학 스모그의 발생은 고무제품을 상하게 하여 경제적 손실을 가져온다.

(2) 대기오염의 예방대책

발생원에 대한 대책으로 연료의 탈황과 대기오염 방지시설의 확충, 감시체제의 정비, 방지기술의 향상과 보급 등이 있으며, 공공기관의 대책으로는 대기오염에 대한 측정기술의 개발과 도입, 지도 · 계몽활동 · 방지교육 및 법적 규제 · 대체, 오염자의 비용부담 원칙의 적용과 대기오염 감시의 확충, 공업지대의 입지선정 시에는 사전조사와 같은 합리적인 도시계획을 하는 방법 등이 있다.

가. 발생원에 대한 대책

연료대책에 있어서는 오염물질을 적게 배출하는 연료를 사용하는 방법으로 연료 또는 원료를 사용 시 저유황유를 사용하고 이를 위한 탈황시설을 확충하며, 엘피지, 엘엔지 등의 액화연료를 사용한다. 생산과 소비과정에서 연료의 소비를 절감할 수 있도록 오염물질을 최소화시킬 수 있는 생산기술의 혁신과 열관리의 공정개선이 필요하다.

공장의 입지는 지리적, 기상학적 조건을 검토하여 확산, 희석될 수 있는 위치에 선정하고, 자원의 회수와 재이용, 질소화합물, 황산화물, 탄화수소, 기타 유해가스의 발생이나 배출방지를 위한 시설투자와 기술개발을 통해 광학적 스모그 현상을 억제하며 대체연료 이용과 도로포장 확장 등을 통한 배기가스의 배출량을 감소시키고 저유황유를 사용하는 교통기관으로 대체하여야 한다.

나. 공공기관의 대책

인구의 도시집중 방지를 위한 합리적인 도시계획을 실시하며 주거지역 내에 위치한 공해산업을 이전시키고 오염물질을 유발하는 산업을 억제하거나 오염물 배출 방지시설을 의무화하여야 하며 대기오염물질의 관측, 감시와 지역에 알맞은 환경기준 설정과 대기오염방지에 관한 교육과 계몽활동을 강화하여야 한다. 우리나라는 1997년 서울, 인천, 경기 15개 시를 오존, 이산화질소, 미세먼지 등에 관한 대기환경규제지역으로 지정하였고, 1999년에는 부산, 대구, 광양만 권역을 오존 등에 대한 대기환경규제지역으로 지정하였으며, 현재 환경기준의 80% 이하 수준으로 대기의 질을 개선하려고 하고 있다.

〈표 6-1〉 대기환경기준(2001.1.1)

항목	기준	측정방법
이황산가스(SO_2)	연간평균치 0.02ppm 이하 24시간 평균치 0.05ppm 이하 1시간 평균치 0.15ppm 이하	자외선형광법
일산화탄소(CO)	8시간 평균치 9ppm 이하 1시간 평균치 25ppm 이하	비분산적외선분석법
이산화질소(NO_2)	연간평균치 0.03ppm 이하 24시간 평균치 0.06ppm 이하 1시간 평균치 0.10ppm 이하	화학발광법
미세먼지(PM-10)	연간평균치 50㎍/m^3 이하 24시간 평균치 100㎍/m^3 이하	베타선흡수법
오존(O_3)	8시간 평균치 0.06ppm 이하 1시간 평균치 0.1ppm 이하	자외선광도법
납(Pb)	연간평균치 0.5㎍/m^3 이하	원자흡광도법
벤젠	연간평균치 5㎍/m^3 이하	가스크로마토그래피법

출처: 환경부 수도권대기환경청, 대기환경기준, 2018, http://www.me.go.kr

4. 수질오염

1) 수질오염의 정의

수질오염이란 물이 자연적으로 가지고 있는 이화학적 또는 생물학적인 특성이 자연적 · 인위적인 요인들에 의해서 변화함으로써 물 이용상의 지장을 초래하거나 환경의 변화를 야기하여 생물체 내에 유해작용을 할 수 있는 상태를 말한다. 다시 말하면, 자연적 · 인위적 원인에 의해 수중에 부유물질, 유독성 물질 또는 부패성 물질의 혼입으로 자정능력 상실, 용존산소량의 감소 등을 초래하여 직접적으로는 생활용수, 농 · 수산업, 공업용수 이용 등에 지장을 줌으로써 경제적인 손실을 가져오고, 간접적으로는 공중보건에 피해를 가져올 정도로 수질이 악화되는 것을 말한다.

2) 수질오염의 발생원 및 오염물질

(1) 수질오염의 발생원

자연적으로는 홍수나 화산활동에 의하여 일어나고, 인위적으로는 농업, 축산업, 광업, 공업, 생활하수에 의하여 오염된다.

〈표 6-2〉 수질오염의 발생원

구분		오염원
생활하수		가정오수, 상업시설 및 공공기관의 폐수
공장폐수	유기물질	양조장, 통조림공장, 낙농공장, 증류공장, 펄프공장, 피혁공장, 직물공장
	부유물질	양조장, 통조림공장, 펄프공장, 증류공장, 제지공장, 피혁공장
	용해성 물질	화학약품공장, 정수장
	기름	유전, 통조림공장, 석유정제
	유독폐수	원지력이용공장, 화학약품공장, 전기도금공장, 펄프공장, 피혁공장
	산성 폐수	화학약품공장, 탄광, 전기도금공장, 제철소, 펄프공장
	알칼리성 폐수	화학약품공장, 피혁공장, 직물공장
	고온의 폐수	병의 세척, 전기도금공장, 발전소, 직물공장, 연초제조공장
	악취	화학약품공장, 석유정제소

구분	오염원
농경하수	화학비료, 살충제, 제초제
축산폐수	목장, 양돈장, 양계장
광산폐수	미분탄, 용해성 유독물질, 탄광의 산성 폐액

(2) 수질오염물질

수질오염물질로는 살모넬라균, 이질, 콜레라, 장티푸스, 감염성 간염 등 수인성 감염병의 병원체와 인과 질소계의 물질이 하수층에 포함되어 자연수의 수조를 무성하게 하여 해수의 적조현상을 초래하는 부영양화물질, 도시하수와 펄프공장, 식품가공공장의 폐수에 포함된 수은, 카드뮴, 불소, 시안, 크롬, 산, 알칼리, 농약 등의 화학적 유해물질, 일광과 산소의 공급을 막아 용존산소를 감소시키는 유기물질, 산업장 폐수, 광산물질 등과 같은 부식력 증가물질 그리고 경성세제, 폴리염화비페닐, 유기염소계 살충제 등의 비분해성 물질이 있다.

3) 수질오염 기전

(1) 자정작용

하천에 유입된 오염물질은 유수 중 물리, 화학, 생물학적인 작용에 의해 그 농도가 저하한다. 자정작용은 생물계를 지배하는 환경조건인 pH, 온도, 일광, 용존산소 등에 의해 크게 영향을 받으며 청정한 하천은 용존산소를 다량 함유하고 미생물이 유기물을 호기적으로 분해하나 오염이 계속 진행되면 결국 산소결핍으로 인한 악취가 발생하게 된다.

(2) 부영양화

강, 바다, 호수나 연안에 도시하수나 농업배수가 유입되면 아질산염, 질산염, 암모니아, 인산염 등의 유기물 염류가 질소와 인 등의 영양염류를 증가시켜 조류나 동식물성 플랑크톤을 과도로 번식시키는 현상을 일으킨다.

이와 같이 영양염류나 유기물의 증가에 따라 수생생물의 생존량, 생산량이 증대되는 현상을 부영양화라고 부른다.

(3) 적조현상

해역에 적갈색의 색소를 갖는 식물성 플랑크톤이 과도로 번식하여 바닷물이 적색을 띠는 현상으로 질소, 인 등의 영양염류의 과잉으로 발생하게 된다.

4) 수질오염의 피해 및 예방

(1) 수질오염의 영향

가. 인체에 미치는 영향

① 미나마타병

중금속에 의한 수질오염의 대표적인 사례로 1953년부터 1960년에 일본 규슈만에 인접한 질소비료 회사의 미나마타 공장에서 배출된 수은이 해수와 물고기를 오염시키고 이 오염된 물고기를 섭취한 사람들에게서 16,000여 명이나 되는 중독환자가 발생하였다. 그래서 이를 미나마타병이라고 하였다. 수은중독에 손 · 발마비, 두통, 시각 및 언어장애 등이 나타나고 기형아 출산율이 높았다.

② 이타이이타이병

일본 도야마현 진즈강 유역에 위치한 공업소에서 버린 폐수의 카드뮴이 하천을 의해 오염시켜 이 하천수를 농업용수로 사용한 농토에 카드뮴이 축적되고 이 농토에서 수확한 농작물에 카드뮴이 흡수 · 오염되었다. 이것을 장기간 먹었던 주민 중 중년 여성 258명이 중독증을 일으켰고, 그 중 128명이 사망하였다.

③ 체코 블루베이비병(청색증)

질산성 질소가 함유되어 있는 물을 먹은 아이들에게 걸리는 병으로, Hb과 결합하여 산소운반을 방해하기 때문에 몸이 푸른색으로 변하는 질병이다. 1953년부터 1960년 사이에 체코슬로바키아에서 질산성 질소가 함유된 물을 음용한 5,800명의 어린이 중 115명에게서 블루베이비가 발병하였으며, 그 중 8%가 사망하였다.

나. 경제적 손실

이러한 수질오염은 농업에 있어서는 직접적으로는 농작물을 고사시키거나 농작물의 오염으로 인체에까지 피해를 입히고, 간접적으로는 농지의 토양성분을 오염시키고, 어업에 있어서는 어패류, 플랑크톤, 해조류의 사멸을 초래하거나 어류 양식의 저해요인이 되기도 한다. 그리고 공업에 있어서는 배관이나 펄프, 고무제품 등을 손상시키거나 기계, 기구의 금속부분을 부식시키는 등의 영향을 주게 된다.

오염된 물은 상수도원으로 사용할 수 없게 되며, 오염된 하천에서 자란 생선류 등을 먹고 중독증상을 일으키기도 하고 악취로 인한 두통, 기침, 비염 등의 증상을 일으키기도 하며 수중의 용존산소 감소, 부영양화 촉진, 자정작용을 저해하여 생태계의 파괴를 가져오게 된다.

(2) 수질오염의 예방대책

국토계획, 도시계획, 공업단지를 설치할 때에는 수질오염 방지에 대하여 충분한 사전 환경성 검토가 있어야 하고, 하수도의 정비와 폐수처리장을 동시에 완비해야 하며, 사업장 및 공장에서 배출되는 폐수는 그 양과 질에 있어서 다양하므로, 시간적 변화에도 유의하여 폐수의 오염실태를 정확히 파악하고 생산공장, 관리방법 등을 개선하여 오염물질을 최대한으로 억제하고 산업폐수의 처리시설은 개별적인 처리보다 다수 공장의 공동처리시설을 갖추는 것이 바람직하며 이를 위한 법적 규제의 강화가 필요하다.

최근 많이 이용되는 방법으로 활성슬러지법 또는 살수여상법을 병용하기도 하는데, 폐수 중의 유용물질의 회수, 폐수의 재사용, 폐수의 수집, 저류 등 폐수처리방법의 물리적, 화학적, 생물학적 방법을 계속 연구 · 개발하여야 함은 물론 수질보전을 위한 교육 및 계몽 등의 활동이 필요하다.

5. 토양오염

1) 토양오염의 정의

토양오염이란 지하에 침투한 오염물질이 지질을 오염시키는 현상으로 대기나 수질오염과는 달리 축적성이 있는 오염현상이기 때문에 과거까지 소급하여 정화시켜야 한다.

2) 토양오염의 원인

토양은 물, 공기와 함께 가장 기본적인 환경의 구성 요소로 생물존재의 기반이며 물질순환의 매체로서 매우 중요하고 다양한 역할을 수행하고 토양의 생산력을 증대시키기 위한 비료, 농약 등의 집중사용과 인구증가와 산업발달에 따른 도시나 산업장의 폐기물은 토양오염의 원인이 되고 있다.

토양 자체는 여러 가지 오염물질을 받아들여 분해하는 능력을 가지고 있지만 물이나 공기와는 달리 스스로 유동성을 가지고 있지 못하여 그 결과 능력 이상의 오염상태가 계속되면 토양 속에 축적되고 이러한 유해물질은 농작물에 농축되어 인체 내에 유입되며 체내에서 중독증상을 일으키게 되고 장기간에 걸쳐 작물 오염 및 지하수 등의 수질오염을 유발시켜 생태계는 물론 사람의 건강 및 생활환경에 여러 가지 악영향을 끼치게 된다. 또한 한 번 오염된 토양은 그 특성상 자정작용이 어렵고 정화에 많은 시간과 비용이 수반된다는 점이다.

3) 토양오염의 피해 및 예방

(1) 토양오염의 영향

가. pH의 영향

식물의 종류에 따라 다르게 나타나지만 pH 5~8이 좋다. 만약 산성용액이 뿌리에 흡수되면 식물체 내의 단백질을 응고시키거나 용해시켜 직접적인 피해를 준다. 토양이 산성화되면 토양 내의 Al^{3+}과 Mn^{2+}이 용출되어 작물에 유해하게 되며 미생물 결핍으로 토양이 노후화된다.

나. 과잉질소의 영향

질소분은 식물세포 내의 단백질을 만드는 중요한 영양소이지만 과다하게 되면 성숙이 지연되고 결실이 불완전하게 된다.

다. 중금속의 영향

Cu^{2+}, Zn^{2+} 등이 과잉 존재하면 세포내 단백질과 결합하여 세포의 물질대사를 저해하여 죽게 한다.

라. 토질의 악화

폐수 등에서 발생되는 미립자는 토양입자의 조성을 변화시켜 토양구조에 악영향을 미치게 된다.

(2) 토양오염 예방대책

토양을 오염시킬 수 있는 농약의 무분별한 사용을 줄이고 중금속의 사용량을 감소시키고 오염물이 토양이나 작물에 함유되어 계속 순환되는 것을 방지하여야 한다. 이를 위한 법적인 토양오염 우려기준은 〈표 6-3〉과 같다.

〈표 6-3〉 토양오염 우려기준(단위 : mg/kg)

물질	1지역	2지역	3지역
카드뮴	4	10	60
구리	150	500	2,000
비소	25	50	200
수은	4	10	20
납	200	400	700
6가크롬	5	15	40
아연	300	600	2,000
니켈	100	200	500
불소	400	400	800
유기인화합물	10	10	30
폴리클로리네이티드비페닐	1	4	12
시안	2	2	120
페놀	4	4	20
벤젠	1	1	3
톨루엔	20	20	60
에틸벤젠	50	50	340
크실렌	15	15	45

물질	1지역	2지역	3지역
석유계총탄화수소(TPH)	500	800	2,000
트리클로로에틸렌(TCE)	8	8	40
테트라클로로에틸렌(PCE)	4	4	25
벤조(a)피렌	0.7	2	7

비고 : 1. 1지역 : 「공간정보의 구축 및 관리 등에 관한 법률」에 따른 지목이 전 · 답 · 과수원 · 목장용지 · 광천지 · 대(「공간정보의 구축 및 관리 등에 관한 법률 시행령」 제58조제8호가목 중 주거의 용도로 사용되는 부지만 해당한다) · 학교용지 · 구거(溝渠) · 양어장 · 공원 · 사적지 · 묘지인 지역과 「어린이놀이시설 안전관리법」 제2조제2호에 따른 어린이 놀이시설(실외에 설치된 경우만 적용한다) 부지

2. 2지역 : 「공간정보의 구축 및 관리 등에 관한 법률」에 따른 지목이 임야 · 염전 · 대(1지역에 해당하는 부지 외의 모든 대를 말한다) · 창고용지 · 하천 · 유지 · 수도용지 · 체육용지 · 유원지 · 종교용지 및 잡종지(「공간정보의 구축 및 관리 등에 관한 법률 시행령」 제58조제28호가목 또는 다목에 해당하는 부지만 해당한다)인 지역

3. 3지역 : 「공간정보의 구축 및 관리 등에 관한 법률」에 따른 지목이 공장용지 · 주차장 · 주유소용지 · 도로 · 철도용지 · 제방 · 잡종지(2지역에 해당하는 부지 외의 모든 잡종지를 말한다)인 지역과 「국방 · 군사시설 사업에 관한 법률」 제2조제1호 가목부터 마목까지에서 규정한 국방 · 군사시설 부지

출처 : 토양환경보전법 시행규칙, 2018

6. 소음과 진동

1) 소음

(1) 정의

소음은 기계, 기구, 시설, 기타 물체의 사용으로 인하여 발생하는 강한 소리로 정의하고 있으며, 우리가 일상생활을 영위하는 데 있어서 시끄러운 소리나 듣기 싫은 소리로 초당 음의 진동횟수를 주파수(Hz)로 나타내며 진동의 폭을 음압의 단위인 데시벨(dB)로 나타내고 사람이 소리를 감지할 수 있는 가청음역은 16~20,000Hz, 일상회화음역은 250~3,000Hz이다. 쾌적하고 조용한 환경에서 생활하고자 하는 욕구는 증대되고 있으나, 산업 및 경제발전에 따라 각종 건설공사가 증가하고 있으며, 공해진정건수 중 소음이 가장 많은 부분을 차지하고 있으나 잘 지켜지고 있지 않다.

(2) 소음의 종류와 영향

공장·사업장 소음, 공사장 소음, 교통소음 등이 있으며 이 중 생활 속에서 주로 문제되는 것은 자동차 소음이다. 소음은 주파수와 음압수준, 폭로시간 등에 따라 개인에 달리 나타나며 일시적 또는 영구적 청력장애, 전화, 회화, TV 등의 청취 방해, 주의력 산만과 작업능률 저하, 수면방해, 정신적 영향, 일상생활의 장해, 생리적 기능의 장해 등을 가져온다.

(3) 소음의 허용기준과 규제기준

소음의 측정은 장애물이 없는 지점에서 지면 위 1.2~1.5m 높이에서 실시하며, 1일 8시간 기준 90dB(A)을 넘어서는 안 되는 것으로 되어 있다. 소음의 규제는 소음평가치로 하는데 보정하여 50dB(A) 이하가 되도록 하며 청력역치의 변동이 휴식기간 동안 완전히 회복될 정도의 허용한계로 생활소음에 관한 규제기준은 〈표 6-4〉와 같다.

〈표 6-4〉 생활소음·진동의 규제기준(단위 : dB(A))

<table>
<tr><th rowspan="1">대상지역</th><th colspan="2">소음원 \ 시간대별</th><th>아침, 저녁
(05:00~07:00,
18:00~22:00)</th><th>주간
(07:00~18:00)</th><th>야간
(22:00~05:00)</th></tr>
<tr><td rowspan="6">주거지역, 녹지지역, 관리지역 중 취락지구·주거개발진흥지구 및 관광·휴양개발진흥지구, 자연환경보전지역, 그 밖의 지역에 있는 학교·종합병원·공공도서관</td><td rowspan="2">확성기</td><td>옥외 설치</td><td>60 이하</td><td>65 이하</td><td>60 이하</td></tr>
<tr><td>옥내에서 옥외로 소음이 나오는 경우</td><td>50 이하</td><td>55 이하</td><td>45 이하</td></tr>
<tr><td colspan="2">공장</td><td>50 이하</td><td>55 이하</td><td>45 이하</td></tr>
<tr><td rowspan="2">사업장</td><td>동일 건물</td><td>45 이하</td><td>50 이하</td><td>40 이하</td></tr>
<tr><td>기타</td><td>50 이하</td><td>55 이하</td><td>45 이하</td></tr>
<tr><td colspan="2">공사장</td><td>60 이하</td><td>65 이하</td><td>50 이하</td></tr>
<tr><td rowspan="3">그 밖의 지역</td><td rowspan="2">확성기</td><td>옥외 설치</td><td>65 이하</td><td>70 이하</td><td>60 이하</td></tr>
<tr><td>옥내에서 옥외로 소음이 나오는 경우</td><td>60 이하</td><td>65 이하</td><td>55 이하</td></tr>
<tr><td colspan="2">공장</td><td>60 이하</td><td>65 이하</td><td>55 이하</td></tr>
</table>

<table>
<tr><th>대상지역</th><th colspan="2">시간대별
소음원</th><th>아침, 저녁
(05:00~07:00,
18:00~22:00)</th><th>주간
(07:00~18:00)</th><th>야간
(22:00~05:00)</th></tr>
<tr><td rowspan="3"></td><td rowspan="2">사
업
장</td><td>동일 건물</td><td>50 이하</td><td>55 이하</td><td>45 이하</td></tr>
<tr><td>기타</td><td>60 이하</td><td>65 이하</td><td>55 이하</td></tr>
<tr><td colspan="2">공사장</td><td>65 이하</td><td>70 이하</td><td>50 이하</td></tr>
</table>

1. 소음의 측정방법과 평가단위는 소음 · 진동공정시험방법에서 정하는 바에 따른다.
2. 대상지역의 구분은 국토이용관리법(단, 도시지역의 경우에는 도시계획법)에 의한다.
3. 규제기준치는 피해자(수음자)가 소재한 대상지역을 기준으로 하여 적용한다.
4. 옥외에 설치한 확성기의 사용은 1회 2분 이내, 15분 이상의 간격을 두어야 한다.
5. 공사장 소음의 규제기준은 주간의 경우 특정 공사장비의 공사기간 중 1일 최대근로시간이 2시간 이하일 때는 +10dB을, 2시간 초과 4시간 이하일 때는 +5dB을 규제기준치에 보정한다.

출처: 소음 · 진동관리법 시행규칙, 2018

(4) 소음예방대책

근본적인 방법으로 도시계획 시 공장 및 소음발생시설 주위에 주거지역 선정을 피하고 건축 시 방음재료의 기술적 설치, 차음벽을 설치하는 방법과 소음원인 공장에서는 소음이 적은 기계를 사용하고 소음기를 부착하며, 건설현장에서는 무음해머를 사용하고, 교통소음에는 자동차에 소음기의 부착과 경적사용을 제한하며 방음시설의 법적 기준을 강화하여 철저히 이행토록 하는 방법이 있다.

2) 진동

(1) 진동의 정의

진동은 기계, 기구, 시설, 기타 물체의 사용으로 인하여 발생하는 강한 흔들림을 말한다. 진동의 측정은 소음과 같이 진동폭은 mm로, 진동의 속도는 cm/sec로, 가속도는 cm/sec^{2}로 나타내며 특전기식, 기계식, 광학식 방법으로 측정한다.

(2) 진동의 종류와 영향

진동이 미치는 범위에 따라 국소진동과 전신진동으로 구분되며 공장진동, 건설공사진동, 교통차량진동 등의 종류가 있다. 전신진동은 자율신경장애, 말초혈관 수축, 혈압 상승, 맥박증가, 피부의 전기저항 저하, 여성안내원의 내부생식기 위치 이상, 월경장애, 위장장애, 척추의 이상, 압박감, 동통, 공포감, 오한 등의 증상과 같은 장애를 일으키고, 국소진동은 손가락의 말초혈관 운동장애로 인한 레이노드 현상과 동통증상이 있으며, 뼈, 관절, 신경, 근육, 혈관 등 연부조직의 병변, 수근골의 탈석회화 작용, 관절염, 골연골염, 가성관절염 등의 뼈 및 관절의 장애를 가져온다.

(3) 진동의 규제 및 예방대책

하부에 자갈, 벽돌을 두껍게 깔고 그 위에 콘크리트 블록, 그 위에 기계를 놓고 주위와 절연하며 연약한 지반에는 긴 갱목을 많이 박는 등 기초를 충분히 하며 방진장치를 완전히 한다. 법적 규제로 진동업무에 대한 행정적 및 법적인 규제가 필요하고 진동방지를 위한 도시계획을 한다.

연습문제

1. 열섬현상이란?
2. 지구온난화의 원인은 무엇인가?
3. 오존층 파괴의 원인은 무엇인가?
4. 산성비의 원인은 무엇인가?
5. 수질오염기준에 관한 다음 용어에 대하여 설명하시오.
   - BOD
   - COD
   - DO
6. 환경오염의 특성에 대하여 설명하시오.
7. 환경정책기본법의 대기환경기준은?
8. 런던형 스모그와 로스앤젤레스형 스모그를 비교 설명하시오.

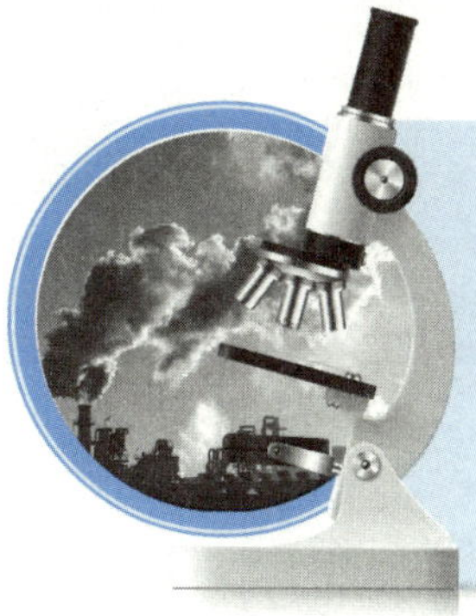

제7장

산업보건

학습목표

- 산업보건의 중요성을 이해한다.
- 산업재해의 원인과 대책을 설명한다.
- 근로자의 영양관리의 중요성에 대하여 이해한다.
- 직업병의 원인과 예방대책을 설명한다.

1. 산업보건의 개념

1) 산업보건의 정의

미국산업위생학회는 산업위생을 "근로자나 일반대중에게 질병, 건강장애와 안녕방해, 심각한 불쾌감 및 능률저하 등을 초래하는 작업환경요인과 스트레스를 예측, 측정, 평가하고 관리하는 과학과 기술이다"라고 정의하고 있다.

우리나라의 산업안전보건법에서는 산업안전보건에 대한 목적을 "산업안전 · 보건에 관한 기준을 확립하고 그 책임의 소재를 명확하게 하여 산업재해를 예방하고 쾌적한 작업환경을 조성함으로써 근로자의 안전과 보건을 유지 · 증진함을 목적으로 한다"고 하였으며, 세계보건기구는 산업보건의 목표를 '모든 산업장에서 일하는 근로자에의 신체적, 정신적, 사회적 건강을 최고로 유지 증진시켜, 작업조건으로 인한 질병을 예방하고 건강에 유해한 취업을 방지하며, 근로자들을 생리적으로나 심리적으로 적합한 작업환경에 배치하여 일하도록 하는 것'으로 정의하였다.

2) 산업보건의 역사

〈표 7-1〉 산업보건의 역사

연도	이름	저서 및 업적
기원전	히포크라테스	납중독 및 진폐증 기술, 질병에 대한 환경의 영향
1473	앨렌버그	납, 수은에 의한 중독증상을 기술
1533	아그리콜라	규폐증에 관한 과학적 기술
1656	스톡하우젠	일산화납에 의한 광부천식 보고서
1713	라마찌니	산업보건에 관한 최초의 저서 '노동자의 건강', 산업보건학의 시조
1775	퍼시벌 포트	굴뚝 청소부의 직업성 음낭암 발견, 공장규제법 제정(1902)
1778	프랭크	노동으로 인한 건강장해와 산업재해 기술, 국가규제 주장
1883	비스마르크	노동자 질병보호법(1833), 공장재해보험법(1844) 창시
1842	애드윈 채드윅	작업환경과 생활환경의 관련성 연구 조사보고
1895	헤밀턴	아닐린 염료에서 직업성 방광암 발견
1898	루돌프 피르호	의학의 사회성 속에서 노동자의 건강보호를 주장, 근대병리학의 시조
1896	렌	아닐린 염료에서 직업성 방광암 발견
1911	로리가	진동공구에 의한 레이노드현상 보고, '과학적인 관리의 원칙' 발표
1913	뢴트겐	X-선 흉부촬영으로 진폐증 진단의 계기 마련

Hippocrates(B.C. 460~377)는 광부나 야금업에 종사하는 사람이 납에 폭로됨으로써 유해하다는 것을 기록하였으며, Egypt의 파피루스 문서에도 직업병에 따른 신체장애가 기록되어 있다.

그러나 산업보건이 학문으로서 기반을 갖추게 된 것은 Ramazzini(1633~1714)의 〈근로자의 질병〉이라는 저서를 통해 직업병에 관한 과학적인 체계가 확립되었다.

그 후 산업혁명(1760~1830)이 일어나면서 불량한 작업환경으로 인하여 근로자들이 20세 이전에 사망하게 되는 경우가 많은 비율을 차지하게 되었다. 따라서 근로자들의 건강보호를 위하여 제도적으로 1833년 영국에서 공장법(English Factory Act)이 만들어 짐으로써 근로자 보호의 기틀이 마련되었다.

19세기(1800~1900)에 산업혁명 당시 노동자들의 건강은 매우 비참하였다. 그리하여 영국에서는 1788년 노동법규로 연통청소법이 나왔고, 1802년 "Health and Morals of Apprentices Act"를 제정하였으며, 1833년에는 최초의 공장법이 공포되었다. 이로써 주 48시간 이상의 노동제한과 9세 이하의 소년고용금지와 노동 감독관 배치 등이 규정되었다.

20세기에는 대량생산 기술과 대기업의 성장으로 공장기계 시설 등이 확장되었고 노동자들은 장시간 노동이 요구되어 노사 간의 분규가 자주 일어났다. 1911년 미국의 기계기술자 F. W. Tayler가 발표한 "과학적 경영원리" 논문을 계기로 노동생리학과 산업심리학의 연구가 시작되었다.

3) 산업보건의 중요성과 목표

(1) 산업보건의 중요성

급격한 산업의 발달로 산업장의 노동인구가 증가하고 산업의 고도화로 노동력의 확보와 인력관리를 통한 노동력의 유지 · 증진을 통하여 생산성과 품질의 향상이 중요시되었고, 아울러 근로자의 권익보호, 산업보건 관리가 노동자의 인권문제로 대두하게 되었다.

(2) 산업보건사업의 목표

세계보건기구와 국제노동기구는 노동과 노동조건으로 일어날 수 있는 건강 장애로부터 근로자를 보호하고, 작업에 있어서 근로자들의 적응, 특히 채용 시 적성에 따른 배치, 근로환경 개선에 기여하며 근로자의 육체적 · 정신적 안녕의 상태를 최대한으로 유지 증진시키는 데 기여하는 기본목표 3가지를 제시하고 있다.

2. 근로와 건강

1) 근로자 보호대책

(1) 근로강도와 근로시간

가. 근로강도

근로강도는 작업종류에 의한 밀도 · 집약도 · 긴장도에 의한 생리적 부담의 크기를 말하며 산소소비량에 따라 노동의 강도를 구분하며 그 기초가 되는 것이 에너지대사율(Relative Metabolic Rate : RMR)로 이에 따른 근로강도의 구분은 〈표 7-2〉와 같다.

$$\text{에너지대사율(RMR)} = \frac{\text{작업시 소비에너지} - \text{같은 시간의 안정시 소비에너지}}{\text{기초대사량}}$$

$$= \frac{\text{노동대사량}}{\text{기초대사량}}$$

보통의 사무작업은 경노동이고, 생산적 노동의 대부분은 중등노동 이상으로 주로 강노동이며, 중노동 이상은 농업노동 · 임업노동 · 토목노동 · 광산노동 등의 일부에서 볼 수 있다.

〈표 7-2〉 에너지대사율에 의한 근로강도 구분

구분	경노동	중등노동	강노동	중노동	격노동
에너지대사율	1 이하	1~2	2~4	4~7	7 이상

나. 근로시간

경제성의 원칙에 맞게 인간은 최소의 노력으로 최대의 생산을 올릴 수 있도록 노력하고 있고 근로시간은 근로자의 건강 및 생산능률과 직결되어 있으며 국제노동헌장에서 1919년(제1회)에 1일 8시간, 주 48시간의 근로시간을 채택하였으나, 1931년 이후에는 1일 8시간, 주 40시간의 근로제를 권장하고 있다.

우리나라에서는 근로기준법 제49조에서 "1주간의 근로시간은 휴게시간을 제하고 40시간을 초과할 수 없다. 1일의 근로시간은 휴게시간을 제하고 8시간을 초과할 수 없다"고 규정하고 있다(개정 2003. 9. 15).

근로시간에 따른 작업의 능률은 근로조건, 근로환경, 근로자의 근로의욕, 숙련도, 피로의 영향을 받게 되며 근로시간의 변동은 [그림 7-1]과 같이 나타난다.

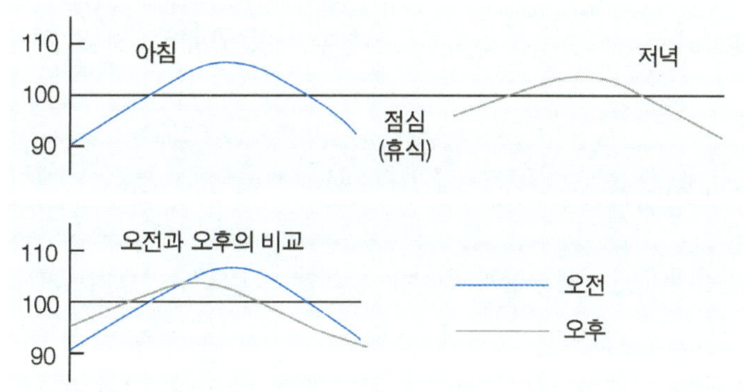

[그림 7-1] 생리적 근로곡선의 기본형

(2) 여성근로자와 연소자의 보호

여성근로자의 사회진출이 늘고 있고 앞으로도 계속 증가할 것으로 예측되고 있다. 여성은 생리, 출산, 육아라는 문제와 아내 및 근로자로서의 부담을 가지게 되는 경우도 있으며, 따라서 여성의 특성에 맞는 직종, 직업에 적정 배치하는 것이 바람직하며 다음과 같은 사항을 고려하여야 한다.

주 작업의 근로강도는 에너지대사율 2.0 이하로 중량물의 취급업무는 중량을 제한(16세 이하 연속근로 8kg, 16~18세 5kg, 18세 이상 20kg)하고, 서서 하는 작업은 연속근로시간을 제한하고 휴식의 횟수와 시간을 고려한다. 손의 과도한 사용에서는 근로조건 개선 및 적정배치하고 고온작업을 가능한 한 피한다. 생리휴가, 임신, 출산을 전후한

휴가를 주며 기타 환경관리를 실시한다.

연소자는 아직 발육단계에 있어 그 신체발육이 여자는 14~16세, 남자는 17~18세에 최고에 달한 후 떨어지기 시작하여 여자는 18세에, 남자는 20세에 정지되므로 이전의 노동은 신체발육의 억제와 추리력, 통찰력, 운동조절력을 저해하기 쉽고 어른에 비해 체력이 약해 질병으로의 이환이 쉬워 이를 제한하기 위해서 근로기준법 제62조에서 "15세 미만인 자(초 · 중등교육법에 의한 중학교에 재학 중인 18세 미만인 자를 포함한다)는 근로자로 사용하지 못한다. 다만, 대통령령이 정하는 기준에 따라 노동부장관이 발급한 취직인허증을 소지한 자로 사용할 수 있다(개정 2010.6.4)"고 규정하고 있으며, 또 동법 제65조에서 "임신 중이거나 산후 1년이 경과되지 아니한 여성('임산부'라 한다)과 18세 미만자를 도덕상 또는 보건상 유해 · 위험한 사업에 사용하지 못한다"고 규정하고 있다.

(3) 근로자의 영양관리

근로자의 영양관리는 근로능률과 건강의 중요한 요소로서 근로의 종류, 강도에 따라 작업량이 증가하면 그에 따른 에너지소비량이 증가하므로 열량을 보충하여야 한다.

또한 중노동자는 단백질 보급이 중요하며 단백질은 작업에 의해서 소비량이 증가되지 않으나 체격, 체력적으로 그 작업을 수행할 수 있도록 발육되어야 하므로 그 부분만큼 단백질을 보충하여야 한다. 성인의 활동별 에너지 권장량은 〈표 7-3〉과 같다.

〈표 7-3〉 성인의 활동별 에너지 권장량

구분	남자		여자	
	kcal/kg체중	kcal/일	kcal/kg체중	kcal/일
가벼운 활동	33	2200	32	1700
보통 활동	38	2500	38	2000
심한 활동	45	3000	40	2100
격심한 활동	55	3600	45	2400

또한 노동의 종류에 따라 영양소가 다르게 필요한데, 고온작업에는 식염, 비타민 A, B, C가 필요하고, 저온작업에는 지방질과 비타민 A, B, D, 심한 노동에는 비타민 B_1, Ca 등의 강화영양식품, 소음작업에는 비타민 B_1 등이 필요하다.

직업성 중독자의 영양관리에서 고려할 사항으로는 벤젠의 급성 중독에는 비타민 B_2, 만성 중독에는 비타민 B_6가 필요하고, 암모니아 중독에는 비타민 C, 일산화탄소 중독에는 비타민 B_1, 사염화탄소 중독에는 비타민 E, 이황화탄소 중독에는 비타민 B_2, 아연중독에는 철 · 동 · 대두단백 등이 필요하다.

(4) 산업피로

피로는 학문적으로 정의하기 어려운 추상적 개념으로 사전적으로는 몸이 지나치게 활동한 결과 신경이나 근육이 쇠약하여 일을 견뎌내기 어려운 상황을 말하며, 산업보건학적 입장에서 산업피로는 정신적 · 육체적 그리고 신경적인 노동 부하에 반응하는 생체의 태도이며 체내의 물리 · 화학적 변화로 생체기능의 변화를 초래해서 근로능률의 저하를 가져오는 현상이라고 정의할 수 있으며, 피로 자체는 질병이 아니고 가역적인 생체변화 현상이다.

가. 발생요인 및 종류

산업피로는 근로공간, 근로밀도, 근로환경조건 등의 근로부하조건과 근로편성과 근로시간, 휴식시간 등의 노동시간조건 그리고 휴식조건 및 개인조건에 따라 피로도가 다르게 나타난다.

산업피로의 종류는 발생부위에 따라 정신적 · 육체적 피로, 국소 및 전신피로로 구분할 수 있으며, 증상에 따라 보통피로, 과로 및 곤비(과로상태가 축적되어 단시간의 휴식으로 회복될 수 없는 병적 상태를 말한다) 등으로 구분할 수 있다.

나. 증상

피로증상은 두통, 나른함, 가슴 결림 등의 신체적 자각증상과 주의력의 산만과 마음의 산만, 초조함 등의 정신적 자각증상으로 나타나고, 판정방법으로는 CMI와 일본 산업위생학회의 피로자각증상 항목의 주관적 판정법과 생리적 기능검사, 생화학적 검사, 생리심리적 검사 등의 방법인 객관적 판정법이 있다.

다. 대책

작업과정 중 여러 번에 나누어 적절한 휴식시간을 삽입하는 것이 효과적으로 시간은 등차 급수적, 피로는 등비 급수적이 되고, 작업에 숙련되어야 하며, 불필요한 동작은 피하고 에너지 소모를 적게 한다.

힘든 노동은 기계화, 정적인 노동은 동적인 작업으로 전환하며 작업에 사용되는 공구, 기계, 근로자세는 인체공학적으로 고안하고 개인에 맞게 작업량을 조절하여 근로시간 중, 근로 전후에 간단히 체조나 오락을 갖도록 하고 충분한 수면과 영양을 섭취하고 근로 후에는 목욕, 마사지 등을 하여 혈액순환을 좋게 한다. 정신건강면에 있어서의 근로적성과 피로문제가 다각적으로 검토되어야 한다.

3. 산업재해

노동부에서는 산업재해를 "산업활동에 수반하여 발생하는 사고로 인적 · 물적 손해를 일으키는 것을 말한다. 즉 근로자가 업무에 기인해서 부상 · 질병이환 또는 사망하거나 시설이 파괴되는 것으로 기업의 건설물, 설비, 원재료, 가스, 증기, 분진 등에 의해서 일어나기도 하고 근로자 자신의 불안전한 작업동작에 기인해서 일어나기도 한다"고 정의하고 있다.

재해의 분류는 근로자의 생명을 해치는 근로재해와 일반대중에게 피해를 주는 공중재해 그리고 산업시설만의 파손 등으로 분류하거나 사망재해(인명손상), 주요재해(입원정도 상해), 경미재해(통원정도 상해), 유사재해(재산피해)로 구분하나, 국제노동기구와 미국표준연구소에서는 재해통계상으로 재해란 인명손상을 가져오는 것을 말한다.

1) 재해의 상병 분류

(1) 재해의 분류

산업재해가 발생했을 때 근로자에게 발생되는 재해를 보면 사망, 중상(휴업 14일 이상), 중등상(휴업 8~13일), 경상(휴업 3~7일), 미상(휴업 1~2일) 불휴재해(휴업일 없음)로 구분된다.

2016년도 산업재해보상보험법 적용사업장 2,457,225개소에 종사하는 근로자 18,431,716명 중에서 4일 이상 요양을 요하는 재해자가 90,656명이 발생(사망 1,777명, 부상 81,548명, 업무상질병 이환자 7,068명)하였고, 재해율은 0.49%이었다.

2015년도에 비하여 사업장수는 3.80% 증가하였고, 근로자수는 2.58% 증가하였으며, 재해자수는 0.58% 증가하였고, 재해율은 0.01%p 감소하였다.

재해는 정도에 따라 사망 · 영구장해 · 일시장해로 구분할 수 있으며, 상해면에 따라 절단상, 화상, 절상, 신경 · 척추의 손상으로 나뉘고, 상해부위에 따라 두부, 안부, 흉부로 나뉘며, 수족이 70~80%로 가장 많고 신체 부위별로는 손(왼손, 손가락)이 30~50%, 다리가 25~35%, 왼쪽 눈의 순이다.

〈표 7-4〉 산업재해 현황

연도	적용 사업장수 (개소)	대상 근로자수 (명)	재해자수(명)					재해율[2] (%)	경제적 손실추정액 (단위 : 백만원)			근로 손실 일수[4] (일)
			계	사망[1]	부상	신체 장해자	업무상 질병 요양자수		계	산재 보상금	간접 손실액[3]	
2015년	2,367,186	17,968,931	90,129	1,810	80,999	34,158	7,064	0.50	20,395,540	4,079,108	16,316,432	47,538,877
2016년	2,457,225	18,431,716	90,656	1,777	81,548	32,914	7,068	0.49	21,400,275	4,280,055	17,120,220	47,035,222
증감[5] (%)	90,039 (3.80)	462,785 (2.58)	527 (0.58)	-33 (-1.82)	549 (0.68)	-1,244 (-3.64)	4 (0.06)	-0.01	1,004,735 (4.93)	200,947 (4.93)	803,788 (4.93)	-503,655 (-1.06)

※ 참고

1) 사망자수는 재해 당시의 사망자수에 요양 중 사망자수를 포함한 것임.
   ※ 사망자수에는 사업장외 교통사고, 체육행사, 폭력행위, 사고발생일로부터 1년 경과 사고사망자는 제외 (다만, 운수업, 음식 · 숙박업의 사업장외 교통사고 사망자는 포함)

2) $\text{재해율(\%)} = \frac{\text{재해자수}}{\text{근로자수}} \times 100$

3) 간접손실액 : 하인리히 방식에 의하여 직접손실액(산재보상금 지급액)의 4배로 계상

4) 근로손실일수 : 신체장해자의 등급별 손실일수 + 사망자 손실일수 + 부상자 · 업무상 질병요양자의 요양일수

5) $\text{증감(\%)} = \frac{\text{2016년도}}{\text{2015년도}} \times 100 - 100$

6) 산업재해로 인한 근로손실일수는 2016년도 노사분규로 인한 근로손실일수 2,035천일의 23배

출처 : 안전보건공단 https://www.kosha.or.kr, 2018

(2) 재해보상

요양을 필요로 하는 업무상의 부상 또는 질병에 지급하는 요양급여(질병이 3일 이내의 요양으로 치료될 수 있는 때는 지급하지 않는다), 요양급여 대상자에 대하여 요양으로 인하여 취업하지 못한 기간 중 1일에 대하여 평균임금의 70%에 해당하는 급여를 지급하는 휴무급여, 장해등급에 따라 연금 또는 일시금으로 지급하는 장해급여, 업무상 사망자에 대하여 유족에게 지급하는 유족급여가 있으며, 그 밖에 상병보상연금, 장의비, 장해특별급여, 유족특별급여가 있다.

(3) 하인리 법칙

산업재해의 결과로 일어나는 상해와 재산 패해의 관계가 휴업재해, 주요재해, 중상해사고, 사망 등의 현성재해와 불휴재해, 경미재해, 경상해사고 등의 불현성 재해 그리고 유사재해, 무상해사고 잠재성 재해의 비율이 = 1 : 29 : 300로 발생한다.

2) 재해 발생요인

산업재해의 발생요인은 크게 환경적 요인과 인적 요인에 의해서 발생한다. 환경적 요인으로는 작업장의 면적, 이상온도, 소음, 채광, 조명의 불량과 안전장치의 미비 등을 들을 수 있으며, 인적 요인으로 근로지식부족, 근로미숙, 인원부족 혹은 작업진행의 혼란과 같은 관리상 요인과 체력부족, 신체적 결함, 불건강, 수면부족의 생리적 요인, 그리고 정신집중력 부족, 태만, 부주의, 착오, 무리한 행동, 심리적 요인 등의 불안전행위가 관여하고 있다.

3) 산업재해 발생상황

(1) 산업재해 지수

산업재해의 발생빈도와 작업에 미치는 손실을 산출하기 위한 지수로 국제노동기구는 도수율과 강도율을 권장지표로 하고 있으며, 산출하는 방법은 다음과 같다.

- 도수율 = $\frac{\text{재해건수}}{\text{연근로시간수}} \times 1,000,000$

- 강도율 = $\frac{\text{손실근로일수}}{\text{연근로시간수}} \times 1,000$

- 건수율(발생률) = $\frac{\text{재해건수}}{\text{평균 실근로자수}} \times 1,000$

- 평균손실일수 = $\frac{\text{손실근로일수}}{\text{재해건수}}$

(2) 산업재해 발생상황

2016년도 산업별 재해자 현황을 살펴보면, 기타의 사업이 전체 재해의 29,692명(32.75%)으로 가장 높고, 다음은 건설업이 26,570명(29.31%), 제조업이 26,142명(28.84%), 운수 · 창고 · 통신업이 4,114명(4.54%), 광업이 1,534명(1.69%) 순으로 나타났다.

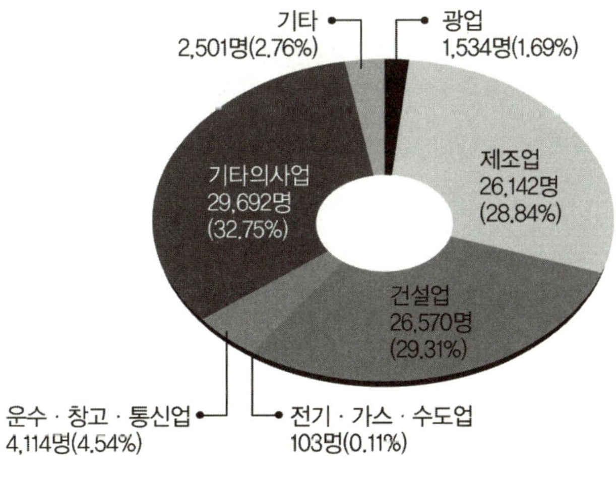

※ 기타는 임업, 어업, 농업, 금융보험업임

[그림 7-2] **산업별 산업재해 현황 분포도**

출처: 안전보건공단 https://www.kosha.or.kr, 2018

산업별 천인율은 광업(137.54‰)이 가장 높고, 임업(15.45‰), 농업(9.00‰), 건설업(8.43‰), 어업(7.69‰), 제조업(6.17‰), 운수·창고·통신업(4.92‰), 기타의사업(3.23‰)의 순으로 나타났고 산업별 도수율은 광업(62.15)이 가장 높고, 임업(7.62), 건설업(4.78), 농업(4.38), 어업(3.81), 제조업(2.76), 운수·창고 및 통신업(2.37), 기타의사업(1.60)의 순으로 나타났으며 산업별 강도율은 광업(212.89)이 가장 높고, 어업(3.14), 임업(2.71), 건설업(2.58), 제조업(1.62), 농업(1.56), 운수·창고 및 통신업(1.30), 기타의 사업(0.50)의 순으로 나타났다.

〈표 7-5〉 산업별 산업재해 현황

구 분	전산업	광업	제조업	건설업	전기가스 수도업	운수창고 통신업	임업	어업	농업	금융 보험업	기타의 사업
사업장수	2,457,225	1,105	375,634	333,201	2,363	71,860	12,422	1,734	14,954	41,419	1,602,533
근로자수	18,431,716	11,153	4,236,653	3,152,859	72,940	836,471	93,493	5,591	80,990	761,187	9,180,379
재해자수	90,656	1,534	26,142	26,570	103	4,114	1,444	43	729	285	29,692
재해건수	90,009	1,489	25,888	26,367	98	4,106	1,439	43	717	284	29,578
도수율[1]	2.38	62.15	2.76	4.78	0.67	2.37	7.62	3.81	4.38	0.19	1.60
강도율[2]	1.24	212.89	1.62	2.58	0.47	1.30	2.71	3.14	1.56	0.14	0.50
천인율[3]	4.92	137.54	6.17	8.43	1.41	4.92	15.45	7.69	9.00	0.37	3.23

* 도수율, 강도율 산정 시 연근로시간은 한국표준산업분류(9차 개정)의 산업별 근로시간을 활용하였음

1) $\text{도수율} = \frac{\text{재해건수}}{\text{연근로시간}} \times 1{,}000{,}000$

2) $\text{강도율} = \frac{\text{총근로손실일수}}{\text{연근로시간}} \times 1{,}000$

3) $\text{천인율}(‰) = \frac{\text{재해자수}}{\text{근로자수}} \times 1{,}000$

출처: 안전보건공단 https://www.kosha.or.kr, 2018

(3) 산업재해 예방대책

산업재해의 예방대책으로는 경영자의 주도하에 책임을 할당하고 안전한 근로환경을 유지하며 근로자의 인적요인을 고려한 작업의 실시 및 신체적 또는 정신의학적 문제를

검토하며 재해예방을 위한 재해기록 제도와 재해발생 시 응급 · 구급처치를 위한 의료 구급제도를 마련해야 한다.

4. 직업병

직업성 질환이란 근로자들이 그 직업에 종사(특수한 작업환경에 폭로)함으로써 발생하는 상병으로, 발생상태와 성질에 따라 재해성 질병과 직업병으로 분류한다. 직업병은 '그 직종이 가지고 있는 특정한 요인으로 그 직종에 종사하는 사람에게만 발생하는 특정의 질환'을 말한다.

1) 물리적 인자에 의한 건강장애

(1) 고열장애(열중증)에 의한 건강장애

가. 열경련

고온환경에서 심한 육체적 노동을 할 때 잘 발생하며, 지나친 발한에 의한 탈수 및 염분 손실로 작업 시 많이 사용한 수의근의 사지경련, 이명, 두통, 구기, 현기증, 맥박상승, 동공확대, 혈중 염화나트륨 감소 등의 증상이 나타나지만, 체온은 38℃ 이상 되지 않으며, 혈압 또한 급격한 상승은 없다. 치료는 서늘한 바람이 잘 통하는 곳에 환자를 눕혀 옷을 벗겨 전도와 복사에 의한 체열방출을 촉진시키고 생리식염수 1~2L를 정맥주사하고, 0.1%의 식염수를 마시게 한다.

나. 열허탈증(열피로)

고온환경에서 오랫동안 중노동한 결과로 말초혈관운동신경의 조절 장애와 심박출량의 부족으로 초래하는 순환부전으로 미숙련공에게 많이 발생하는데, 말초 순환의 이상, 특히 대뇌 피질의 혈류 부족이 무력감, 불안 및 초조감, 구역질, 하품, 현기증, 이명 등의 증상으로 나타난다. 치료는 쾌적한 환경에 환자를 눕히거나 머리를 낮게 눕히면 곧 회복되므로 특별한 치료가 필요치 않으나 상태에 따라 강심

제, 5% 포도당 및 생리식염수 주사, 따뜻한 차를 복용시키기도 한다.

다. 열사병(일사병)

고온다습한 환경에서 격렬한 육체적 노동을 하거나 실외에서 태양의 복사열을 두부에 직접 받는 경우에 체온조절중추의 기능장애에 의한 체온조절의 부조화로 예후가 아주 불량하며, 체온이 41~43℃로서 급격하게 상승하고, 뇌의 온도의 상승, 두통, 현기증, 이명, 혼수상태, 피부건조 그리고 땀을 흘리지 못한다. 치료는 급격히 얼음물에 담가서 체온을 39℃까지 내려주어야 하며, 울열방지와 체열이동을 돕기 위해 사지를 격렬하게 마찰시키고 호흡곤란 시는 산소공급을 해주고 체열생산 억제를 위해 항신진대사제를 투여한다.

라. 열쇠약

만성 열중증으로 고열에 의한 만성 체력소모로 고열작업에 의한 비타민 B_1 결핍이 발생되어 전신권태, 식욕부진, 위장장애, 분변, 빈혈 등이 나타나 몸이 쇠약해진다. 치료를 위해서는 영양공급, 비타민 B_1 공급, 휴양 등이 필요하다.

마. 열성발진

습난한 기후대에 머물거나 고온다습한 대기에 계속 폭로되면 땀샘의 개구부가 땀에 불은 피부의 케라틴층 때문에 막히고 땀샘에 염증이 일어나 피부에 작은 발적된 수포가 보이고, 발한도 장해를 받게 된다. 치료를 위해서는 내열성을 크게 저하시키므로 조기 치료한다.

(2) 저온 폭로에 의한 건강장애

가. 전신 체온강하

장시간 한랭온도에의 폭로와 체열상실에 의한 급격한 혈관확장과 전신냉각으로 빈혈, 전신세포의 기능 저하, 습도가 높으면 류머티즘, 신경염, 생리 이상 등이 발생하며 진정제 복용과 음주는 체온하강의 위험을 더욱 증대시키는 요소가 된다.

나. 참호족(침수족)

한랭에 계속해서 장기간 폭로되고 동시에 지속적으로 습기나 물에 잠기는 등 차고 습한 환경에 폭로된 사지의 국소 산소결핍으로 혈액농축, 적혈구 정체, 혈액순환 정체, 부종, 소외감, 심한 통증, 수포, 퇴행성 변환 후 괴저, 궤양이 형성된다.

다. 동상

조직이 동결되어 세포구조에 기계적 파탄이 일어나기 때문에 젖은 사지부분에 자체가 동결, 조직 손상으로 피부빙점(-10℃)에 풍속이 늘면 체열방산이 커져서 신속하게 동상이 일어나 따끔따끔하거나 가려움, 국소 발적, 부종, 구반을 일으킨다. 동상은 상태에 따라 발적 종창이 일어난 상태인 제1도 동상, 수포형성에 의한 삼출성 염증상태인 제2도 동상, 그리고 국소조직의 괴사 또는 괴저상태인 제3도 동상이 있다.

2) 이상기압에 의한 건강장애

(1) 고압환경과 장애

고압환경의 생체작용은 크게 두 가지로 구분되는데, 생체강과 환경 간의 기압차이로 인한 기계적 작용을 1차성 압력현상이라 하고, 고압하의 대기가스의 독성 때문에 나타나는 현상을 2차성 압력현상이라 한다.

1차성 압력현상은 고기압에서는 울혈, 부종, 출혈 및 동통을 일으킬 수 있으며, 특히 귀, 부비강 및 치아는 압박장애를 일으키기 쉽다. 2차성 압력현상은 주로 질소, 산소, 이산화탄소가 문제가 되는데 그 내용은 다음과 같다.

가. 질소중독

공기 중 질소가스는 4기압 이상에서 마취작용을 나타내어 작업능력 저하, 기분의 변화 등의 현상을 일으키며, 10기압 이상에서는 알코올과 같은 증상을 나타내며, 지방용해도는 혈액, 물, 지방의 순서로서 물에 비해 5배나 높다.

나. 산소중독

산소분압이 2기압이 넘을 경우 산소 중독 증세가 나타나 손발의 마비, 시력장애, 어지러움을 보이며 4기압에서 45분 후에는 경련이 생기며 시력장애, 환청, 안면근육경련, 오심, 간질 등의 증상을 일으키나 폭로상태가 중지되는 즉시 회복된다.

다. 이산화탄소

산소의 독성과 질소의 마취작용을 증가시켜 감압통을 발생시킨다.

(2) 감압환경과 장애

높은 기압에서 감압하는 과정에서 발생하는 기계적 장애로 질소 분압이 높아져 질소가 혈액에 용해되어 조직에 확산, 흡수되어 기포를 형성하여 일으키는 감압병과 잠함병이 있으며, 터널굴착, 댐건설, 건물 기초건설, 잠수작업, 잠수부, 공군비행사에서 발생하고 있으며, 항공기의 급격한 고도상승 시에도 발생한다.

감압병은 관절 및 근육의 격심한 동통, 피부소양감, 중추신경장애, 만성장애로 비감염성 골괴사 등을 보이고, 잠함병은 피부소양감, 관절통, 척추증상에 의한 마비, 뇌내혈액순환장애 및 호흡장애를 발생시킨다.

예방대책으로는 적성검사를 실시하여 호흡기 및 순환기 이상자, 약물중독자, 비만자, 노약자 등의 부적격자를 제외시키고, 고압환경에서의 근로시간을 제한하고 서서히(1기압에 20분 이상) 단계적으로 감압을 실시하며 감압 후 인공적인 산소를 흡입시켜 체내 잔류 질소 기포 배설 촉진 및 운동으로 혈액순환을 촉진시킨다.

(3) 저산소 환경과 장애

고압환경의 반대개념으로 일반적으로 건강장애가 문제가 되고 있다. 3,000m급 이상의 산을 등반할 때에는 산소부족과 기계적 장애가 있어 산소호흡기를 착용해야 하고 고공비행, 고산지대에서 작업할 때(항공병, 고산병)에는 이상저압의 장애로 난청, 통증, 항공 중이염, 항공 치통, 항공부비강염 같은 기계적 장애와 폐의 산소 분압의 저하 등의 저산소증 그리고 두통, 불면, 불안, 탄력감, 식욕부진, 구역질, 호흡촉박, 수면방해, 이명,

현휘, 난청 같은 고산병을 유발하며, 산소공급 증가를 위해 탄산가스 배출이 과다해지면서 알칼리 혈증을 유발하나, 고지 도착 1주일 후에 현저하게 감소된다.

예방대책으로 가압실을 이용하여 압력을 가하고, 압력을 가함과 동시에 산소를 흡입시키는데 가압량은 기내 고도에 따라 다르다.

3) 유해광선

(1) 전리방사선의 생체작용

방사성 원소가 파괴될 때 방출되는 초고속의 입자 또는 방상에너지를 전리방사선이라 하며, 인체에 미치는 영향은 투과력, 전리작용, 피폭방법에 따라 다르다. 투과력은 [그림 7-3]과 같이 X선과 감마선 > 베타선 > 알파선 순으로 크고 전리작용은 투과력과 반대이다.

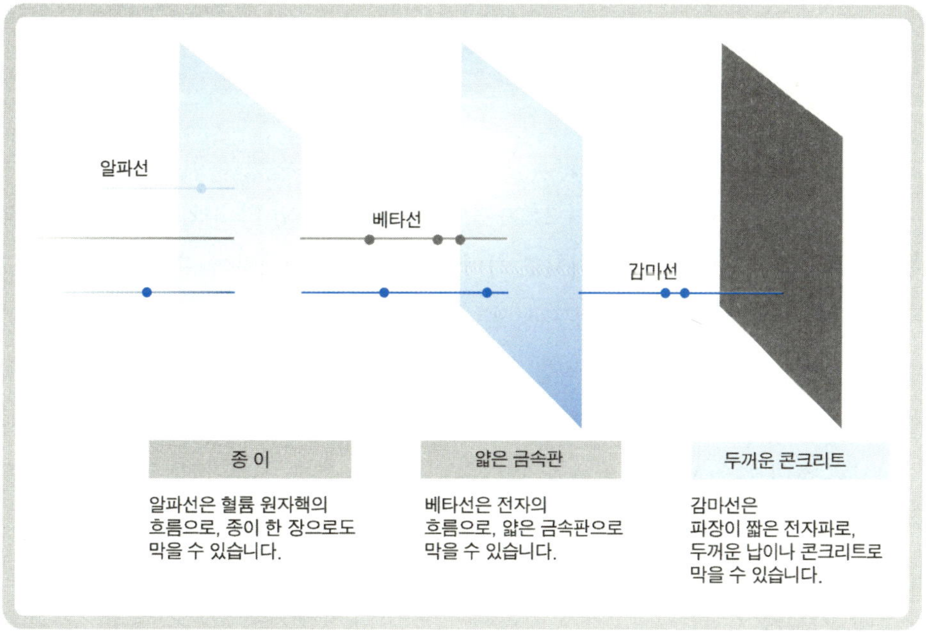

[그림 7-3] 방사선의 종류와 투과력

전리방사선에 대한 신체조직의 감수성은 차이가 있는데 일반적으로 증식력, 재생기전이 왕성할수록, 세포핵 분열이 영속할수록, 형태의 기능이 미완성일수록 감수성은 크다. 그러므로 가장 영향을 받기 쉬운 조직은 골수와 림프조직 등의 조혈기와 생식선 등이며, 신경조직 · 골 · 근육 등은 감수성이 낮다.

방사선 장해는 피부에 대한 작용으로 발적, 탈모, 피부각화 등을 초래하며 혈액 및 조혈기관에 대한 장해로는 빈혈, 백혈구 감소증, 백혈병 면역감소 등을 초래한다.

또한 백혈병, 피부암 및 골육종을 발생시키고 유전적 장애로서 정신적 장애, 기형, 난청, 실명 등의 변이가 가능하고 기타 백내장, 불임증을 일으킨다.

전리방사선은 주당 LD50은 400±100rem을 최대허용으로 하므로 시설과 작업방법의 관리로 차폐물을 설치하고 원격조정, 조사시간의 단축과 노출을 금지하여야 한다.

(2) 비전리방사선

전리능력이 없거나 전리능력이 약한 방사선으로 자외선, 가시광선, 적외선, 마이크로파, 라디오파, 레이저광선 등이 있다.

가. 자외선(일명 화학선)

자외선은 투과성이 약하며 2,800~3,150Å(280~315nm)의 자외선이 인체에 유익하여 도르노선을 건강선이라고도 하며, 비타민 D를 형성하여 구루병을 예방하고, 살균작용, 신진대사 및 적혈구 생성촉진, 혈압강하작용 등의 긍정적 작용을 하나, 오랫동안 조사할 경우에는 적혈구, 백혈구, 혈소판이 증가하고 색소침착, 홍반 형성, 피부비후, 피부암 발생, 수포형성과 두통, 흥분, 불면 등의 2차적 현상이 일어나기도 하며 2950Å 파장 이하의 자외선은 결막염, 설맹, 전기안염 등을 일으키기도 한다.

나. 가시광선

가시광선은 사람의 눈에 보이는 범위의 파장(4,000~7,600Å)으로 조명부족 시에는 근시, 안정피로가 발생하고, 조명과잉 시에는 안구진탕증, 시력장애, 시야협착, 망막변성, 암순음의 저하와 광시 등이 발생한다.

〈표 7-6〉 전자파의 특징

전자파		파장	특성 반응	
자외선	원자외선 중자외선 근자외선	1,000~2,800Å 2,800~3,200Å 3,150~4,000Å	공기, 석영 약간 투과 보통유리 흡수 일부 보통유리, 물 투과	• 피부: 홍반작용, 색소침착, 피부비후, 피부암 • 눈: 급성각막염, 수명, 안검경련, 비타민 D 생성 • 살균작용: 2,540~2,800Å가 장 강함
적외선	근적외선 중적외선 원적외선	7,500~30,000Å 30,000~250,000Å 250,000Å~1mm	물 투과 유리 통과 형석, 암염 통과	• 고열물체에서 방출되는 방사선은 거의가 적외선(열작용) • 피부화상 • 눈의 망막염 • 초자공 백내장: 초자공이나 용광로공
레이저	인위적으로 자외선, 가시광선, 적외선 가운데 특정 파장부위를 강하게 증폭시킨 복사선	0.3~10㎛	• 종류는 지속파, 맥동파, Q-switch파 • 발생원: 정밀기계작업, 용접, 절단, 밀봉, 복사, 광학측정, 분만측정, 외과적 수술, 통신용 매체	• 눈: 수명, 충혈, 이물감, 각막혼탁, 백내장, 망막염 • 피부: 홍반, 수포형성, 색소침착
마이크로파 (라디오파의 일부)		1mm~1m (1mm~104m)	• 발생원: 레이더, 통신기기, 음극선관, 감응가열로 건조기	• 10cm 마이크로파, 백내장 • 저혈압 • 월경주기 변동

다. 적외선(열선)

적외선은 투과성이 강하고 파장에 따라 〈표 7-6〉과 같이 근적외선, 중적외선, 원적외선으로 구분되며 7,600~10,000Å의 파장을 가진 전자파가 인체 피부온도에 상당한 만큼의 적외선을 복사하나, 그 양은 의복, 옥내 기후의 영향을 크게 받으며 피부 투과성이 가장 큰 7,000~7,600Å의 파장은 충혈, 혈관확장, 괴사 등을 유발하며, 14,000Å 이상에서는 각막손상, 만성폭로로 백내장(초자공 백내장)은 유리공, 용광로의 화부에 다발한다.

라. 레이저

유도방출에 의한 광선 증폭으로 단일파장이고 강력하면서도 예리한 지향성을 가졌으며, 400nm 이하의 짧은 자외선이나 1400nm의 적외선에서는 각막염을 일으키고, 700~1400nm의 적외선, 300~400nm의 자외선에서는 백내장을 일으키는 등의 눈의 장애를 가져오며, 열응고, 괴사에 의한 피부화상을 일으킨다.

마. 마이크로파

마이크로파는 10~30,000MHz의 전자파를 총칭한 무선주파, 극초단파로 TV, 라디오, 일반 및 군용 레이더에 사용되어 피폭인구가 많으며, 열작용, 백내장 발생과 두통, 피로감 등의 중추신경 방해, 혈액 변화, 유전 및 생식기능 장애 등을 가져온다.

4) 소음과 진동

(1) 소음

소음은 '원치 않는 소리'라고 정의되는 잠행성 오염물로 단위시간 동안에 생기는 압력파동, 즉 주파수를 헤르츠(Hz)로 나타낸다. 가청범위(음의 영역)는 20~20,000Hz이며, 산업장 소음의 일시적 노출로 4,000~6,000Hz에서 일시적 난청이 발생하고 폭로 중지 후 12시간 이내에 기능이 회복하며, 작업성 난청, 소음성 난청으로 영구적 청력장애가 되기도 한다. 장기간의 소음 폭로로 인하여 특히 90~120dB 작업 시에는 난청의 원상복귀가 불가능하다. 소음작업자의 영구적 청력손실은 3,000~6,000Hz의 고주파수 범위에서 나타나고, 4,000Hz에서 가장 심하게 나타나는데 이를 C5-dip 현상이라고 한다.

(2) 진동

물체의 앞뒤, 좌우, 상하운동을 가리키며, 여기서의 진동은 사람과 접촉한 물체가 낮은 주기로 전후 방향으로 운동하는 것을 말한다. 진동의 주파수는 1초당 2주기 현상을 가리키는 것으로, 단위로 헤르츠(Hz)를 쓴다. 진동과 특히 관계되는 것은 1~400Hz이며 전신진동의 경우 2~100Hz, 국소진동의 경우 8~1,500Hz가 문제되고 공명의 상체는 5Hz, 두부, 견부는 20~30Hz, 안구는 60~90Hz로 외부에서 발생한 진동에 맞춰서 생체가 진동하는 성질이 있다.

전신진동원으로는 자동차, 선박, 항공기, 발지기, 전동기, 착암기가 있으며, 국소진동원으로는 착암기, 분쇄기, 진공기구, 전기톱 등이 있다.

5) 공업중독

공업중독이란 공업계통에서 주로 사용되는 각종의 원료, 제품, 제조과정에서 발생하는 물질인 고체, 액체, 기체 및 이의 혼합물에 의해 생기는 건강장애를 총칭하는 말로 호흡기계, 소화기계, 피부로 침입하여 장해를 일으킨다.

(1) 납중독

납중독은 공업중독의 대표적인 직업병으로 납을 사용하는 작업인 제련, 용해, 주입, 분쇄, 소성하는 작업이나 용접, 축전지 제조업, 납 안료를 사용하는 작업 등에서 쉽게 발생한다.

초기증상으로 체중감소, 적혈구감소, 식욕부진, 복부불편감, 복부통증, 변비 등이 발생하며, 중독이 더 진행되어 신경계 이상을 일으키며 정신착란, 경련, 발작 등을 일으킨다. 납중독의 4대 증상이라고 하는 혈관수축이나 빈혈로 인한 피부창백, 구강치은부에 암청회색의 황화연이 침착한 청회색선, 호염기성 과립 적혈구수의 증가, 소변 중의 헤마토포피린이 증가하며, 특히 소변검사에서의 초기진단에 유용하다.

일반적인 납중독의 예방대책은 공업중독에 준하며 세계보건기구의 작업장의 허용기준은 0.05mg/m^{3}으로, 혈중납량을 측정하여 성인남성은 40㎍/100mL, 가임기 여성은 30㎍/100mL을 초과하지 못하도록 하고 있으며, 최근 납의 배설을 촉진하는 경구투여제인 에틸렌다아민-4-아세트산(EDTA)이 치료에 사용되고 있다.

(2) 수은중독

일명 미나마타병으로 수은을 취급하는 업종인 수은광산작업, 정련, 증류, 도금, 피륙, 박제제조, 도료, 제조약품제조업, 농약공장, 온도계 제조작업 시 수은증기에 폭로되어 발생한다. 증상은 초기에는 구내염, 치은발적, 동통, 출혈이 있고, 두통, 구토, 복통, 설사 등의 자각증상이 있으며 방치 시에는 중추신경장애가 나타나고 치은이 괴사하며 중독성 과민증이 발생한다. 메틸수은은 사지감각 이상과 구음장애, 청력장애, 운동실조 등 뇌중추 신경장애를 가져오며, 특히 어린이는 선천성 중독으로 정신박약, 실명 그리고 뇌마비 증상이 나타난다.

(3) 크롬중독

크롬중독은 채광, 제련, 크롬도금의 산업장, 크롬산염을 촉매로 취급하는 작업 등에서 증기나 분진을 흡입함으로써 급성으로 피부염, 습진, 국소 피부궤양과 심한 신장장애를 일으켜 과뇨증 또는 무뇨증을 일으켜 사망에 이르게 하는 요독증을 유발하고, 만성으로는 비중격천공, 코, 폐 및 위장의 점막에 병변을 일으켜 기침, 두통, 호흡곤란이 생긴다.

(4) 카드뮴중독

이따이이따이병으로 불리며 합금제조, 용접, 도자기, 페인트, 축전지 생산, 반도체, 자동차 제작, 도금작업, 합성수지, 비료제조 등의 카드뮴 관련 작업에 의해 카드뮴을 경구, 피부접촉 또는 흡입함으로써 발생한다. 고농도 섭취 시 구토, 설사, 급성위장염, 복통, 착색뇨, 간 · 신장 기능장애 등의 급성 중독을 일으키고 신장기능 장애, 폐기종, 단백뇨의 3대 만성 중독을 일으킨다. 체내 흡수된 카드뮴은 혈액을 거쳐 2/3는 간과 신장으로 이동하며 나머지는 혈액을 통하여 다른 장기로 이동하는데, 체내 축적된 것 중 50~70%는 간과 신장에 축적된다.

(5) 망간중독

망간광산 및 취급장, 철강제조, 알루미늄, 구리 등의 합금제조, 건전지, 유리제조, 안료 및 색소제조 등의 망간 취급 작업에 의해 발생되며, 제1기에는 망간 신경증, 무기력, 식욕감퇴, 권태의 증상이 오며, 제2기에는 가면성 얼굴, 언어장애 그리고 제3기에는 근긴장항증, 파킨슨병과 비슷한 증상인 운동실조 증상이 나타난다.

(6) 벤젠중독

벤젠은 유기용제로 방향족 탄화수소에 속하는 물질로, 석탄, 코크스 제조의 부산물로 나오며, 농약이나 약품제조, 타르염색의 원료로 사용되는 과정에서 피부나 주로 코로 흡입하여 중독에 의한 두통, 현기증, 구토, 근육마비, 의식상실의 급성 신경계 장애와 혈관, 혈액, 간장중독 등의 만성 중독, 피부 홍반, 괴사, 각질 등의 증상이 있어 3대 직업병 중의 하나이다.

(7) 기타 중독

살충제, 살서제, 방부제, 농약제조 등에 사용되는 비소에 의한 권태감, 발열, 소양 등의 자각증상과 국소증상으로 피부염, 비소 흑피증, 비소 각화증이 있으며, 제련, 채광, 원자력 산업에서 기인한 베릴륨 증상으로 인한 폐렴, 폐부종, 육아종성 폐렴이 있으며, 기타 인, 아황산가스 중독 등 공업의 발달로 사용되는 원료와 공업처리방법의 증가로 중독증상의 종류와 빈도는 계속해서 늘어나고 있는 추세이다.

6) 진폐증

(1) 규폐증

규폐증은 크기 0.5~5.0㎛의 유리규산 먼지가 폐에 반성 섬유증식을 일으키는 질환으로 3대 직업병으로 금속광산, 금속제련소, 탄광, 토석채취 등의 광산 관계업, 주물업, 기계공업, 요업, 암석분쇄 사업장에서 발생한다. 증상은 심하지 않는 한 자각증상이 없으며, 산업장의 경력이 3년 이상에서 발병이 시작되며 호흡곤란, 기침, 흉통 등의 주증상이 진행되면 폐활량, 흉위의 위축 차의 감소가 일어나고 말기는 규폐성 폐결핵으로 진행된다.

임상검사, 흉부사진 소견으로 진단이 가능하며, 설비시설의 개선 및 분진흡입감소 대책으로 근본적인 원인을 제거, 방비마스크 착용, 노무관리측면에서 근로시간조정과 근로강도경감, 채용 시 신체검사에서 호흡기 질환자 제외와 정기 건강진단으로 조기발견 치료한다.

(2) 석면폐증

석면섬유(2~5㎛)가 작고 가는 기관지에 부착하여 그 부위에 섬유증식이 생기는 질환으로 소화용제, 절연체, 내화직물 등을 다루는 근로자에게 발생하며, 근무경력 4~5년이면 섬유증식이 발생하여 호흡곤란, 기침, 객담, 흉통 등을 호소하고 초기에 체중감소가 있으며 흉부가 아위는 것이 규폐증과 다르다.

(3) 활석폐증

석탄, 규토, 운모, 규산이 혼합된 분진에 폭로된 탄광부에게 발생하며 증상은 석면폐증과 유사하다. 발생기전 면역학적 작용에 큰 영향을 받으며 분진의 농도, 크기, 폭로기간, 근로강도, 독성정도, 호흡방법 등이 발생에 관여한다.

〈표 7-7〉 근로 환경 요인의 건강에 대한 영향

원인	직종	직업병
Ⅰ. 물리적 원인		
1. 기계적 부상	• 압연공 · 기계공	• 부상에 의한 질병
2. 고열 · 건열 · 습열	• 화부 · 제련공 · 초자공 · 도자기공	• 열사병 · 일사병 · 심장질환 · 화상 · 모낭염
3. 한랭	• 제빙 · 냉동 · 겨울철 옥외작업	• 동상
4. 자극성 가스, 고열, 유해광선 또는 눈의 이물	• 초자공 · 주물공 · 제련공 · 전기용접	• 안질환(결막염 · 각막염 · 백내장)
5. 전리방사선 · 동위원소	• 의사 · 간호사 · 기사	• 피부염 · 피부암 · 백혈병
6. 조명 부족	• 시계공 · 광부 · 정밀기계공	• 근시 · 안구진탕증
7. 이상기압	• 잠수부 · 항공기조종사	• 잠함병 · 고산병
8. 격한 육체적 작업	• 하역부 · 운반부 · 서서하는 작업	• 탈장 · 정맥류 · 요통
9. 진동	• 착암공 · 재단공	• 관절염 · 신경염 · 수지혈관수축
10. 소음	• 조선공 · 재판공 · 금속공 · 직포공	• 소음성난청
11. 손작업	• 전신수 · 타자수 · 필경사	• 활액낭염 · 수지경련
Ⅱ. 분진에 의한 것		
1. 무기분진 유리규산, 석탄 · 석면	• 채석공 · 채광부 요업 · 연마공 · 야금공	• 규폐증 석면폐증 · 탄폐증
2. 유기분진 면분진 · 곡분 · 목재분 · 동물의 모발 · 골분 및 배설물	• 방직공 · 제분공 · 제재공 · 골분제조공	• 면폐증 · 농부폐증
3. 금속분진 유독성 무기금속 분진	• 제련공 · 화학공	• 금속열 · 호흡기질환 · 폐암
Ⅲ. 화학적 요인(공업중독)		
1. 납중독	• 축전지 · 인쇄 · 납제련 · 케이블제조	• 골수침입 · 빈혈 · 소화기장애 · 정신신경장애
2. 수은중독	• 계기 · 뇌관 · 전기분해 · 농약제조	• 구내염 · 설사 · 수전증 · 무뇨증 · 피부염 · 정신장애
3. 망간중독	• 제강공	• 신경염 · 신장염 · 피부점막의 염증 · 중추신경장애
4. 크롬 · 니켈 · 알루미늄중독	• 도금 · 제련	• 피부점막의 궤양 · 폐암
5. 금속중독	• 제련소	• 발열 · 소화기질환 · 신장염 · 피부염
6. 비소중독	• 농약	• 신경염 · 소화기질환 · 피부염
7. 인중독	• 살충제 · 살서제 · 성냥	• 약물괴저 · 소화기장애
8. 초기아황산가스중독	• 셀룰로이드 · 표백 · 제지 · 비료 · 제련	• 치아산식증 · 순환기장애 · 전식 · 폐부종
9. 황화수소 · 이산화탄소중독	• 인조견사 · 셀로판지	• 급성마비 · 두통 · 불면증 · 신경증상
10. 일산화탄소중독	• 화부 · 가열공	• 질식 · 시신경장애 · 심장장애
11. 청화물중독	• 석탄가스공업 · 도금공	• 안질환 · 호흡기질환
12. 산 · 염기	• 각종 공업	• 피부염 · 궤양 · 호흡기질환
13. 유기용제중독	• 탈지 · 세척 · 도료 · 용매	• 조혈장애 · 재생불능성빈혈 · 백혈병 · 피부질환 · 마비 · 간기능장애 · 심장장애 · 호흡장애
14. 타르 · 매연 · 핏치 · 아스팔트 등	• 석탄 및 석유제품제조	• 피부염 · 피부암
Ⅳ. 생물학적 요인		
1. 병원체 오염에 의한 감염	• 환자 및 세균취급자	• 감염성 질환 · 무좀 등 진균증
2. 동 · 식물 취급	• 피혁제조 · 축산 · 도살 · 수의 · 제분 · 농부	• 탄저병 · 마비 · 파상풍 · 피부질환

연습문제

1. 3대 직업병은?

2. 잠함병의 주요 증상은 무엇인가?

3. 카드뮴 중독의 증상은?

4. 수은중독의 증상은?

5. 납중독의 4대 증상은?

6. 레이노드병의 증상과 원인은 무엇인가?

7. 우리나라 근로기준법의 노동 근로시간은?

8. 에너지 대사율에 대하여 설명하시오.

9. 여성과 연소자 보호를 위한 근로기준법의 적용사항을 기술하시오.

10. 규폐증에 대하여 설명하시오.

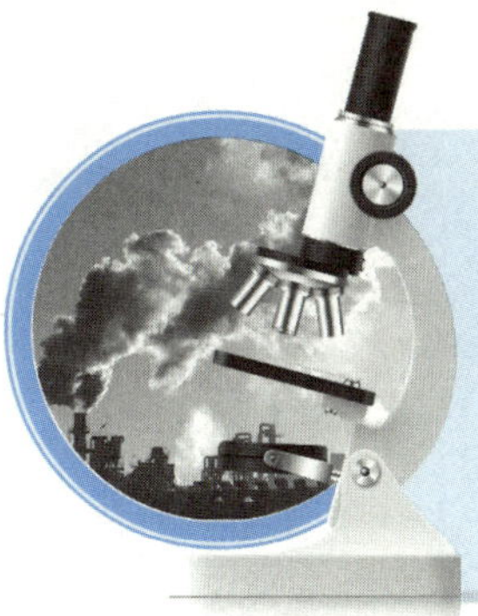

제8장

식품위생

학습목표

- 식품을 통한 감염병의 발생요인을 이해한다.
- 식중독의 종류별 발생요인과 예방대책을 설명한다.
- 식품 보존방법의 종류와 특성을 이해한다.

1. 식품위생의 정의

1) 세계보건기구의 정의

세계보건기구의 1955년 제네바에서 열린 환경위생 전문위원회에서는 "식품위생이란 식품의 재배, 생산, 수확, 저장, 제조 가공으로부터 유통과정과 판매, 조리과정에서 최종적으로 사람에게 섭취될 때까지의 모든 단계에 있어서 식품의 안전성, 건전성 및 완전무결성을 위한 모든 수단을 말한다"고 정의하고 있다.

2) 식품위생법

우리나라의 식품위생법에 의하면 "식품위생이라 함은 식품, 식품첨가물, 기구 또는 용기 · 포장을 대상으로 하는 음식에 관한 위생을 말한다"고 정의하고 있다. 또한 보건분야의 부정의약품, 부정의료(무면허 의료행위)와 함께 3대악으로 해당하는 범죄행위 시 보건범죄단속에 관한 특별조치법으로 가중 처벌되고 있다.

2. 식품과 감염병

1) 식인성 병해

〈표 8-1〉 식인성 병해의 분류와 병인물질

원인분류	종류	병인물질
식품자체 (내인성)	유해, 유독성분(자연독) 생리작용성분(고유유해물)	복어, 버섯, 바지락, 알칼로이드, 마비형 패독, 시안배당체, 항비타민성 물질, 항효소성 물질, 항갑상선 물질
식품외적 (외인성)	생물적 인위적 - 의도적 첨가 - 식품오염(비의도적 첨가) - 가공과정	세균성 식중독균, 곰팡이독, 경구감염병, 기생충 부정첨가물 - 비인가 타르색소 - 잔류농약, 방사선물질, 공장배출물 - 비소, PCB
유기성	물리적 작용 생성물 화학적 작용 생성물 생물적 작용 생성물	조사유지, 가열(산화)유지 아질산염, 아민아마이드반응물 아질산염, 생체내 아민아마이드류 생성

식품의 섭취로 인해 야기되는 질병을 총칭하여 식인성 병해 또는 식인성 질환이라고 하며, 주로 미생물 오염에 의한 식중독, 경구감염병, 인수공통감염병 등이 주류를 이루었으나, 식품공업의 다양한 발전과 식품의 국제적 교류가 활발해짐에 따라 그 장해요인이 다양해지고 있다. 식인성 질환을 그 생성요인별로 분류하면 〈표 8-1〉과 같이 내인성, 외인성 및 유기성의 3가지로 나눌 수 있다.

2) 경구감염병의 종류와 특징

(1) 경구감염병의 종류

병원체가 음식물, 손, 기구, 위생동물 등을 거쳐 경구적으로 체내에 침입하여 질병을 일으키는 경구감염병은 장티푸스, 파라티푸스, 이질, 콜레라 등의 세균성 감염병과 유행성 간염, 소아마비 등의 바이러스성 감염병 그리고 아메바성 이질 등의 원충성 감염병이 있다.

(2) 경구감염병의 특징

환자, 보균자의 분변으로 배설되므로 식품이 직접 분변에 오염되거나, 병원체가 함유되어 있는 분뇨가 2차적으로 물, 손, 파리, 식기 등을 통해 오염되며, 식품으로부터 감염되었을 때 환자는 폭발적으로 유행하거나 집단적으로 발생되며, 특히 여름철에 발생이 많다. 경구감염병은 병원체가 사람에 대하여 강한 병원성을 갖고 있어 미량의 균으로도 발생할 수 있고 병원체와 사람과의 사이에 감염환이 성립되지만, 세균성 식중독은 발병에 다량의 균이 필요하고 원칙적으로 사람으로부터 사람으로의 2차 감염이 일어나지 않는 종말감염이라는 중요한 차이점이 있다.

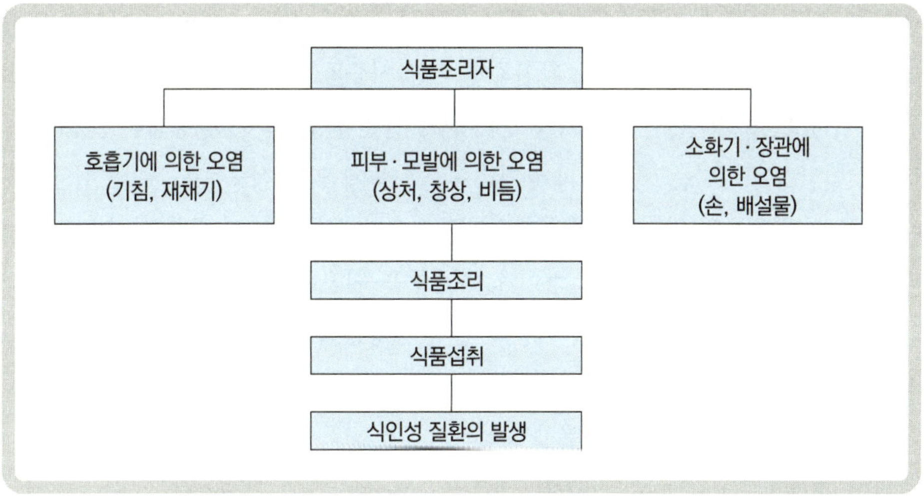

[그림 8-1] 식품의 오염경로

(3) 경구감염병의 대책

감염병이 발생하려면 감염원(병원체), 감염경로, 감수성의 3요소가 구비되어야 한다. 경구감염병의 요인별 예방책으로는 환자의 조기발견, 격리, 식품취급자의 정기적 건강진단이나 감변 등의 감염원에 대한 대책과 상수도, 우물의 위생적 관리, 소독, 화장실과 하수의 위생적인 관리, 구충·구서, 그리고 식품의 안정성 유지 등 감염경로에 대한 대책 그리고 개인의 건강관리, 위생적인 식생활과 예방접종의 실시 등의 숙주대책이 필요하다.

3. 식중독

1) 식중독의 정의

식품위생법에서는 식중독을 "식품의 섭취로 인하여 인체에 유해한 미생물 또는 유독물질에 의하여 발생하였거나 발생한 것으로 판단되는 감염성 또는 독소형 질환을 말한다"(2003)고 정의하고 있다. 즉 식중독은 일반적으로 병원미생물이나 유독하고 유해한 물질이 음식물에 흡입되어 경구적으로 섭취함으로써 생리적 이상을 일으키는 것을 말하며, 대개의 경우 급성으로서 위장관련 장애(구토, 복통, 설사)가 나타난다. 식중독의 발생 특성을 보면 일반적으로 급격히 집단적으로 발생하며 발생지역이 국한되어 있고 월별로 고온다습한 7~9월 경에 다발하고 연령적 특성은 없고 성별로는 남자가 많다. 식중독의 구분은 세균성 식중독, 자연독에 의한 식중독, 화학물질에 의한 식중독으로 구분하여 왔으나, 최근에는 곰팡이의 2차 대사산물인 곰팡이독이 식중독을 발생시키는 사례와 발암성이 있다는 연구 결과에 따라 곰팡이독에 의한 식중독을 추가하여 분류한다. 또한 여러 종류의 화학물질과 화학오염으로 인한 식중독(만성적 영향 및 장기적 축적으로 인한)의 문제도 심각한 실정이다. 식중독을 원인물질에 따라 구분하면 〈표 8-2〉와 같으며, 우리나라의 원인균별 식중독 발생 현황은 〈표 8-3〉과 같다.

〈표 8-2〉 식중독의 원인물질별 분류

유형	분류	원인물질
세균성 식중독	감염형 식중독 독소형 식중독	살모넬라균, 장염비브리오균 포도상구균, 보툴리누스균
자연독 식중독	동물성 식중독에 의한 식중독 식물성 자연독에 의한 식중독 곰팡이독에 의한 식중독	북어독, 조개독 등 감자독, 버섯독 등 맥각독, 아플라톡신 등
화학적 식중독	중금속에 의한 식중독 유해 식품첨가물에 의한 식중독 기타 물질에 의한 식중독	납, 수은, 카드뮴 등 아우라민, 포르말린, 덜신 등 메탄올, 간수 등

〈표 8-3〉 우리나라의 원인균별 식중독 발생 현황

분류		종류	원인균 및 물질
미생물 식중독 (30종)	세균성 (18종)	감염형	살모넬라, 장염비브리오, 콜레라, 비브리오 불니피쿠스, 리스테리아, 모노사이토제네스, 병원성 대장균(EPEC, EHEC, EIEC, ETEC, EAEC), 바실러스 세레우스, 쉬겔라, 여시니아 엔테로콜리티카, 캠필로박터 제주니, 캠필로박터 콜리
		독소형	황색포도상구균, 클로스트리디움 퍼프린젠스, 클로스트리디움 보툴리눔
	바이러스성 (7종)	공기, 접촉, 물 등의 경로로 감염	노로, 로타, 아스트로, 장관아데노, A형간염, E형간염, 사포 바이러스
	원충성 (5종)	-	이질아메바, 람블편모충, 작은와포자충, 원포자충, 쿠도아
자연독 식중독		동물성	복어독, 시가테라독
		식물성	감자독, 원추리, 여로 등
		곰팡이	황변미독, 맥각독, 아플라톡신 등
화학적 식중독		고의 또는 오용으로 첨가되는 유해물질	식품첨가물
		본의 아니게 잔류, 혼입되는 유해물질	잔류농약, 유해성 금속화학물
		제조 · 가공 · 저장 중에 생성되는 유해물질	지질의 산화생성물, 니트로아민
		기타 물질에 의한 중독	메탄올 등
		조리기구 · 포장에 의한 중독	녹청(구리), 납, 비소 등

출처 : 식품의약품안전처, 식중독발생현황, 2017

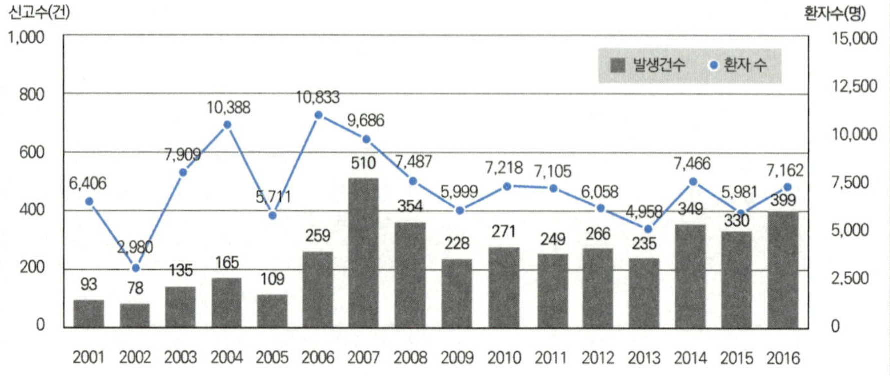

[그림 8-2] 연도별 식중독 발생현황

출처: 식품의약품안전처, 식중독발생현황, 2017

2) 식중독의 분류

(1) 세균성 식중독

세균성 식중독균의 감염경로는 첫째, 식품 자체가 이미 오염 내지 감염상태에 있는 것을 섭취하는 경우와 둘째, 식품의 조리, 가공 및 운반되는 도중에 인간이나 동물에 의하여 오염되는 경우이다. 특히, 세균성 식중독은 환경과 밀접한 관계가 있으므로 환경위생 상태가 불량한 조건에서는 감염병 못지않게 문제가 되고 있다.

가. 감염형 중독

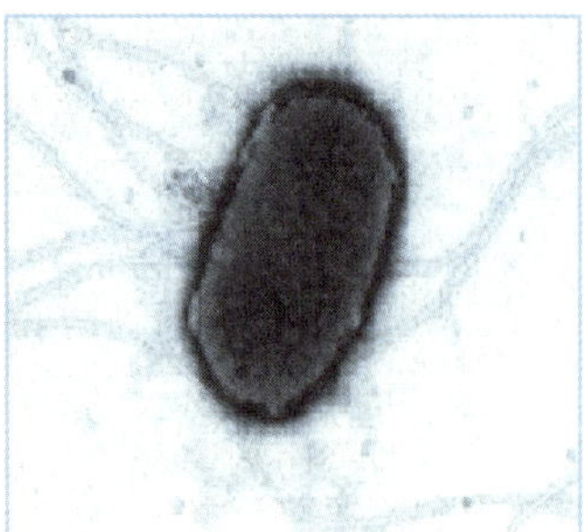

[그림 8-3] 살모넬라 식중독균

① 살모넬라 식중독

감염형 식중독의 대부분을 차지하며 장염균, 쥐티프스균, 돼지 콜레라균이 대표적으로 균의 이환 혹은 보균 조수류의 고기를 먹거나 환자, 보균자, 가축, 쥐의 분뇨에 의해 오염된 수육제품, 어육제품, 우유, 유제품, 어패류, 샐러드, 두부류 등에 의해 여름과 가을철에 많이 발생한다. 이들 오염된 음식물을 섭취한 후 12~24시간 평균 20시간의 잠복기 후에는 급성위장염의 특징을 나타내고 복통, 설사, 두통, 식욕감퇴, 구토가 반드시 일어나는데, 급격한 발열과 오한, 전율이 같이 오며 대개 2~5일 지속되나 사망률은 낮다.

예방을 위해서는 식품 조리장 등에 매개동물, 곤충류 등을 막는 방충방서시설을 설치하고 파리 및 서족 구제를 하며, 식육류의 안전보관과 냉장보관으로 균의 증식을 방지한다. 또한 조리식품의 장기간 보존을 금하며 보균자에 의한 조리를 금해야 한다.

② 장염비브리오 식중독

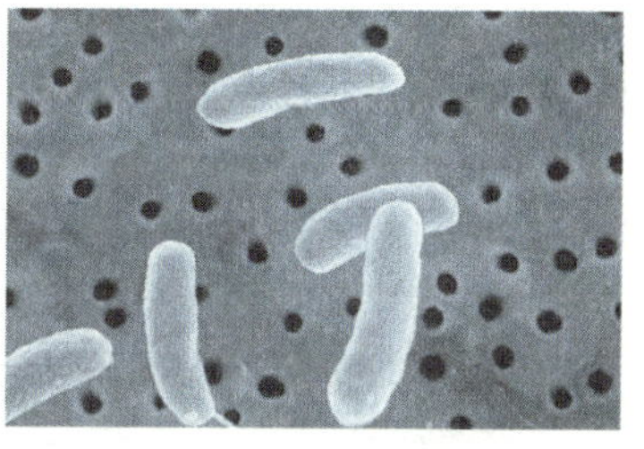
[그림 8-4] 비브리오 콜레라균

2~5%의 식염에 잘 자라는 호염성 해수세균의 일종인 비브리오 콜레라균에 감염된 오징어나 낙지를 비롯한 어육 생선회와 이를 통한 도시락, 샐러드 등에 의해 발병되며, 일반적으로 8~20시간, 평균 12시간의 잠복기를 지니며 복통, 설사가 반드시 일어나고 구토, 37~38℃의 발열, 두통, 권태감 등의 증상도 나타나는 전형적인 급성 위장염이다. 설사는 수양성 혈변을 동반하여 탈수증으로 인한 허탈상태로까지 발전할 수 있으며, 보통 2~3일이면 회복되고, 치사율은 0.5%로 콜레라나 세균성이질로 오인된다.

장염비브리오 콜레라균은 열에 약하고 담수에 의하여 사멸하므로 식품의 가열, 수돗물에 의한 세정을 하고, 어패류 중독이 발생하는 7~9월간의 어패류 생식을 피하며 조개류의 생식을 피하고 조리기구와 행주 등의 위생적 처리를 한다.

③ 병원성 대장균 식중독

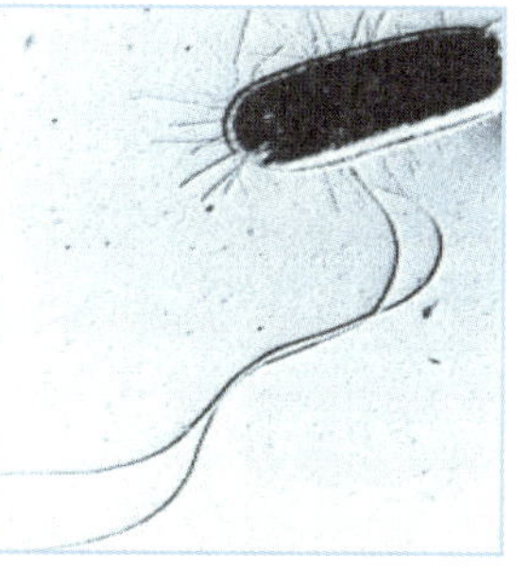
[그림 8-5] 병원성 대장균

동물에게는 정상적인 대장균이 사람에게는 외래성 대장균인 경우로 병원성 대장균, 장관침습성 대장균, 독소원성 대장균, O-157, 장관출혈성 대장균에 감염된 쇠고기, 우유 및 유제품 등의 동물성 식품(분쇄육, 햄버거, 소시지), 비가열 음료, 물, 채소류 등이 원인식품으로 분변오염(동물의 배설물을 통해 감염)에 의해 사람에게서 사람으로 감염되며, 잠복기는 성인의 경우 10~30시간(평균 12시간)이나 유아는 짧으며, 유아나 어린이는 급성 위장염을 일으키며, 두통, 발열, 구토, 설사, 복통 증상을 나타낸다. 예방을 위해서는 방충, 방서 및 보균자와 환자의 분변오염을 방지하고, 철저한 가열, 조리와 청결한 위생상태를 유지해야 한다.

나. 독소형 식중독

① 보툴리누스균 식중독

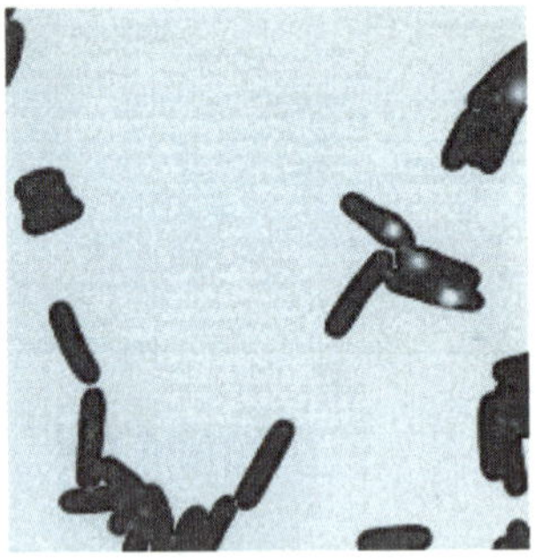
[그림 8-6] **보툴리누스균**

이 식중독은 통조림과 육제품 및 어패류와 그 가공제품에 있는 보툴리누스균이 분비하는 균 체외독소인 신경독소 중독으로 식중독 중에서 사망률이 가장 높으며, 원인균은 혐기성 세균으로 아포를 형성하며 운동성이 있는 간균으로 사람에게는 7가지 형 중 A, B, E형이 식중독을 일으킨다.

일반적으로 12~36시간, 평균 24시간의 잠복기를 거쳐 발병하며 처음에는 위장염 증상으로 시작하며 증상이 소실되면서 신경마비증상을 일으키고 복시, 동공확대 등의 증상이 보이고, 더욱 심해지면 연하곤란, 언어곤란, 호흡곤란, 복부팽만, 말초 및 중추마비에 빠지고 사망에 이르며 사망률은 40% 정도이다.

이 식중독 균의 오염원은 주로 토양과 분변으로 야채류의 흙이나 어패류 등으로부터 균이 오염되지 않도록 위생적인 조리를 하고, 음식물은 가열조리한 후 섭취하며 통조림, 소시지의 위생적 보관 및 가공처리가 중요하다. 균체의 독소는 80℃에서 수 분만 가열해도 파괴되나, 아포형은 100℃에서 6시간 가열하거나 120℃에서 20분 이상 고압멸균해야 멸살된다. 치료에는 균체의 독소에 대한 항독소혈청을 사용하며 조기발견 시 대증요법을 실시하거나 응급치료로 대처한다.

② 포도상구균 식중독

사람의 화농성 질환의 가장 중요한 원인균인 황색 포도상구균이 체외독소로서 생성하는 장독소가 원인이 되어 발병하는데 크림류의 과자 · 빵류, 김밥, 도시락 같은 복합조리식품에서 발생된 사례가 많으며, 장독소는 내열성으로 120℃에서 20분간 가열하여도 거의 파괴되지 않고 일반적으로 1~6시간, 평균 3시간의 짧은 잠복기를 거쳐 식후 평균 3시간 정도에 급성 위장염으로 발병하여 타액분비가 증가, 오심, 설사, 구토, 복통 증상을 일으키나 경과가 짧아 12시간에 치유되며 예후가 좋아서 사망하는 예는 없고 발열은 38℃ 이하이며 거의 없다.

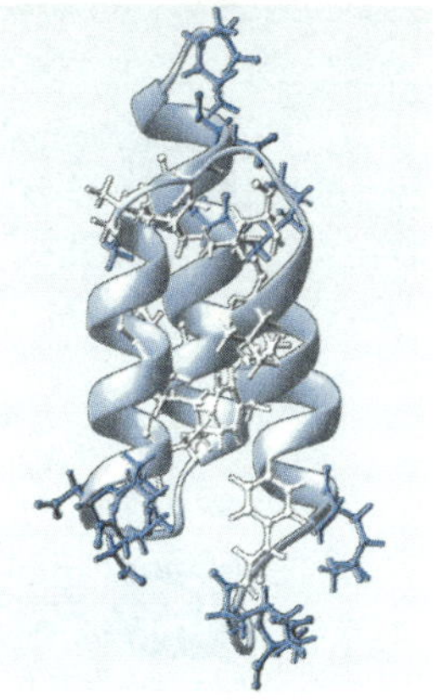

[그림 8-7] 포도상구균

이 병원균은 널리 분포되어 있어 식품의 냉장보관과 오염방지, 조리 시 청결유지 및 조리가 필요하며 화농병소를 지닌 사람의 식품취급을 금지하는 것이 중요하다.

(2) 바이러스성 식중독

가. 노로바이러스 식중독

노로바이러스 감염에 의한 식중독은 보통 겨울철에서 초봄(11월부터 다음 해 4월)까지 주로 발생하며 노로바이러스 감염증은 노로바이러스에 오염된 음식물과 물을 섭취하였거나, 환자접촉을 통해 사람 간 전파가 가능한 감염병이다. 전파경로는 분변 · 구강 감염이고 잠복기는 10~50시간(평균 잠복기 12~48시간)이며 설사, 구토 증상을 주로 일으킨다.

식중독을 예방하기 위해서는 식품을 조리하기 전에 비누 등 손 세정제를 사용해 30초 이상 손을 씻고 음식은 충분히 익혀서 먹고 물은 끓여 마시고 채소, 과일은 깨끗한 물에 씻어 껍질을 벗겨 먹어야 한다. 또한, 칼 · 도마는 조리 후 소독하고, 생선 · 고기 · 채소 등 도마를 분리해 사용하는 것이 필요하다([그림 8-8]).

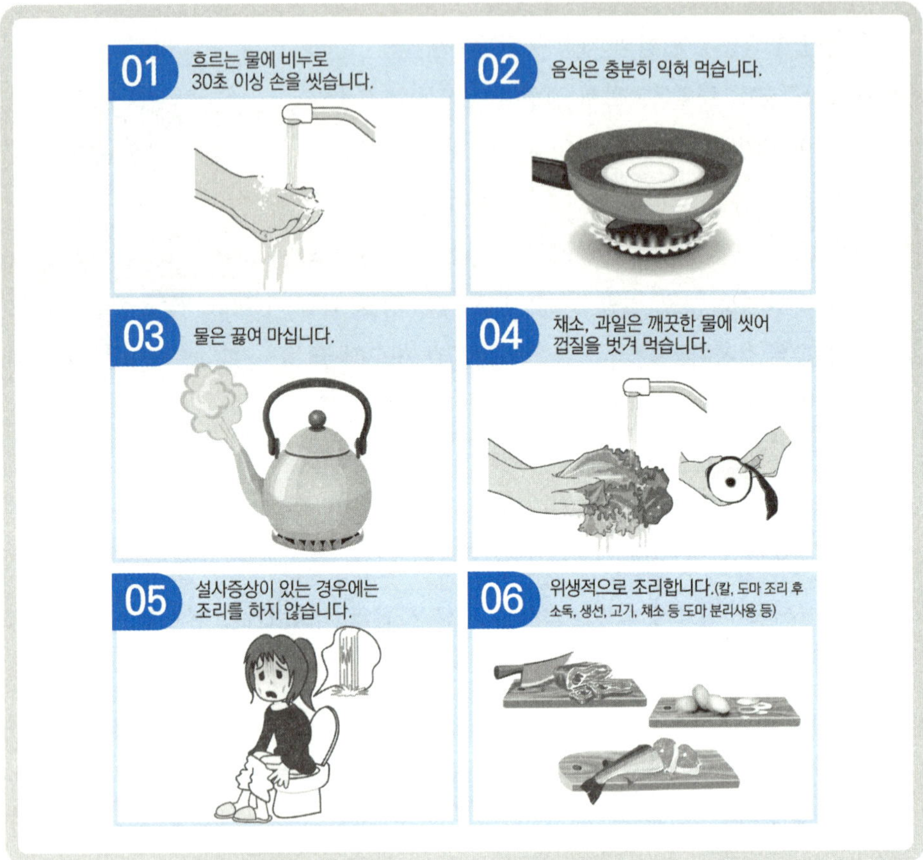
01
흐르는 물에 비누로
30초 이상 손을 씻습니다.
02
음식은 충분히 익혀 먹습니다.
03
물은 끓여 마십니다.
04
채소, 과일은 깨끗한 물에 씻어
껍질을 벗겨 먹습니다.
05
설사증상이 있는 경우에는
조리를 하지 않습니다.
06
위생적으로 조리합니다.(칼, 도마 조리 후
소독, 생선, 고기, 채소 등 도마 분리사용 등)

[그림 8-8] 노로바이러스 식중독 예방법

기타 바이러스성 식중독의 원인 및 증상은 〈표 8-4〉와 같다.

〈표 8-4〉 바이러스성 식중독의 원인 및 증상

병원체	잠복기	증상		전파기전	2차감염
		구토	열		
아스트로바이러스	1~4일	가끔	가끔	식품, 물, 대변-구강전파	○
장관 아데노바이러스	7~8일	통상적	통상적	물, 대변-구강전파	○
노로바이러스	24~48시간	통상적	드물거나 미약	식품, 물, 접촉감염, 대변-구강전파	○
로타바이러스 A군	1~3일	통상적	통상적	물, 비말감염, 병원감염, 대변-구강전파	○

★ 설사증세는 일반적으로 묽거나 수양성이며 위장관 감염 시는 비출혈성 설사를 보임.

(3) 자연독 식중독

동 · 식물의 특정부위나 기관은 유독물질을 함유하거나, 특수 조건하에서 유독물질을 함유하거나 또는 본래 유독물질을 함유하고 있는데 이러한 독성물질을 완전히 제거하지 않고 섭취했을 때 발생한다.

가. 동물성 자연독

① 복어중독

복어의 난소, 간, 고환, 위장 등에 많이 함유되어 있는 테트로도톡신에 의하여 중독되며, 봄에 독력이 강해지기 시작하여 5~6월에 최고에 달하고, 섭취 후 30분~5시간 내에 나타나 회복되지만 근육마비현상은 며칠 계속되나 발증 1시간 이내에 사망하는 경우도 있다. 증상의 정도에 따라 제1도는 입술 · 혀끝 마비, 구토, 두통, 오심, 보행장애가 오고, 제2도는 촉 · 미각의 둔화, 손 · 발의 운동장애, 호흡곤란, 혈압하강을, 제3도는 운동불능, 연하 · 호흡곤란, 청색증, 반사기능소실, 그리고 제4도 증상으로 의식불명, 혈압하강, 호흡정지를 가져온다.

복어중독의 치료제는 아직 없는 상태이고, 내열성이어서 100℃에서 4시간 가열해도 파괴되지 않지만 알칼리에는 약하기 때문에 4%의 수산화나트륨에서 20분간 무독화할 수 있다. 복어요리는 전문조리사가 취급하고 유독한 내장, 난소, 간 등의 장기를 제거한 고기만을 식용으로 한다.

② 조개류 중독

조개류 중독은 모시조개, 굴, 고동, 바지락에서 생성되는 배네루핀이란 유독성분에 의하여 발생하며, 이 성분은 100℃에서 1시간 가열해도 파괴되지 않으며 12~48시간의 잠복기를 거쳐 증상이 나타난다. 증상 초기에는 불쾌감, 전신권태, 구역, 구토, 변비, 두통 등과 배, 목, 다리 등에 피하출혈, 반점 등이 나타나고, 중증일 때는 황달, 뇌증상, 의식혼탁, 혈변, 급성황색 간위축증으로 사망하는 경우도 있다.

홍합(검은 조개, 대합조개, 섭조개)의 간에 있는 독성분인 마이틸로톡신, 삭시토신에 의한 말초신경 마비증상이 주 증상으로 섭취 후 30분~3시간의 잠복기를 거쳐 입술, 혀 마비, 사지마비와 기립보행이 불가능해진다. 홍합은 5~9월의 한여름에 독성이 강하며 위생적으로 위험성이 많다.

나. 식물성 자연독

① 독버섯 식중독

외대버섯, 미치광이버섯, 광대버섯, 무당버섯, 화경버섯 등의 오용으로 이들에 함유되어 있는 무스카린, 콜린, 뉴린, 파린 등의 독소중독이 발생하는데, 우리나라는 주로 여름 장마철이 지난 9~10월경에 많이 발생한다.

독버섯은 보통 섭취 후 2시간만에 부교감신경의 말초를 흥분시켜 각종 분비물의 증진, 위장장애, 황달, 혈뇨, 발한, 환각, 경련, 혼수 등이 일어난다. 예방을 위해서는 독버섯을 식용으로 사용하지 않아야 하고 이를 위해서는 색이 아름답거나 악취, 쓴·신맛이 나고, 줄기가 거칠거나 점조성을 띠며, 줄기가 세로로 쪼개지지 않는 것 등은 독버섯일 염려가 있으므로 식용으로 사용하지 않도록 한다. 그리고 버섯을 끓일 때 나오는 증기에 은수저가 흑색으로 변색되는지의 여부 등을 독버섯 감별법으로 사용하기도 한다.

② 감자 중독

태양에 노출되거나 저장 중에 생기는 감자의 녹색부위와 싹이 발아한 부분의 솔라닌이 0.1% 이상 농축되어 있는 것을 오용하면 복통, 설사 등 위장장애와 두통, 현기증, 구토, 권태감, 언어장애, 의식장애를 일으키나 발열은 없다. 솔라닌은 열에 강하고, 물에 잘 녹지 않는 특성을 지녔으며, 예방법으로는 가열조리에 의한 파괴와 감자 껍질과 녹색부분, 발아된 눈을 제거하고 섭취하는 방법이 있다.

〈표 8-5〉 식물과 유독성분

식물명	유독성분	증상
독미나리	Cicutoxine	심한 위통, 구토, 경련, 독화살촉에 사용
오색두	Phaseolunatin	청산생산으로 중추신경마비
목화씨	Gossypol	식욕감퇴, 위장장애, 정력감퇴
피마자씨	Risin	Allergy성 증세
은행종자	청산HCN	소화기계증상, 호흡곤란
오두(바곳)	Aconitin	입 · 안면 마비, 창백, 언어장애
고사리	Brecken ferntoxin	고사리(새순)가 가축의 장관에 출혈
	Ptaguiloside(PT)	발암물질로 확인
청매(미숙매실)	Amygdalin	소화불량
독보리(독매)	Temuline	소화기장애, 두통, 구토, 허탈

③ 맥각 중독

맥류의 보리가 개화기에 발생하는 맥각균의 기생에 의하여 활동성이 강한 균핵이 알칼로이드에 속하는 물질인 에르고타민, 에르고메트린, 에르고톡신으로 교감신경에 작용하여 중독을 일으켜 구토, 설사, 복통, 경련 등을 일으키며, 임신부에서는 유산 등의 증상을 일으키기도 한다.

④ 아플라톡소 중독

곰팡이 독소 중 가장 식품위생적 문제가 되는 것으로 발암성물질로 주시되고 있으며 땅콩, 옥수수, 콩, 쌀 및 보리 등의 모든 곡류를 오염시키며, 예방을 위해서는 저장 중 오염방지, 오염곡류의 섭취금지, 1시간 이상의 가열조리를 하여야 한다.

(4) 화학물질에 의한 식중독

가. 중금속

중금속이란 비중이 4~5 이상인 금속으로 일반적으로 인체에 유해한 것이 많으며 이러한 물질을 다루는 공장 내에서 발병하는 직업병으로, 공장의 폐수, 음식물의 조리나 보존에 사용되는 용기 · 포장재 등으로 인하여 중독환자가 나타나 사회문제로 대두되고 있으며, 납, 구리, 카드뮴, 아연 등이 그러하다. '용기 · 포장'이라 함은 식품 또는 식품첨가물을 넣거나 싸는 물품으로서 식품 또는 식품첨가물을 수수할 때 함께 인도되는 물품을 말한다.

〈표 8-6〉 사용되는 용기로 인한 식중독

구분	용도	증상
납	식품조리용 기구, 통조림, 도자기	위장증상, 의식불명, 근육마비, 빈혈 등
구리	가열조리용기	구역질, 구토, 복통, 경련, 호흡곤란
카드뮴	금속식기도금	구토, 복통, 설사
아연	식품용기	구역질, 구토, 설사

나. 유해성 식품첨가물

식품위생법상 식품첨가물은 "식품을 제조 · 가공 · 조리 또는 보존하는 과정에서 감미, 착색, 표백 또는 산화방지 등을 목적으로 식품에 사용되는 물질(기구 · 용기 · 포장을 살균 · 소독하는 데에 사용되어 간접적으로 식품으로 옮아갈 수 있는 물질을 포함한다)을 말한다"고 정의하고 있으며, 종류로는 보존료, 착색료, 감미료 등이 있다.

① 유해보존료에 의한 식중독

보존료에는 부패 세균의 발육을 억제시키는 방부제와 곰팡이의 발육을 억제시키는 방미제가 있으며 식품 중의 미생물에 작용하여 보존효과를 나타낸다. 유해보존료는 독성으로 인하여 식중독을 유발하며 불법으로 자주 사용되는 보존료에는 다음과 같은 것들이 있다.

붕산은 육제품인 햄, 베이컨 및 어육연제품의 방부제로 사용되나 방부효과가 약하여 효과를 높이기 위해 고농도로 사용하거나 지속적으로 사용하면 체내에 축적되어 식욕감퇴, 소화불량, 체중감소를 일으킨다.

승홍은 강력한 살균력이 있어 주류의 방부제로 사용되며, 독성과 중독증상은 수은과 비슷하다. 또 포름알데히드는 주류, 장류, 어육연제품, 유제품의 방부제로 사용되며, 두통, 구토, 현기증, 호흡곤란, 위장장애, 신장장애 등의 중독증상이 나타난다.

② 유해인공색소에 의한 식중독

식품의 신선도를 증진시키고 외견상 아름답게 보이기 위해 인공적인 색소를 사용하는데, 유해한 인공착색료는 값이 싸고 색이 선명하여 사용하기가 산난하므로 허가되지 않은 것이 불법으로 사용되고 있다. 합성 타르색소 중에는 유독한 것이 많은데 이들의 독성은 종류에 따라 다르나, 일반적으로 간과 신장장애를 줄 뿐만 아니라, 혈액이나 신경계통에도 좋지 않은 작용을 한다. 많이 사용되는 유해착색료로는 단무지, 카레 등의 착색 시 사용하는 적색의 아우라민, 케첩, 빙과류에 사용하는 적색의 로다민 B, 사탕류 등에 사용하는 녹색의 말라카이트 그린 등이 있다.

다. 유해감미료에 의한 식중독

과거 천연설탕이 부족했을 때 대신 사용했던 인공감미료 중 덜신, 사이클라메이트 등은 발암성과 독성이 문제되어 사용이 금지되었으며, 그동안 발암성으로 논란이 많았던 사카린은 최근 인체에 무해한 것으로 알려졌다. 유해감미료의 종류와 감미도 및 작용은 〈표 8-7〉과 같다.

〈표 8-7〉 유해감미료의 종류

구분	감미도	작용
사이클라메이트	40~50배	발암성 물질
덜신	250배	혈액독, 간에 종양, 적혈구생산억제, 소화효소억제
살인당	200배	위통, 식욕감퇴, 구토 등의 증상

3) 환경호르몬(내분비계 교란물질)

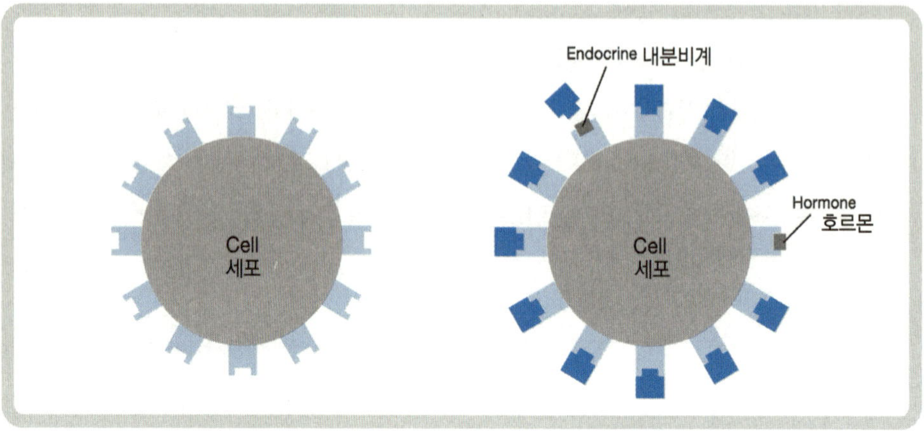

[그림 8-9] 정상세포가 환경호르몬에 의해 봉쇄되는 과정

인체에 들어가 내분비계의 정상적인 기능을 방해하거나 혼란시키는 화학물질로 정의하며, 환경 중에 배출된 화학물질이 생물체 내에 유입되어 마치 호르몬처럼 작용하여 인간의 생식기능 저하, 기형, 성장장애, 암 등을 유발하는 등 오존층 파괴, 지구온난화 문제와 함께 세계 3대 환경문제로 등장하게 되었다.

환경호르몬의 화학구조가 생체호르몬과 비슷해 몸 속에서 마치 천연호르몬인 것처럼 작용하며 이를 모방, 진짜 호르몬인양 행세하면서 몸 속 세포 물질과 결합해 비정상적인 생리작용을 낳게 되고 이 과정에서 진짜 호르몬이 할 수 있는 역할공간을 가짜 호르몬이 빼앗아버리는 경우도 있으며 이를 봉쇄라 한다.

환경호르몬으로 추정되는 물질로는 산업용 화학물질(원료물질), 살충제, 제초제 등의 농약류, 유기중금속류, 소각로에서 발생하는 다이옥신류, 식물에 존재하는 피토에스테론 등의 호르몬 유사물질, 의약품으로 사용되는 합성 에스트로겐류 및 기타 식품 및 식품 첨가물이 있으며 생체내 호르몬의 합성, 방출, 수용체와의 결합, 수용체 결합 후의 신호전달 등 다양한

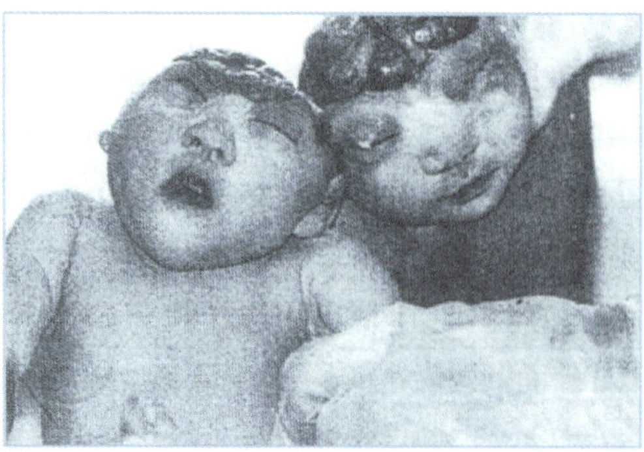

[그림 8-10] 환경호르몬으로 인한 기형 발생

과정에 관여, 각종 형태의 교란 유발, 생태계 및 인간에게 영향 발현, 차세대에선 성장 억제와 생식이상을 초래하게 된다.

환경호르몬의 영향으로는 첫째, 정자수 감소로 인한 생식기능 이상과 성비균형의 파괴 및 성기 기형의 증가가 있으며, 둘째, 호르몬분비의 불균형과 면역기능의 저해가 있고, 마지막으로 호르몬 관련성 암인 유방암, 전립선암 등이 증가하고 있다.

4) 기타

(1) 농약

농약관리법에서 농약의 정의는 "수목 및 농 · 림산물을 포함한 모든 작물을 해하는 균, 곤충, 응애, 선충, 바이러스, 그 밖에 농림축산식품부령으로 정하는 동 · 식물의 병해충 방제에 사용하는 살균제, 살충제, 제초제와 농작물의 생리기능을 증진하거나 억제하는 데에 사용하는 약제, 그 밖에 농림축산식품부령으로 정하는 약제를 말한다"고 하였으며 사용한 농약이 농산물이나 토양, 수질 등에 잔존하게 되는데 농약의 종류 및 제제 형태, 작물의 종류 · 품종 · 재배방법, 사용 시기, 살포농도 · 살포량, 횟수, 살포 후 수확 및 식용으로 할 때까지의 기간 등의 요인에 따라 달라진다. 농약제 종류에 따른 증상은 〈표 8-8〉과 같다.

〈표 8-8〉 주성분 조성에 따른 농약의 분류 및 증상

구분	종류	증상
유기인제	파라티온, 메타시스톡스, 말라티온, 아세틸콜린	현기증, 두통, 언어장애, 근육경련, 폐수종, 청색증
유기플루오르제	푸솔, 프라톨, 니솔	부정맥, 구토, 경련, 호흡곤란, 기관지폐렴
유기염소 농약	드린제, 디디티, 비에이치씨	오심, 설사, 간 · 신장장애
비소제	아비산, 비산납	급성위장장애, 탈모, 흑피증, 설사, 체중감소
유기수은제	페닐수은	경련, 시야축소, 언어장애, 중추신경장애

4. 식품의 변질과 보존

1) 식품의 변질

식품을 방치해 두면 외관적, 내용적 및 관능적으로 식품 본래의 성질이 변하여 비타민과 영양소는 파괴되고, 향미와 색은 손상되어 식용에 부적당하게 되는 현상을 식품의 변질이라고 하고, 단백질이 많이 함유된 식육, 고기, 달걀, 어패류에 혼입된 미생물의 작용에 의하여 질소를 함유하는 복잡한 유기물(단백질)이 혐기성 상태에서 간단한 저급 물질로 퇴화 분해되는 과정에서 악취가 나는 가스를 내며 분해하는 현상을 부패라 한다. 또 질소를 함유하지 않은 유기화합물로서 탄수화물(당질), 지방질은 미생물에 의한 변질을 가져오는데, 이같이 유기물질을 생성하는 것을 변패라 한다.

2) 식품의 보존

(1) 물리적 처리법

가. 가열법

식품 중에 오염 미생물을 죽이거나 조직 속에 있는 효소를 파괴하여 미생물의 작용을 저지함으로써 식품의 변질을 방지하여 보존하는 방법으로, 보툴리누스균의 아포는 열에 대한 저항성이 강하여 120℃에서 20분간 가열하여야 하며, 가열로 고유의 향미, 영양가, 비타민이 손상된다.

나. 냉장 및 냉동법

저온으로 자기소화를 억제하는 방법을 말하며 식품의 단기간 저장에 널리 이용되는 간단한 식품 보존법으로 보통 냉장고를 사용한다. 냉장법은 0~6℃ 사이의 저장을 말하며, 육류 · 조리된 식품, 채소, 어패류는 4~6℃ 보존이 적당하다.

식품을 동결시키기 때문에 식품조직에 변화를 주나 장기간 보존이 가능하며 광범위한 식품에 이용된다.

냉동은 0℃ 이하로 저장하는 방법으로 미생물의 증식은 억제하는 것이나 사멸은 기대하기 어려우며, 어류는 -4~6℃에서 보존하는 것이 좋다.

다. 건조법

식품 중 가용성 고형성분의 농도가 증가되고 삼투압이 높아지면 미생물은 저항성이 약하므로 생육하지 못하며, 세균은 수분함량이 15% 이하로 하면 번식하지 못하나 곰팡이는 생육이 불가능한 정도(13% 이하)로 건조시켜 저장한다. 건조과정은 표면증발, 내부확산, 내심부에서 직접수분 증발의 단계를 거쳐 이루어지며, 탈수법에는 일광건조법, 인공건조법(고온건조법, 열풍건조법, 냉동건조법, 배건법, 분무건조법, 감압건조법 등)이 있다.

라. 자외선 및 방사성물질에 의한 방법

살균작용하는 유효파장은 2,500~2,700Å의 자외선이며 오존을 발생하여 산화작용에 의해 식품표면의 세균을 살균시키지만 내부에 있는 세균의 살균효과가 없으며 기구, 청량음료, 분말식품에 사용하고, 방사선 중에서는 감마선이 가장 살균력이 강하며 우리나라에서는 코발트로 감자, 양파, 마늘 등은 0.15KGy 이하, 밤은 0.25KGy 이하, 버섯은 1KGy 이하로 방사선 처리하고 있다.

(2) 화학적 처리법

가. 합성보존제

방부제는 종류에 관계없이 독성이 있기 때문에 사용량의 규제를 엄격히 준수해야 하며 인체에 대해 독성이 없어야 하고, 미량을 사용해도 효과가 있어야 하며, 무색, 무취로 식품에 어떤 변화도 발생치 않는 사용이 간편하고 가격이 저렴해야 한다. 주로 사용되는 방부제는 디히드로 초산, 솔빈산, 안식향산 등이 있다.

나. 절임법

염장법은 육류, 해산물, 채소 등에 이용되며 식품을 소금물에 담구어 조직에 침투시키는 염수법과 10~15%의 소금을 직접 뿌려서 쌓아 올리거나 혼합시키며, 설탕, 전화당으로 젤리, 가당연유, 과실 등에 사용하는 당장법이 있다. 미생물 발육저지를 위해서는 40~50%가 사용되나 호당성균이 있으므로 산과 병행하면 효과적이다. 산장법으로는 pH가 낮은 초산, 젖산을 이용하여 식품을 저장하는 방법이 있으며, 일반적으로 세균은 pH4.9 이하는 생육하지 못하고 효모는 pH3.1에서 생육이 저지된다.

(3) 종합적인 보존법(물리 · 화학적 처리법)

훈연법, 온훈법, 냉훈법, 액훈법 등은 나뭇가지가 적은 침엽수를 불완전연소시킬 때 나오는 연기 속에는 포름알데히드, 알코올, 알데히드, 아세톤, 페놀 등의 성분이 들어 있는데 이러한 성분을 육류에 적용시켜 고기 중의 수분을 제거하는 동시에 고기 속에 있는 세균을 죽이거나 생육을 억제시킬 뿐만 아니라 특수한 냄새와 맛을 내게 하는 방법으로 주로 햄, 베이컨, 조개 등에 사용된다. 훈증법으로는 식품을 훈증제로 처리하여 곤충의 충란, 미생물을 사멸시키는 방법으로 곡류저장에 사용된다.

(4) 생물학적 처리법

인체에 무해한 유용 미생물인 세균, 곰팡이와 효모의 작용으로 식품을 저장하는 방법으로 유산균을 이용하여 치즈, 발효유 등의 형태로 사용된다.

연습문제

1. 식품위생법에서 규정한 식품위생의 대상은?
2. 세균성 식중독 중 감염형에는 어떤 것이 있는가?
3. 살모넬라 식중독의 증상은?
4. 보툴리누스 식중독의 원인균은?
5. 포도상구균 식중독의 증상은?
6. 미생물의 번식요소는?
7. 자연독에 의한 식중독 중 식물성 독소에 대하여 기술하시오.
8. 방부제의 구비조건에 대하여 기술하시오.
9. 식품의 보존방법, 종류 및 특성을 약술하시오.

제 4 부

보건관리

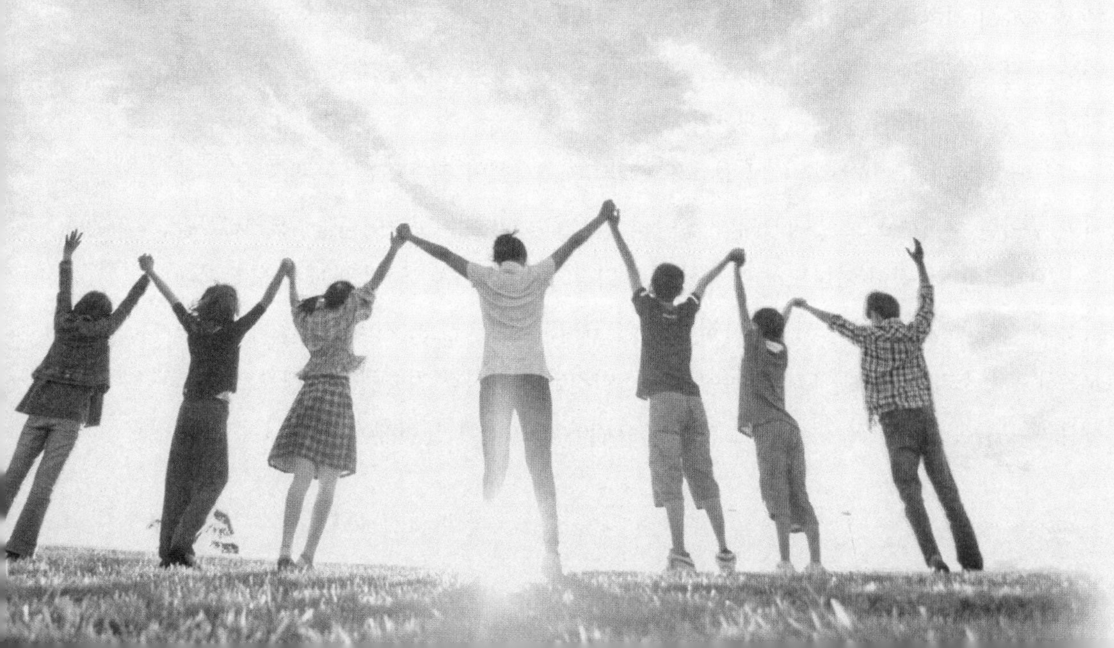

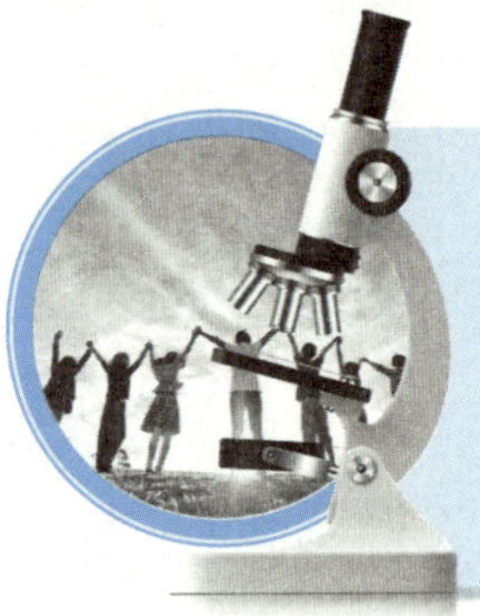

제9장

보건행정

학습목표

- 보건행정의 원리를 이해한다.
- 보건의료체계의 유형별 특성을 이해한다.
- 우리나라 건강보험제도를 이해한다.
- 사회보장의 유형별 특성을 설명한다.

1. 보건행정의 개념과 범위

1) 보건행정의 개념

스밀리에(1930)는 보건행정을 "공적 또는 사적인 기관이 사회복지를 위하여 공중보건의 원리와 기법을 응용하는 것이다"라고 정의하였으며, 하지모토 미치오는 "공중보건의 기술을 행정조직을 통하여 주민의 생활 속에 도입하는 사회적 과정이다"라고 정의하고 있다.

즉 보건행정의 목적은 지역사회 주민의 건강증진이며 지역사회 주민의 욕구와 수요를 반영하며 시대와 환경의 변화에 부응해야 하며, 국가나 지방자치단체가 주도적으로 업무를 관장하고 관리적 측면에서 보건의료사업을 기획, 집행 및 통제함으로써 국민의 건강증진을 달성하는 기능을 수행한다.

보건행정은 개인의 건강이나 이익보다 조직된 지역사회의 집단으로 공동노력을 통해서 이루어질 수 있으므로 공공복지와 집단의 건강을 증진하는 공공이익을 위한다고 할 수 있으며, 영리목적이 아니므로 적극적인 사회정의에 입각하여 국민의 행복과 복지에 직접 개입하면서 봉사하는 사회봉사적 성격이 크다고 하겠다. 또 지역주민을 계도하고 교육하므로 소기의 목적을 달성할 수 있으며, 발전된 과학성과 기술성을 바탕으로 보건향상의 근간을 이루도록 국민과 보건관계 요원이 끊임없이 노력해야 한다.

2) 보건행정의 범위

보건행정의 범위에 관하여는 나라마다 학자마다 견해를 달리하고 보건의료의 하위체계로서 상위시스템인 정치, 경제, 사회, 문화적 요소에 따라 다양한 범주로 분류한다. 세계보건기구, 미국보건협회, 그리고 여러 학자들이 규정하고 있는 보건행정의 범위는 〈표 9-1〉과 같다.

〈표 9-1〉 보건행정의 범위

세계보건기구	미국보건협회	에머슨	헨론
1. 보건관련 제 기록의 보존 2. 보건교육 3. 환경위생 4. 감염병관리 5. 모자보건 6. 의료서비스제공 7. 보건간호	1. 건강자료기록, 보존 2. 보건교육과 홍보 3. 환경위생 4. 개인보건서비스사업 5. 보건시설의 운영 6. 여러 사업과 자원과의 조정 7. 감독과 통제	1. 보건통계 2. 보건교육 3. 환경위생 4. 감염병관리 5. 모자보건 6. 만성감염병관리 7. 보건검사제공	1. 음식물 관리, 환경오염 관리, 구충 · 구서 2. 감염병 관리 3. 연구와 평가, 의료인력관리, 자원과 시설의 효율적 이용

2. 보건행정의 원리

1) 일반행정의 원리

(1) 계획

목표를 구체화하며 목표달성을 위한 합리적인 수단을 선택하는 과정으로 전제를 세워 예측을 하고, 목표를 설정 또는 재설정하며, 구체적 행동계획을 전개하는 과정을 거치게 된다. 설정된 목표달성을 위하여 자원배정의 능률성을 위해서 계획-사업-예산-체계(PPBS)를 적용하고, 체계 · 사업 · 집행 · 운영 등의 전부 또는 일부를 조사하여 통제체계를 포함하는 건의안을 작성하는 운영연구를 하고, 정책결정권자에게 각종 사업의 경비와 그 가치에 관하여 정확한 정보를 제공하여 정책결정 수립과정을 향상시키는 목적의 체계분석 그리고 기업 실천단계를 계획할 때 가장 유용하며 전체적 집행계획을 누구에게나 일목요연하게 이해시키기 위한 퍼트(PERT) 등이 사용된다.

(2) 보건관리과정

연속되는 과정으로 각 과정은 서로 별개가 아니라 상호영향을 주는 상호 연관작용을 하고 유동적으로 적응하는 속성을 가지고 있다. 보건행정조직의 기본원칙은 분업화의 원리, 조정의 원리, 참모조직의 원리, 계층제의 원리, 책임과 권위의 원리, 통솔범위의 원리, 명령통일의 원리 등이 있으며, 계획-조직-인사-지휘-조정-보고-예산(POSDCoRB)에 관한 규릭의 관리원칙이 일반적으로 많이 이용되고 있다.

(3) 의사결정

의사결정을 해야 함을 인식하고 문제를 정의하며 이에 관련정보를 수집하여 대안의 해결책을 개발, 각 대안을 평가하고 그 결과 보건의료체계의 기술적 과정에 관한 기준과 규범을 주요 검토기준으로 자원 대 성과비의 극대화 내지 적정화라는 경제적 타당성을 비용편익분석과 비용효과분석 등의 방법으로 사회 · 정치적 그리고 행정적으로 검토하고 가장 수락 가능한 대안을 선택하는 과정을 거치게 된다.

(4) 조직과정

발전목표에 따라 정책수립이 되고 계획이 세워지면 이를 구체화하기 위한 수단으로 인간의 협동체인 조직이 필요하게 되는데 고전적 조직 원칙으로 업무를 분화하고, 조정 · 통일하며, 권한과 책임을 부여하고, 개선과 참모, 일상 업무상의 위임, 제한된 통솔범위의 원칙 등이 있다. 오늘날의 현대조직에는 프로젝트 조직, 매트릭스 조직, 그 외에 비공식 조직이 있으며 여기에는 구조, 인사, 예산의 문제를 포함하게 된다.

(5) 수행과정

생리적 욕구, 안전욕구, 사회적 욕구, 존중의 욕구, 자아실현 욕구(매슬로(Maslow)의 욕구단계이론) 등 욕구는 행동을 일으키는 동기로 인간의 욕구는 병렬적으로 열거되어 있는 것이 아니라, 낮은 단계에서부터 그 충족도에 따라 높은 단계로 성장하게 된다.

3. 우리나라 보건행정 역사

1) 삼국시대 및 통일신라시대

삼국 이전에도 원시의술이 존재했으며 무속적 해결을 시도하였고, 고구려는 한의학을 중국 오나라로부터 도입하여 왕의 진료를 담당하는 시의가 있었으며, 백제에도 의학을 담당하는 의박사, 약제를 조달하는 채약사, 질병제거를 위한 주금사, 의약업무를 담당하는 약부 외에 「백제신집방」을 편찬하고 일본에 의박사와 채약사를 파견하기까지 하였다.

통일신라시대에 이르러서는 궁중의료행정담당인 약전, 보명사, 공봉의사, 내공봉의사, 국의, 승의를 두었으며 의학교육을 처음으로 제도화하였다.

2) 고려시대

중앙에는 왕실의 의약과 질병치료에 관한 일을 맡아보던 태의감과 한림원, 서민구호를 위한 제위보, 동서대비원, 혜민국과 의료교육을 위해 중앙과 서경에는 의학원을, 지방에는 의학박사를 두었으며, 경학박사가 의학을 교육하였으며 광종 10년에는 과거제도를 실시하여 의원을 뽑았다.

3) 조선시대

조선시대에는 장티푸스, 천연두, 성홍열, 콜레라 등 수많은 감염병이 유행하였으며, 의학적 예방방법과 과학적인 차단방법이 엄격히 시행되었다.

중앙의료기관으로는 왕실의료를 위한 내의원, 일반 의료행정과 의과고시 등 보건행정을 담당한 전의감, 대민업무를 담당하였으며 의녀가 근무했던 제생원, 서민의료를 맡아보던 혜민서, 지방의료제도로는 의무관제도인 의학교육, 지방의료기관인 심약, 최초의 관립병원인 광혜원(1885, 후에 제중원으로 개명), 감염병 관리를 위한 활인서가 있었고, 1894년 서양의학의 도입 후 내부 위생국을 설치하였다.

4) 보건조직의 변천

일제시대의 보건의료제도는 일제하 35년간 거의 변화가 없었고, 다른 분야와 마찬가지로 보건의료도 식민지 지배수단의 하나로서 사용되었으며, 감시와 단속 일변도의 강압적인 정책이 수행되었다.

일본은 1910년 경무총감부를 설치하여 경찰업무를 총괄하였는데, 그 산하 경찰국에 위생과를 공중위생업무, 의사 등의 면허업무와 병원 및 의약품 등의 관리업무를 수행토록 하였다.

1911년 대한제국 최고의 보건의료기구였던 내부지방국 위생과를 폐지하고 업무를 경찰국 위생과로 이관하여 경찰에 의해 보건위생업무가 행하여졌다.

1945년 8 · 15 광복 이후 미국 육군사령부는 정청법령 제1호 위생국 설치에 관한 사항을 공포하고 위생국을 보건후생국으로 개칭하여 각 도에 설치하였으며, 1946년에는 보건후생국을 보건후생부로 개칭하고, 1948년에는 보건후생부, 노동부가 폐지되고 사회부가 신설되면서 보건국으로 축소되었으며, 1949년에 사회부의 보건국이 다시 보건부로 독립하였다.

전쟁 후 1955년에는 보건부와 사회부가 통합되어 보건사회부로 되었으며, 1963년에는 노동국이 폐지되고 노동청이 신설되었으며, 1980년에는 환경청이 신설되었고, 1981년에는 노동청이 노동부로 1990년에는 환경청이 환경처로 승격되었으며, 1993년 식품의약품 안전본부가 식품의약품 안전청으로 승격되고, 1994년 현재의 보건복지부로 명칭을 변경하면서 식품의약품안전본부를 신설하였고, 1994년 환경처에서 환경부로 승격되었다.

4. 우리나라 보건행정 조직

1) 중앙보건행정의 조직

(1) 보건복지부

우리나라의 보건행정업무는 중앙과 지방자치단체의 책임하에 이루어지며 [그림 9-1]과 같은 4실 6국의 기구를 가지고 있다.

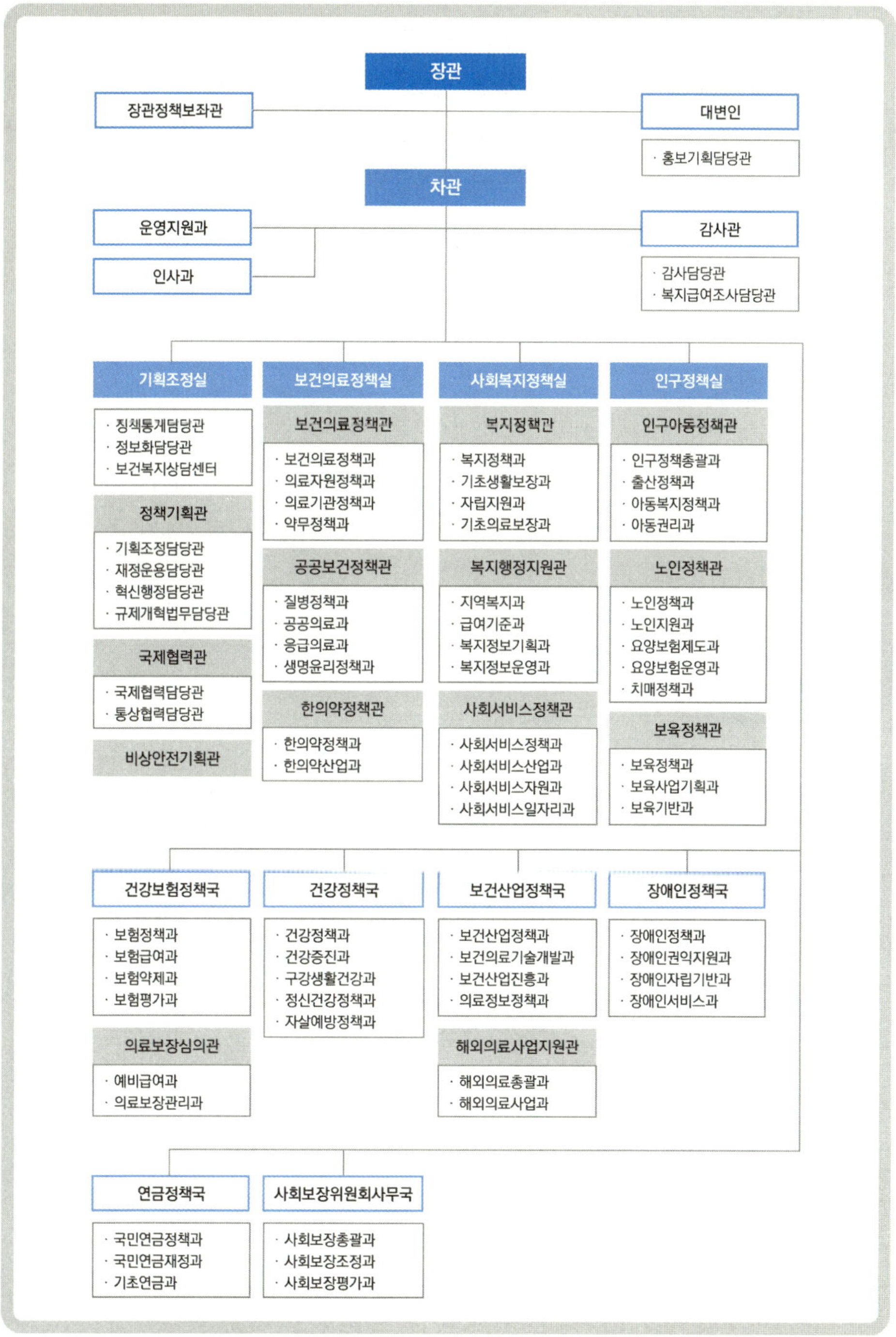
장관
장관정책보좌관
대변인
· 홍보기획담당관
차관
운영지원과
인사과
감사관
· 감사담당관
· 복지급여조사담당관
기획조정실
· 정책통계담당관
· 정보화담당관
· 보건복지상담센터
정책기획관
· 기획조정담당관
· 재정운용담당관
· 혁신행정담당관
· 규제개혁법무담당관
국제협력관
· 국제협력담당관
· 통상협력담당관
비상안전기획관
보건의료정책실
보건의료정책관
· 보건의료정책과
· 의료자원정책과
· 의료기관정책과
· 약무정책과
공공보건정책관
· 질병정책과
· 공공의료과
· 응급의료과
· 생명윤리정책과
한의약정책관
· 한의약정책과
· 한의약산업과
사회복지정책실
복지정책관
· 복지정책과
· 기초생활보장과
· 자립지원과
· 기초의료보장과
복지행정지원관
· 지역복지과
· 급여기준과
· 복지정보기획과
· 복지정보운영과
사회서비스정책관
· 사회서비스정책과
· 사회서비스산업과
· 사회서비스자원과
· 사회서비스일자리과
인구정책실
인구아동정책관
· 인구정책총괄과
· 출산정책과
· 아동복지정책과
· 아동권리과
노인정책관
· 노인정책과
· 노인지원과
· 요양보험제도과
· 요양보험운영과
· 치매정책과
보육정책관
· 보육정책과
· 보육사업기획과
· 보육기반과
건강보험정책국
· 보험정책과
· 보험급여과
· 보험약제과
· 보험평가과
의료보장심의관
· 예비급여과
· 의료보장관리과
건강정책국
· 건강정책과
· 건강증진과
· 구강생활건강과
· 정신건강정책과
· 자살예방정책과
보건산업정책국
· 보건산업정책과
· 보건의료기술개발과
· 보건산업진흥과
· 의료정보정책과
해외의료사업지원관
· 해외의료총괄과
· 해외의료사업과
장애인정책국
· 장애인정책과
· 장애인권익지원과
· 장애인자립기반과
· 장애인서비스과
연금정책국
· 국민연금정책과
· 국민연금재정과
· 기초연금과
사회보장위원회사무국
· 사회보장총괄과
· 사회보장조정과
· 사회보장평가과

[그림 9-1] 보건복지부 조직도

출처 : http://mohw.go.kr, 2018

(2) 보건복지부 소속기관

보건복지부장관 소속하에 질병관리본부, 국립정신건강센터, 국립나주병원, 국립부곡병원, 국립춘천병원, 국립공주병원, 국립소록도병원, 국립재활원, 국립마산병원, 국립목포병원, 오송생명과학단지지원센터, 국립망향의동산관리원과 보건복지부장관의 사무를 분장하는 국립검역소(인천공항, 인천, 부산, 군산, 울산, 포항, 동해, 목포, 여수, 마산, 김해, 통영, 제주)가 있다.

2) 지방보건 행정조직

(1) 시 · 도 보건행정 조직

특별시, 광역시, 각 도에 보건복지국 산하의 보건위생과에서 [그림 9-2]와 같이 보건행정업무를 담당하고 있다.

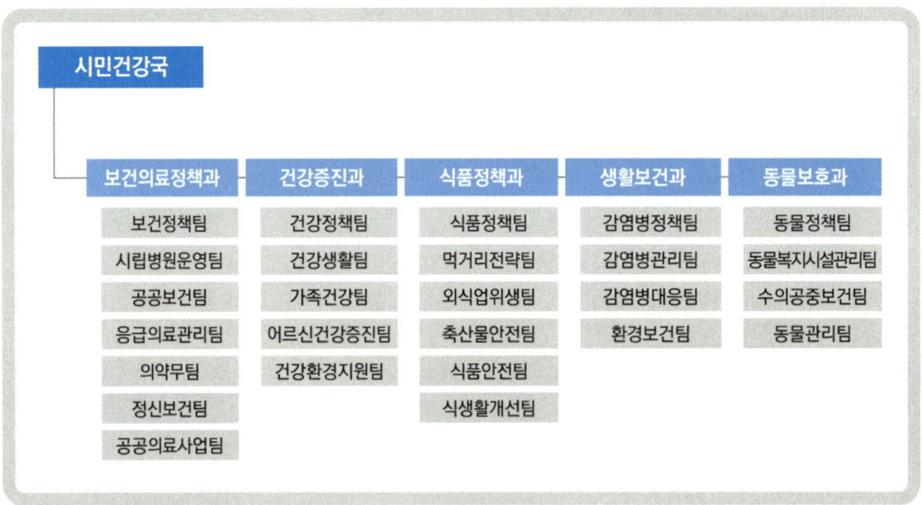
시민건강국
보건의료정책과
보건정책팀
시립병원운영팀
공공보건팀
응급의료관리팀
의약무팀
정신보건팀
공공의료사업팀
건강증진과
건강정책팀
건강생활팀
가족건강팀
어르신건강증진팀
건강환경지원팀
식품정책과
식품정책팀
먹거리전략팀
외식업위생팀
축산물안전팀
식품안전팀
식생활개선팀
생활보건과
감염병정책팀
감염병관리팀
감염병대응팀
환경보건팀
동물보호과
동물정책팀
동물복지시설관리팀
수의공중보건팀
동물관리팀

[그림 9-2] 서울특별시의 보건행정조직

출처 : http://namesearch-app.seoul.go.kr, 2018

(2) 보건소

보건소는 해방 이후 미군정에 의해 처음 도입되어 1946년 서울과 각 도의 대도시에 보건소의 시초인 모범보건소가 설립되었고, 1956년 처음으로 보건소법이 제정 공포되었으나 보건소조직이 이루어지지 못하고 폐지되었으며, 1962년 새 보건소법 공포와 1995년 지역보건소법 제정으로 지역의료의 중추적 역할을 수행하게 되었다.

보건소의 설치는 시 · 군 · 구 단위로 1개씩 설치되나 인구 20만 초과시 10만명당 1개소씩 증설이 가능하도록 되어 있으며, 국민건강증진, 보건교육, 구강건강 및 영양개선사업, 감염병의 예방 · 관리 및 진료사업, 모자보건 및 가족계획사업, 노인보건사업, 공중위생 및 식품위생관리사항, 의료인 및 의료기관에 대한 지도 등에 관한 사항, 응급의료 및 정신보건에 관한 사항, 공중보건의사 · 보건진료원 및 보건진료소에 대한 지도 등에 관한 사항, 약사에 관한 사항과 마약 · 향정신성의약품의 관리에 관한 사항, 정신보건에 관한 사항, 가정 · 사회복지시설 등을 방문하여 행하는 보건의료사업, 지역주민에 대한 진료, 건강진단 및 만성 퇴행성질환 등의 질병관리에 관한 사항, 보건에 관한 실험 또는 검사에 관한 사항, 장애인의 재활사업과 기타 보건복지부령이 정하는 사회복지사업, 기타 지역 주민의 보건의료의 향상 · 증진 및 이를 위한 연구 등에 관한 사업을 실시한다.

(3) 보건지소 및 보건진료소

보건지소는 지역보건법에 의거 "지방자치단체는 보건소의 업무수행을 위해 필요하다고 인정할 때에는 대통령령이 정하는 기준에 따라 당해 지방자치단체의 조례로 보건지소를 설치할 수 있다"는 규정에 따라 보건소가 관할하는 지역 내에는 보건지소를 설치하였으며, 농어촌 주민의 일차 보건의료를 해결하기 위해 중급의료요원인 보건진료소로 하여금 즉각적인 의료서비스를 제공하도록 하였다.

(4) 기타

보건에 관한 검사 및 연구업무를 합리적으로 운영함으로써 국민보건 향상 증진에 기여함을 목적으로 보건환경연구원을 설치하였으며, 보건소 중 내과, 일반외과, 산부인과, 소아과, 치과를 갖춘 보건소는 보건의료원이라는 명칭으로 보건소의 기능과 병원의 기능을 하고 있고, 보건소의 업무수행을 위하여 필요한 경우 읍, 면마다 보건지소를 설치할 수 있도록 되어 있다. 그리고 군 일부지역에 임산부 및 영유아 관리를 위하여 모자보건센터를 설치하였으나 폐지하였으며, 농어촌 주민을 위한 특별조치법에 의하여 의료취약지역에 보건진료소를 설치하고 있다.

〈표 9-2〉 시·도별 보건소, 보건지소, 보건진료소 현황(단위 : 개소)

구분	보건소	보건지소	보건진료소
2017	254	1,332	1,905
서 울	25	18	0
부 산	16	10	5
대 구	8	10	8
인 천	10	27	27
광 주	5	4	10
대 전	5	7	8
울 산	5	8	11
세 종	1	10	7
경 기	44	122	160
강 원	18	98	129
충 북	14	96	158
충 남	16	150	233
전 북	14	151	242
전 남	22	214	327
경 북	25	224	311
경 남	20	173	222
제 주	6	10	47

출처 : KOSIS 국가통계포털, 2017(http://kosis.kr)

1994년 말에는 보건소 269개소 중 보건의료원(병원화 보건소)이 15개소가 있었으며, 충남 태안군과 전북 장수군의 보건소를 1995년 보건의료원으로 개설토록 하였다. 2005년에는 보건소가 248개소, 보건지소가 1,280개소, 보건진료소는 1,905개소가 있었다.

3) 보건의료 기획

보건의료 기획은 목표를 설정하고 투입자원을 결정하는 단계로 모든 사업관리의 기본으로 국민들이 당면하고 있는 보건문제를 해결하여 보건복지를 증진시키기 위한 합리적인 보건정책의 수립과 보건자원의 동원을 효과적으로 이루기 위한 보건활동을 말한다.

이러한 보건기획은 미래지향적, 목적지향적, 계속적 과정, 합리적인 최적 수단의 모색과정, 국민의 동의와 지지획득 수단으로의 특성을 지니며 보건기획의 과정은 목표의 설정, 미래에 대한 전망, 방침과 절차의 설정, 사업수행의 순서와 체계를 결정하는 사업계획을 하고, 시행예정표를 작성하며 시행예산을 확보하는 데 있다.

보건기획은 목적성, 단순성, 표준화, 신축성, 안전성, 경제성, 예측성, 계속성을 원칙으로 하지만, 기획목표 설정의 갈등과 계량화의 어려움과 정확한 예측 혹은 가설설정의 곤란, 기획의 경직화, 경향과 수정의 불가피성, 자료 및 정보의 부족, 재원의 한계 및 정치, 경제, 사회의 불확실성으로 제약을 받게 된다.

5. 보건의료체계

1) 보건의료체계의 구성

국가 보건의료체계의 기본적인 목표는 의료제도 하부구조들의 종합적인 활동을 통하여 의료혜택이 필요한 대상지역 주민들에게 건강증진을 위한 예방, 치료, 재활에 걸친 일련의 활동을 전개함으로써 주민들의 건강을 확보하는 것이다. 또한 이러한 의료제도 하부구조들의 활동을 통하여 지역주민들의 건강에 영향을 주는 물리, 사회환경이 주민 건강 확보에 긍정적인 효과를 미치도록 제반 활동을 한다.

의료체계의 하부구조의 다섯 분야는 의료자원의 개발, 자원의 조직화, 의료서비스의 전달로 구성되는 3개의 주축 분야와, 이 3개 분야를 지원하는 보건의료재원과 보건의료 관리의 2개 분야를 말한다. 의료자원 각각의 구체적인 예는 〈표 9-3〉과 같다.

〈표 9-3〉 의료자원의 구분

구 분		
의료자원의 개발	의료인력	의사, 간호사, 약사, 보건기사, 약사 등
	의료시설	병원, 의원, 약국 등의 의료기관과 보건소 등의 공공의료기관
	의료장비 및 물자	진단, 치료 등 보건의료 활동에 소요되는 관련기기
	보건의료지식 및 정보	질병의 예방, 치료, 재활과 건강증진에 관련된 제반 지식과 기술
자원의 조직화	국가 보건당국 (보건복지부)	정부보건조직, 건강보험조직, 공공보건기관, 민간보건의료기관, 제약회사, 보건교육기관 등
의료서비스의 전달		건강증진, 예방, 치료, 재활, 의료관리 서비스 등
보건의료재원	공공	중앙 또는 지방의 각급 정부가 지출하는 재원
	기업주	농업, 공업 등의 기업주가 부담
	민간	자선, 민간 비영리 보험 등
	기타	복권, 기부, 개인부담
보건의료 관리	정책과 관리	리더십, 의사결정(계획, 집행과 실행, 감시 및 평가), 규제(입법, 행정규제)

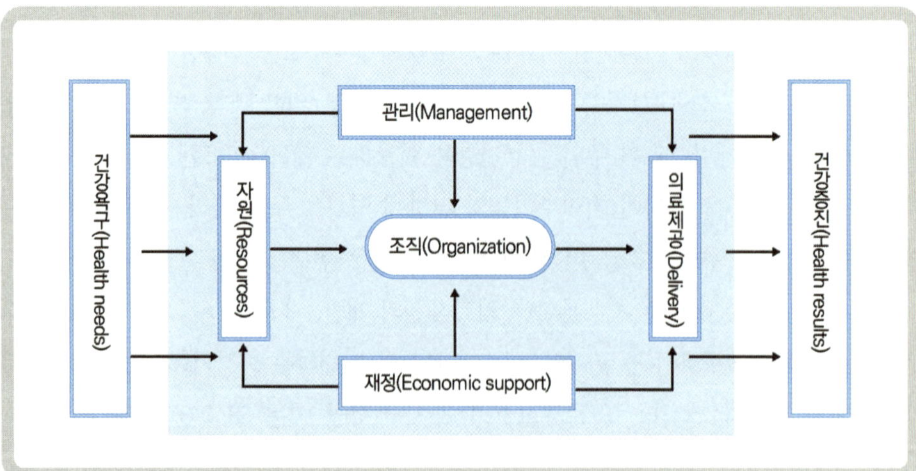

[그림 9-3] 국가보건의료체계의 하부구조 구성요소(Roemer, 1991)

2) 보건의료체계의 유형

다양한 유형의 보건의료체계는 일정한 장단점을 가지고 있고 항상 변화하여간다. 국가의 개입 정도와 관련한 변화추세를 보면 근래에 들어 보건의료에 대한 국가의 개입이 확대되어 왔다는 것을 알 수 있다. 반면 보건의료 전반에 대해 정부가 강력히 통제해 왔던 나라에서는 개인의 자율과 창의성을 보장하기 위하여 일부 분야에서 경쟁의 원리에 입각한 정책이 도입되고 있다.

일반적으로 보건의료체계는 자유방임형 의료전달체계, 사회보장형 의료전달체계, 사회주의형 의료전달체계의 3가지 형태로 분류한 프라이(J. Fry)의 분류방법이 가장 널리 인용되고 있다.

(1) 자유방임형

자유방임형(laissez-faire system)은 개개인의 능력과 자유를 최대한으로 존중하여 민간주도의 형태로 의료가 전달되며 정부의 통제나 간섭은 가능한 한 극소화하는 것을 원칙으로 한다. 미국, 일본 그리고 우리나라도 크게 보아 이 형태에 속한다.

국민이 의료인이나 의료기관을 선택할 자유가 최대한 부여되고 의료의 책임도 개개인에게 있다. 보건의료서비스의 질적 수준이 높으며 의료인에게도 의료의 내용, 범위 및 수준 결정에 재량권이 충분히 부여되어 있다. 의료기관도 자유경쟁 원칙하에 운영되므로 매우 효과적일 수 있다. 그러나 개인의 선상은 개인에세 달려있어 의료의 수준이나 자원이 지역적으로나 사회계층 간에 불균형을 이루고 있는 점이 사회적으로 커다란 문제이다. 개인의 부담 정도가 높고, 보험 종류에 따라 보장의 격차가 큰 특징을 가지고 있다. 의료자원의 비효율적인 활용 등으로 의료비가 매우 높아 개인이나 정부나 의료비 부담이 심각한 문제로 대두되고 있다. 미국의 경우 공적 보험이라 할 수 있는 메디케어와 메디케이드를 제외하면 보험자 위임 수준이 매우 높아 수가 계약은 민간보험회사들과 병원의 각자 협상을 통해 이루어지는 상황이다.

(2) 사회보장형

사회보장형(social security system)은 정치적으로 자유민주주의여서 개인의 자유를 존중하는 한편 사회문제 즉, 교육, 의료, 실업 등 사회보장에서 다루어야 할 분야를 매우 중요시하여 소외되는 계층이 없도록 한 조세 기반의 보건의료체계로서 재원조달과 의료서비스 전달에 있어서 중앙집권적인 국가보건서비스(national health service, NHS)를 운영한다.

영국과 스칸디나비아반도 제국 등이 이 형태에 속하는 국가들이다. 영국의 일차의료서비스는 국가보건서비스하의 정부 일반의(GP)에 의하여 주도되며 보건기획 및 자원의 효율적인 활용을 기하고 국민 전체에서 보건의료서비스를 무료로 하고 있다. 그러나 대규모 보건의료조직으로 인한 보건의료서비스 면에서 비효율적인 점, 의사에 대한 인센티브의 결여 등과 의료의 수준이나 진료에 임하는 의사의 열의가 상대적으로 낮은 것이 단점으로 지적된다. 지불제도는 의사에 대해서는 인두제를, 병원에 대해서는 총액계약방식으로 구성되어 있다.

(3) 사회주의형

사회주의형(socialistic system)의 목적은 러시아를 위시한 대부분의 공산국가에서 시행하는 체계로 의료자원과 의료서비스의 균등한 분포와 균등한 기회를 부여하는 데 있으며 개개인은 의사 선택의 자유가 없다.

의료는 국가의 경제 · 사회 프로그램의 하나로서 기획되며 누구에게나 필요할 때 무료이다. 언제나 어디에서나 누구나 의료서비스를 받을 수 있다. 예방이 매우 중요한 위치를 차지한다. 그러나 관료체계로 인한 경직성, 의사에게 대한 인센티브의 결여에 따른 의료서비스 수준과 내용의 빈약 등이 단점이다.

6. 의료수가

1) 상대가치 수가제도

2001년 1월부터 요양급여비용 수가계약제가 시행되면서 새로운 보험수가 산정방식으로 '상대가치 수가제도'를 도입하였다. 상대가치 수가제도는 보험급여를 받을 수 있는 진료행위에 대해 각 행위별로 값(수가)을 정하는 현행 방식 대신 진료행위별 상대가치 점수를 매기는 것이다. 각 행위의 건강보험수가를 산출하려면 상대가치 점수에다 기본

단가를 곱하면 된다.

2) 질병군별 포괄수가제

(1) 개념

입원환자를 대상으로 한 포괄수가제도는 모든 입원환자들의 주진단명 및 부상병명, 수술명, 연령, 성별, 진료결과 등에 따라 진료내용이 유사한 질병군으로 분류하여 환자에게 제공되는 의료서비스의 양에 관계없이 질병군별로 미리 책정된 일정액의 진료비를 지급하는 제도이다. 환자가 별도로 부담하던 대부분의 비급여 항목을 보험급여 대상으로 포함시켜 환자 본인부담금 수준을 경감시키고 나아가 항생제 사용감소 유도로 국민건강을 보호하고, 또한 적정진료의 제공으로 국민의료비 상승을 억제하는 데 목적이 있다.

(2) 도입의 필요성

현행 행위별 수가제하에서는 근본적으로 제공되는 의료서비스 양의 증대유인을 의료기관에 줌으로써 문제점들이 파생되어 이러한 문제점들을 합리적이고 효과적으로 해결하기 위한 방안으로 질병군별 진료수가에 환자가 의료기관에 입원해서 퇴원할 때까지 해당 요양기관에서 환자에게 제공한 처치, 검사 및 수술, 약제, 진료재료 등 모든 진료행위를 포함하되, 식대, 상급병실 차액, 지정 진료비, MRI 및 초음파 검사료는 제외되고 이에 대해서는 환자에게 본인부담시킬 수 있으나, 이 외의 다른 모든 의료서비스 비용에 대해서는 환자에게 별도 부담시킬 수 없도록 포괄수가제의 단계적인 도입을 추진하게 되었다. 그러나 급격한 진료량의 증가, 의료비용의 상승, 의료서비스 공급형태의 왜곡, 수가관리의 어려움, 의료기관의 경영효율화 유인장치가 미비한 상태이다.

(3) 추진현황

1994년 1월 21일 의료보장제도의 발전방향을 모색하기 위하여 보건복지부장관의 자문기구로서 설치된 '의료보장 개혁위원회'는 현행 의료보험 진료비 지불제도인 행위별 수가제도의 문제점을 해소하기 위한 개선방안으로 입원부분에 대해 포괄수가제인 질병군별 지불제도의 단계적인 도입, 실시방안을 건의하였다. 이에 따라 정부는 'DRG 지불제도 도입 · 검토협의회'를 1995년 1월 구성하고 동 위원회를 지원하기 위하여 실무작업반 및 책임연구기관으로 '한국보건의료관리연구원'을 구성 또는 지정하였으며, 시범사업 실시방안에 대하여 5차에 걸쳐 검토 협의한 결과 일부 질병군을 대상으로 한 시범사업을 시행하기로 확정하여 입원환자의 분류 및 지불단위로 한국형 질병군별 분류체계를 이용하여 54개 요양기관에서 5개 질병군을 대상으로 제1차 시범사업(1997년~1998년)과 제2차 시범사업(1998년~1999년)이 실시되었으며, 제3차 시범사업(1999년~2000년)과 시범사업(2000년~2001년)을 거쳐 현재는 <표 9-4>와 같이 4개 진료과 7개 질병군에 대하여 실시 중이다.

〈표 9-4〉 질병군별 포괄수가제 대상질병

구분	대상질병
안과	수정체 수술(백내장 수술)
이비인후과	편도 및 아데노이드 수술
일반외과	항문 및 항문주위 수술(치질 수술), 서혜 및 대퇴부 탈장 수술, 충수절제술(맹장염 수술)
산부인과	자궁 및 자궁부속기 수술(악성종양 제외), 제왕절개분만

(4) 제도의 장단점

현재의 행위별 수가제에서 볼 수 있는 진료의 양적 증대로 합리적이고 효율적인 의료행위와 의료서비스의 제공을 통한 의료기관의 비용감소 노력의 활성화와 의료기관의 과잉진료와 의료서비스의 남용을 억제하게 되며 요양기관은 적정량의 의료서비스를 제공하게 되고 의료기관의 진료비 청구방법이 매우 간편하게 되고, 진료비 청구심사가 불필요하거나 대폭 간소화되므로 막대한 행정비용의 절감이 기대되며, 행위별 진료비 심사 및 삭감에 따른 의료인과 보험자 간의 마찰이 줄게 되고, 의사들의 임상적 자율권 영역에 심사가 없으며, 의료기관의 자발적인 경영효율화를 기대할 수 있어 총체적인 의료비용의 절감이 가능하고 제공되는 진료서비스의 강도와 수량이 감소된다.

그러나 의료기관들의 비용절감 노력이 의료서비스 제공을 최소화하려는 경향이 있어

의료의 질 저하 및 환자와의 마찰을 초래할 수 있다. 특히 수가가 적정원가를 보상하지 못하는 수준에서 책정될 경우에는 경영 압박을 받는 의료기관들이 질 저하를 통한 원가 절감을 모색하고 질병군별 코드 조작을 통하여 의료기관이 허위, 부당 청구할 우려가 있고, 진료서비스의 규격화로 신규기술 이전에 대한 전환 지체로 진료효과 면에서는 우수하나 비용이 많이 드는 신기술이나 진료방식의 채택이 억제됨으로써 기술의 개발이나 임상연구 분야의 발전에 장애가 될 수 있다.

7. 국민건강보험제도

1) 국민건강보험의 개념

국민건강보험제도는 생활상의 질병, 부상에 대한 예방, 진단과 치료, 재활과 출산, 사망 및 건강증진에 대하여 보험급여를 실시함으로써 국민보건을 향상시키고 사회보장을 증진시키는 일종의 사회보험이다.

2) 국민건강보험제도의 특징

건강보험은 의료보장을 위한 제도이기 때문에 타 보험과는 달리 전체가입자를 대상으로 위험분산을 통하여 균등한 의료서비스를 제공하고자 하는 정책목표를 구현하기 위하여 강제 가입시키며, 사회보험으로서 급여내용에 관계없이 부담능력에 따라 보험료를 부담하는 형평성을 가졌고 부담한 보험료의 과소에 관계없이 필요에 따라 균등한 요양급여를 받는다.

또한 보험가입자의 질병, 부상, 분만 등을 보험사고로 취급하기 때문에 1회계 연도를 기준으로 보험료 수입, 진료비 지급 등 정책계산이 이루어지고, 보험재정의 조달을 위해 반드시 보험대상자의 일정한 기여를 전제로 보험가입자가 보험료를 부담하여야 하며, 부담능력에 따른 공평한 보험료를 부과하되, 건강보험의 가입이 강제되고 건강보험제도의 실효성을 확보하기 위하여 보험료징수에 강제성이 주어진다.

3) 건강보험제도의 역사

1963년 의료보험법이 제정되었으며, 1965년에 직장인을 중심으로 시범적으로 실시되었으나 강제성이 배제되어 질병발생의 위험이 높거나 의료비 지불능력이 부족한 사람들만 가입하여 집단 내 위험분산이라는 효과를 거두지 못하였다. 그러나 1970년대 중반부터 급격한 경제성장으로 의료수요의 급증과 국민들의 의료에 대한 기대감 상승으로 의료보험의 필요성이 대두되었으며, 1976년 12월 제2차 의료보험법 전면 개정에 따라 제도 도입 후 12년만인 1977년 실제적인 의료보험이 실시되었고 1989년에는 전국민 의료보험을 실시하게 되었다.

1997년 12월 31일 국민의료보험법의 공포(법률 제5488호)로 1998년 10월 1일에 공무원 및 사립학교교직원 의료보험과 227개 지역의료보험이 통합되었고, 2000년 7월 1일부터는 139개 직장의료보험조합까지 완전히 통합한 국민건강보험법이 제정 시행되었다.

2001년 5월 의료보호가 의료급여로 변경(「의료급여법」 시행)되어 실시되고 있다. 이후 2007년에는 노인장기요양보험법이 제정되었고 2008년 7월에는 노인장기요양보험이 실시되었다(국민건강보험공단에서 관리).

우리나라 건강보험제도의 역사를 요약하면 〈표 9-5〉와 같다.

〈표 9-5〉 건강보험제도의 연혁

1963 - 현재	
2015.01	간호 · 간병통합서비스 보험급여 적용 (2015.12. 「의료법」 개정으로 기존 포괄간호서비스에서 간호 · 간병통합서비스로 명칭 변경)
2014.04	건보공단, 담배회사 상대로 손해배상청구소송 제기
2013.08	중증질환 재난적 의료비 지원사업 실시
2012.07	포괄수가제 병 · 의원급 의료기관 당연적용(7개 질병군 입원환자)
2011.01	사회보험 징수통합(건강보험, 국민연금, 고용보험, 산재보험)
2008.07	노인장기요양보험 실시
2007.04	노인장기요양보험법 제정(법률 제8403호)
2005.07	노인장기요양보험 시범사업실시

2003.07	직장재정과 지역재정 통합(실질적인 건강보험 통합)
2002.01	국민건강보험재정건전화특별법 제정
2001.07	5인 미만 사업장 근로자 직장가입자 편입
2000.07	국민의료보험관리공단과 직장의료보험조합(139개) 통합 - 국민건강보험공단 출범(의료보험 완전통합)
1999.02	국민건강보험법 제정
1998.10	지역의료보험조합(227개 조합)과 공 · 교 의료보험관리공단 통합 - 국민의료보험관리공단 출범
1997.12	국민의료보험법 제정
1989.07	도시지역의료보험 실시 → 전국민 의료보험 실현
1988.07	5인 이상 사업장 의료보험 적용 확대
1988.01	농어촌 지역의료보험 확대실시
1981.01	100인 이상 사업장 의료보험 적용 확대
1979.01	공무원 및 사립학교교직원 의료보험 실시
1977.07	500인 이상 사업장 근로자 의료보험 실시(486개 조합 설립)
1963.12	의료보험법 제정

출처 : 국민건강보험 http://www.nhis.or.kr/menu/retriveMenuSet.xx?menuId=B2160

4) 보험급여

건강보험이 적용되는 요양급여는 진찰 · 검사, 약제 · 치료재료의 지급, 처치 · 수술 및 그 밖의 치료, 예방 · 재활, 의료시설에의 수용(입원), 간호, 이송 등이 포함된다. 또한 가입자 및 피부양자가 보건복지부령이 정하는 긴급, 기타 부득이한 사유로 인하여 요양기관과 유사한 기능을 수행하는 기관으로서 보건복지부령이 정하는 기관에서 질병 · 부상 · 출산 등에 대하여 요양을 받거나 요양기관 외 장소에서 출산을 한 때는 요양급여에 상당하는 금액을 가입자 또는 피부양자에게 요양비로 지급한다.

건강보험의 급여형태는 의료 그 자체를 보장하는 현물급여와 의료비의 상환제도인 현금급여 두 가지 형태가 있으며, 우리나라는 현물급여를 원칙으로 하되 현금급여를 병행하고 있다. 현물급여에는 가입자 및 피부양자의 질병 · 부상 · 출산 등에 대한 요양급여 및 건강검진이 있고, 현금급여에는 요양비, 장애인보장구 급여비 등이 있다. 가입자 또는 피부양자가 요양급여를 받는 때에는 그 진료비용의 일부를 본인이 부담하여야 하며, 그 내용은 입원의 경우 진료비 총액의 20%를, 외래의 경우에는 요양기관 종별에 따라 30~60%를 차등 적용하고 있다.

(3) 건강검진

보험자는 질병의 조기발견과 그에 따른 요양급여를 하기 위하여 대통령령이 정하는 바에 의하여 가입자 및 피부양자에게 건강검진을 실시한다. 지역가입자는 세대주 및 만 40세 이상 세대원에 대해 2년에 1회, 직장피부양자는 만 40세 이상에 대해 2년에 1회 실시하며 직장가입자는 사무직의 경우 2년에 1회, 비사무직의 경우 매년 실시한다.

5) 국민건강보험제도의 문제점

보험급여의 범위가 제한적이어서 보험급여에 포함되지 않는 의료서비스가 많고 중증질환과 고액진료에 대한 급여보다 가벼운 질병 위주의 급여구조가 문제로 급여제한으로 인하여 의료서비스 범위가 축소되고 진료 시 환자가 직접 부담하여야 하는 본인부담이 너무 높으며, 특히 저소득층의 가계부담은 매우 과중하여 정작 위급한 수술 등 고위험의 진료를 받는 데에 있어서 의료보험의 역할이 적다. 또한 새로운 의료기술에 의한 발전된 의학적 진단·치료방법 및 약제, 진료재료 등 의료 환경의 변화에 보험급여 인정이 신축적으로 대응하지 못하여 비급여 처리되는 문제가 누적되고 요양급여 기준이 빠르게 변화하는 의료기술을 제대로 반영하지 못하여, 의료기술의 발달을 저해함은 물론 의료기관에 대한 불신과 갈등을 가중시켰다.

8. 건강보험심사평가원의 기능 및 역할

1) 설립배경

요양급여비용에 대한 심사를 담당하고 요양급여의 의학적 적정성을 평가하며 국민을 의학적 경제적으로 보호하는 기관으로 국민건강보험법에 의하여 2000년 7월 설립된 공법인이다.

2) 주요기능

의료기관에서 진료를 받았을 때 의료기관은 총 진료비 중 일부를 환자에게 받고, 나머지는 심사평가원에 청구하게 되며, 건강보험심사평가원은 청구된 진료비에 대한 심사와 진료가 적정하게 이루어졌는지에 대한 평가로 국민의 보험료로 조성된 사회적 공동비용을 합리적으로 사용되게 하고, 과잉진료나 과소진료 또는 의학적으로 진료가 적정하게 이루어졌는지를 평가하여 그 결과를 의사에게 알려줌으로써 의료인이 환자를 진료할 때 적정한 의료서비스를 제공토록 하여 국민의 「의료의 질」을 향상시킨다. 또 국민들이 의료기관을 이용한 후 본인이 부담한 진료비가 적정한지를 확인하여 과다납부로 확인될 경우에는 이를 환불하여 국민의 권익을 보호하고, 새로운 의료기술 등에 대한 건강보험의 적용여부, 진료비의 가격, 보험약가 등의 고시를 위한 업무를 지원한다. 과잉, 허위청구의 가능성이 있는 병 · 의원의 조사업무를 지원하고, 생활이 어려워 의료급여 대상으로 지정된 자의 진료비를 국가로부터 위탁받아 심사하며 응급의료비대불제도로 국민들을 응급상황에서 신속하고 적절한 진료를 받을 수 있도록 하였다.

의료서비스 모니터링	의료서비스 기준 설정	인프라 관리
· 요양급여비용 심사 · 요양급여의 적정성 평가 · 진료비확인서비스 · 의약품안전사용서비스(DUR) · 현지조사	· 의료행위관리 · 치료재료관리 · 의약품관리	· 의약품유통정보관리 · 의료자원관리 · 환자분류체계 개발 · 보건의료빅데이터 분석

[그림 9-4] 건강보험심사평가원의 기능

9. 의약분업제도

1) 의약분업의 개념

의약품을 전문가의 지도, 감독이 필요한 전문의약품과 안정성이 확보된 일반의약품으로 분류하여 전문의약품은 의사, 치과의사의 처방에 의하여 약국에서 조제 투약받을 수 있도록 하는 제도로, 의사 · 치과의사는 처방전을 발행하고 약사는 처방전에 따라서만 의약품을 조제토록 함으로써 의사 · 치과의사와 약사의 역할을 명확히 하고 소비자는 진료와 처방은 의사 · 치과의사에게 받고, 조제와 투약은 약사에게 받음으로써 보다 전문적인 보건의료서비스 혜택을 누릴 수 있다.

2) 의약분업의 기본원칙

의사 · 치과의사는 전문의약품을 처방할 수 있고, 약사는 의사 · 치과의사의 처방전에 의하여 전문의약품과 일반의약품을 조제하며 외래환자에 대하여 원외처방전을 발행해야 하고, 약국의 약사만이 원외처방전을 조제할 수 있다. 약국개설자는 의사 · 치과의사의 처방전에 의하여 조제하는 경우를 제외하고는 전문의약품을 판매할 수 없으나, 일반의약품은 의사 · 치과의사의 처방전에 의하지 아니하고도 판매할 수 있다.

3) 의약분업의 필요성

의사와 약사가 환자 치료를 위한 역할을 분담하여 처방 및 조제내용을 서로 점검 · 협력함으로써 불필요하거나 잘못된 투약을 방지하고, 무분별한 약의 오 · 남용을 예방하여 약으로 인한 피해를 줄이는 것이 의약분업의 목적으로 의사의 처방전이 공개됨으로써 환자 자신이 복약하는 약의 정보를 알 수 있어 알 권리가 신장되고 우리의 건강은 물론 후손들의 건강을 위한 제도이다.

4) 의약분업의 대상기관

일부 예외를 제외한 모든 의료기관, 보건소, 보건지소를 의약분업대상으로 하며, 의약분업 예외 지역의 의료기관 및 보건기관, 한방 의료기관은 의약분업 예외기관이다.

5) 의약분업 대상 및 예외환자

일부 예외를 제외한 모든 외래환자를 의약분업 대상으로 하며 의료보험대상이 아닌 질환을 가진 외래환자도 의약분업 대상이 되며, 그 밖에 의료보호환자, 산재 및 자보환자, 국내에 거주 체류하는 외국인 환자도 그 대상이 된다. 응급환자, 조현병, 조울증 등의 정신질환자, 제1종 감염병환자, 사회복지사업법에 의한 사회복지시설 입소자, 군인, 전투경찰, 교정시설과 소년보호시설 혹은 외국인보호시설에 수용중인 자, 1급 · 2급 장애인, 파킨슨병환자, 한센병환자, 장기이식환자, AIDS환자, 결핵환자 등은 의약분업의 예외환자이다. 의약분업을 불가항력적으로 할 수 없는 경우와 국민의 편익도모를 위해, 약사법에 의사의 예외 규정과 약사의 예외 규정을 두고 있다.

가. 의사의 직접조제가 허용되는 경우

약국이 없는 지역이나 재해가 발생하여 사실상 약국이 없게 되어 재해구호를 위하여 조제하는 경우, 응급환자 및 조현병 또는 조울증 등으로 인하여 자신 또는 타인을 해할 우려가 있는 정신질환자, 1군 감염병환자, 사회복지시설 입소자 등에 주사제를 주사하는 경우, 감염병예방접종약 · 진단용의약품 등 보건복지부령이 정하는 의약품을 투여하는 경우, 상이등급 1급 내지 3급 해당자, 고엽제후유증 환자, 장애인 1급 및 2급, 파킨슨병환자, 나병환자, 장기이식환자, 후천성면역결핍증 환자, 병역의무 수행 중인 군인 · 전경 · 교정시설 경비교도, 교정시설 · 소년보호시설 · 외국인보호시설에 수용 중인 자, 결핵환자(보건소 · 보건지소 및 대한결핵협회 부속의원의 경우에 한함), 사회봉사활동을 위하여 조제하는 경우, 국가안전보장에 관련된 정보 및 보안에 필요한 경우이다.

나. 의사의 처방전 없이 약사의 조제가 허용되는 경우

의료기관이 없는 지역 또는 재해가 발생하여 사실상 의료기관이 없게 되어 재해구호를 위하여 조제하는 경우, 감염병이 집단으로 발생하거나 발생할 우려가 있다고 보건복지부장관이 인정하여 허용하는 경우이다.

다. 감염병 예방접종약을 판매하는 경우

사회봉사활동을 위하여 조제하는 경우가 있다.

6) 의약분업 대상 및 예외 지역

일부 예외를 제외한 전국의 모든 지역을 의약분업 대상 지역으로 한다. 예외적으로 의료기관 또는 약국이 개설되어 있지 않은 읍·면 지역, 도서지역, 의료기관과 약국이 실거리로 2km 이상 떨어져 있어 해당지역 주민의 이용이 어렵다고 시·도지사가 인정하는 지역, 의료기관 또는 약국이 휴업상태에 들어간 지역, 정신병원, 결핵병원 등은 예외 지역으로 한다.

10. 사회보장

1) 정의

사회복지란 사회를 유지하는 데 기본적인 사회, 경제, 교육, 건강의 욕구를 사람들에게 충족시키고 지역사회와 전체 사회의 집단적인 복지상태를 유지하기 위한 국가적 프로그램, 급여, 서비스체계를 말하며, 현대 복지국가에서는 의식주와 의료는 인간의 기본권으로서 국가나 사회는 이를 보장할 의무가 있다. 사회보장은 질병·실업 혹은 노령이나 사망으로 말미암아 일어나는 경제적 어려움으로부터 대중을 보호하고, 이들의 의료를 받도록 해주며, 어린이를 양육하는 가족을 보조해 주기 위한 총괄적이고도 성공적인 방안에 의하여 성취되는 결과를 말한다. 일반적으로 사회복지는 사회생활상의 곤란 또는 장애를 받고 있는 자, 즉 장애인, 노인, 아동 등 사회적으로 보호가 필요한 자에 대한 보호, 육성, 지도, 치료, 재활 등의 서비스 시책을 포함해서 모든 국민의 건강과 행복을 보장하는 사회정책, 사회보장, 보건, 의료, 주택, 고용, 교육 등의 여러 가지 사회적 서비스를 총칭하는 것이다.

사회보장제도는 독일의 비스마르크가 최초로 창안하여 1883년 질병보험, 1884년 산업재해보상보험 및 1889년 폐질 및 노령보험을 실시한 바 있으며, 최초의 사회보장에 관한 법은 1935년 미국에서 제정된 사회보장법이다. 우리나라에서 사회보장에 관한 법률은 1963년에 제정되었다.

2) 사회보장제도의 기능과 종류

인간다운 생활의 보장기능으로 개인에게 의료와 최저의 소득을 보장하며, 사회보험을 통한 근로자, 장애자, 약자에게도 복지향상을 시키는 기능 및 경제적 기능으로 소득재분배로 금전급여(상병급여)와 현물급여(요양행위), 국민생활의 안정과 복지증진이라는 정치적 기능, 개인주의 경향촉진, 과용과 남용의 소비적 기능을 가지고 있다.

사회보장제도의 종류는 [그림 9-5]와 같다.

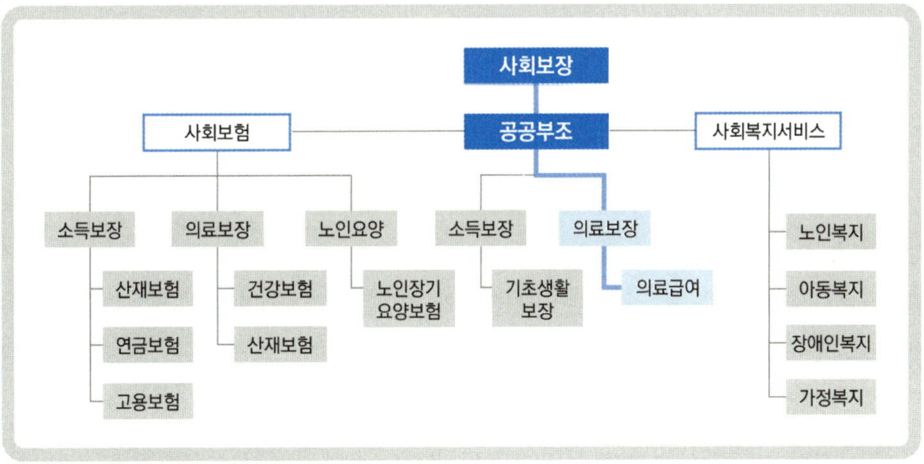

[그림 9-5] 사회보장제도의 종류

(1) 공공부조

스스로 생활유지능력이 없는 사람들에게 국가나 지방자치단체가 인간다운 생활을 영위할 수 있도록 지원하는 사회복지제도의 하나로 우리나라 사회보장기본법에서 공공부조를 국가 및 지방자치단체의 책임하에 생활유지능력이 없거나 생활이 어려운 국민의 최저생활을 보장하고 자립을 지원하는 제도라고 규정하고 있다. 그러므로 공공부조법을 공공부조제도의 실시와 연관된 사항을 규정해 놓은 법률이라고 할 수 있으며, 조세를 중심으로 한 일반재정 수입에 의존하며 건강보험료를 내지 않는 무료배급, 의료보호, 취로사업 등 영세민 생계 보호사업, 수용소 구호, 재해구호, 생활보호, 보훈사업 등이 있다.

(2) 사회보험

국가가 보험제도를 활용, 법에 의하여 강제성을 띠고 시행하는 보험제도의 총칭 사회보장정책의 주요 수단으로서 근로자나 그 가족을 상해 · 질병 · 노령 · 실업 · 사망 등의 위협으로부터 보호하기 위하여 실시하는 것으로 사회보험은 개인보험처럼 자유의사에 의해서 가입하는 것은 아니며, 보험료도 개인 · 기업 · 국가가 서로 분담하는 것이 원칙이다. 보험료의 계산에 있어서도 위험의 정도보다는 소득에 비례하여 분담함을 원칙으로 함으로써 소득의 재분배기능을 가지고 소요자금 일부 또는 전부를 보험에 의존하는 연금보험, 실업보험, 건강보험, 산재보험, 노인장기요양보험 등이 있다.

(3) 의료급여(보호)

국민기초생활보장법에 의한 생활무능력자 및 일정수준 이하의 저소득층을 대상으로 선정하며, 수급권자는 외래 · 입원 모두 전액 무료이며, 수급자 중 근로능력이 없는 자, 사회복지시설 수용자, 국가유공자, 인간문화재, 이재민, 북한이탈주민, 의상자 및 의사자 유족, 성병감염자, 행려환자, 광주민주화운동 관련자를 1종 보호대상자(황색진료카드)로 수급권자는 1차 진료기관 외래진료 시에는 1회 방문당 1천원을 본인이 부담하고, 2차 진료기관 입원 시에는 20% 본인이 부담하며, 수급자 중 근로능력이 있는 자는 2종 보호대상자(녹색진료카드)로 분류한다.

1차 의료급여기관은 시장, 군수, 구청장에게 개설 신고한 의원, 치과의원, 한의원, 조산원과 보건소, 보건의료원, 보건지소와 보건진료소 및 약국을 말하고, 2차 의료급여기관은 시 · 도지사가 개설 허가한 병원, 치과병원, 한방병원, 요양병원, 종합병원을 말하며, 3차 의료급여기관은 2차 의료급여기관 중에서 보건복지부장관이 지정하는 의료기관을 말한다(〈표 9-6〉).

〈표 9-6〉 의료급여 수급권자의 유형 및 대상자

구분	수급권자
1종	• 국민기초생활보장법에 의한 수급자 중 근로능력이 없는 자 • 국민기초생활보장법 이외의 타법에 의한 수급권자 - 이재민(재해구호법) - 의상자 및 의상자 유족 - 국내 입양된 18세 미만 아동 - 국가유공자 및 그 유족 · 가족 - 중요무형문화제 보유자 및 그 가족 - 새터민(북한이탈주민)과 그 가족 - 5 · 18 민주화운동 관련자 및 그 유족 · 가족 등
2종	• 국민기초생활보장법에 의한 수급자 중 근로능력이 있는 자

4) 사회보장의 원칙

사회보장제도는 최저생활을 유지하기 위한 평등주의와 소득과 임금수준에 비례한 급부와 반대급부 차이에 의한 사회보장을 실시해야 한다는 능력주의로 구분한다. 1942년 베버리지가 주장한 사회보장 6개 원칙은 최소의 소득, 의료, 교육, 주택혜택과 더불어 그 내용은 다음과 같다.

실업이나 폐질로 중단되었거나 퇴직으로 종결된 근로소득액의 다과에 관계없이 균일률의 보험급여가 제공되어야 하고, 예외 수혜자의 부담은 수입의 다과에 관계없이 갹출액은 동일금액으로 사회보장의 각 제도간의 형평을 기하고 모순을 제거하여 불필요한 경비를 절약하기 위해 운영기관을 통일해야 하며, 모든 사회보장의 급여는 금액 또는 기간에 수혜자의 기본적 필요, 즉 최저생활을 보장하는 데 적정하고도 충분해야 한다.

사회보장의 대상은 신분이나 수입에 관계없이 전 국민을 대상으로 하여야 하며, 사회보험의 경우처럼 면책의 범위를 넓게 하거나 면책조항을 엄격하게 제한적으로 해석해서는 안 되고, 사회 각 부문의 다양화 계층성 고려, 최저생활 유지비의 차이, 발생할 사고종류의 상이에 따른 피고용자 · 가정주부 · 취업연령 미달자 · 정년퇴직자 등으로 구분하여 그 필요에 맞도록 조정한다.

5) 사회보장의 제한

최저수준의 사회급여가 유지되어야 하며 수급권자와 타구성원 간의 위험공동체의식을 가지고 있어야 하며, 고의 지급사유에 대한 엄격한 급여를 배제하여야 한다.

연습문제

1. 행정의 4대 요소는 무엇인가?
2. 보건소, 보건지소의 설치기준은?
3. 보건사업계획 수립 시 고려사항은 무엇인가?
4. 일반행정의 계획 중 PPBS는 무엇인가?
5. 보건행정의 관리과정 중 POSDCoRB는 무엇인가?
6. 사보험과 사회보험의 차이는 무엇인가?
7. 의료보험의 대상이 안 되는 자는 누구인가?
8. 보건행정의 특성을 설명하시오.
9. 보건사업을 정부의 책임하에 실시하는 이유를 설명하시오.

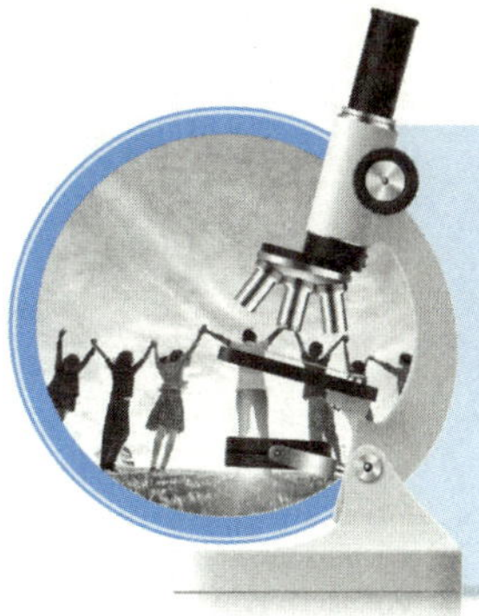

제10장

인구보건

학습목표

- 인구론과 인구변천이론을 이해한다.
- 인구구조의 유형별 특징을 설명한다.
- 인구의 정태와 동태의 차이를 설명한다.

1. 인구론

1) 인구개념

인구란 '일정한 어느 특정한 시간에 일정한 지역에 거주하고 있는 인간의 집단'을 말하며 공해, 식량문제와 함께 오늘날 인류의 생존에 가장 장해가 되는 3대 요소로 문제시되고 있다.

1885년 프랑스의 A. 기야르는 '인구에 관한 수리적 인식, 인구동태 일반과 자연적, 신분적, 지적 및 도덕적 인구정태에 관한 수리적 인식, 즉 인구동태에 관한 수리적 인식'이라고 인구학을 정의하였으며, 여기서 그리스어의 데모스(인민)와 그라포(묘사하다)의 합성인 데모그래피라는 말을 사용하였다.

인구학은 출생 · 결혼 · 이동 및 사망에 관한 자료수집과 그것들의 통계적 · 수리적인 인구현상의 분석방법 및 그 적용을 연구하는 좁은 뜻의 형식인구학과, 인구변동의 생물학적 · 사회적 · 경제적 · 법적 · 역사적 결정요인 등 인구연구의 영역을 실체적 · 이론적으로 연구하는 실체인구학으로 크게 나누어진다. 또, 인구현상 자체를 분석하는 인구분석과 인구변동의 결정요인과 결과를 연구하는 인구연구의 둘로 나누기도 한다. 인구학적 연구는 많은 전문영역과 관련되는 학제적 성격을 띠는데, 이것이 개개의 학문분야와 특별히 연관될 때 사회인구학, 경제인구학, 가족인구학, 고인구학, 역사인구학 등으로 성립하게 된다.

2) 인구론의 발전

(1) 맬서스주의

인간이 생존을 위해 식량은 필수적이고 남녀 간의 생식활동이 필연적이며 인간의 인구증가력과 토지의 생산력에 대한 비교인구론을 전개했으며 그로 인해 빈곤과 죄악이 필연적으로 발생할 것이라고 주장하였다. 인구를 억제하기 위해서 경제력이 있을 때까지 결혼하지 말아야 한다는 도덕적 억제 필요성과 순결성을 주장하였고, 그렇지 않으면 사회적 곤궁과 사회악을 제거할 수 없다고 하였다.

식량은 산술(등차)급수적으로 늘어나는 데 비해 인구는 기하(등비)급수적으로 늘어나므로 자연대로라면 과잉인구로 인한 식량부족은 피할 수 없기 때문에 인구의 억제가 필요하다는 이론으로 규제의 원리, 증식의 원리, 인구파동의 원리로 만혼주의와 같은 인구억제책으로 성범죄와 같은 사회악을 유발하게 되었으며, 인구억제를 생활수준에 둔 것이 아니라 식량에 국한한 것이 문제였다.

(2) 신맬서스주의

맬서스의 인구론에 입각하여, 생활자료의 증가 이상으로 인한 인구증가 억제를 위해 산아제한 또는 수태조절의 필요성을 주장하는 입장으로 J. 밀과 F. 플래이스는 피임에 의한 산아조절을 통하여 인구조절의 필요성을 역설하였으며, 1877년 영국에서 C. 브래들로, A. 베전트 등이 '맬서스주의연맹'을 결성하였고, 20세기에 들어서는 M. 스토프스 등이 이어받아 도서간행과 집회 등에 의한 산아제한 보급을 추진하였고, 폴란드 의사 알레타 야곱은 실제적으로 의료시설을 갖추고 피임 봉사활동을 하였다.

(3) 적정인구론

E. 켄낸(1881~1935)은 신맬서스주의를 더욱 발전시켜 인구의 과잉억제를 생활억제에 둠으로써 주어진 여건 속에서 최대의 생산성을 유지하며, 최고의 생활수준이 주어질 때 실질소득을 최대로 할 수 있다 하여 인구가 조절되어야 한다는 주장을 했다.

2. 인구의 변천이론

1) 인구성장론

출생과 사망의 차이에서 오는 인구의 증가를 자연증가라 하고 전입과 전출의 차에서 오는 인구의 증가를 사회증가라고 한다. 여자가 일생 동안에 낳는 여자아이의 평균 생산율이 1.0이면 인구 증감은 없는 상태이고, 1.0 이하는 인구감소를, 1.0 이상은 인구증가를 나타낸다.

인구의 증감은 생물학적 요인인 출생과 사망, 사회적 요인인 이동 즉 전입과 전출에 의해서 결정되는데 출생 · 사망만을 근거로 하는 것을 봉쇄인구, 이에 사회적 요인까지 포함하는 것을 개방인구라 하며 인구는 몇 가지 단계를 거쳐 변천한다.

〈표 10-1〉 인구 구성비 및 인구성장률

연도	인구 구성비(단위 : 천명)			인구성장률
	계	남	여	
1970	32,241	16,309	15,932	2.18
1980	38,124	19,236	18,888	1.56
1990	42,869	21,568	21,301	0.99
2000	47,008	23,667	23,341	0.84
2010	49,554	24,881	24,673	0.50
2017	51,446	25,790	25,656	0.39
2020	51,974	26,044	25,930	-
2030	52,941	26,508	26,434	-

2) 노트스테인과 톰슨의 인구성장론

인구의 성장을 공업화 정도에 따라 3단계로 나누었다. 제1단계는 고잠재적 성장단계로 다산다사형으로 공업화되지 못한 고도성장의 잠재력이 큰 나라들로 인구증가가 예견되는 나라로서 세계인구의 약 1/5이 해당되고, 제2단계인 과도기적 성장단계는 다산소사형으로 공업화는 되었지만 과도기적으로 증가단계에 있는 나라로 주로 공업화된

국가와 개발도상 국가에서 볼 수 있는 세계인구의 3/5이 해당되며 현재 각국은 인구문제를 해결하기 위하여 제2단계를 가능한 한 짧게 하려는 노력을 하고 있다. 마지막으로 제3단계인 인구감소기 단계는 소산소사형으로 인구의 급속한 성장을 거친 인구감소의 발단기이며, 선진공업국가형으로 점차 인구가 현상유지 또는 감소하는 경향을 보이고 현 세계 인구의 1/5이 이에 해당한다.

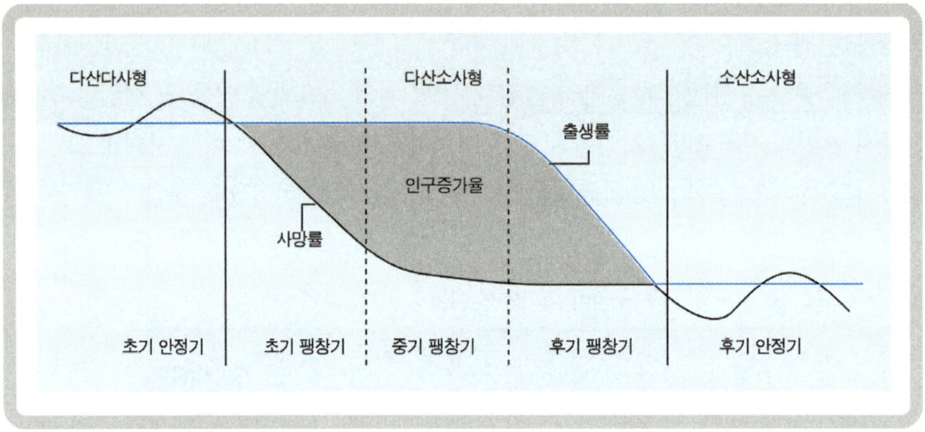

[그림 10-1] 인구의 성장모형

3) 블레커의 인구성장론

인구성장을 5단계로 나누었으며, 제1단계는 고위정지기(인구정지형)로 고출생률과 고사망률을 나타내는 중부아프리카지역 국가들이 해당하며 인구증가의 잠재력이 큰 후진국형이다. 제2단계는 초기확장기(인구증가형)로 사망률 감소에 출생률 증가로 당분간 인구증가가 계속되는 경제개발 초기에 있는 아시아국가와 북아프리카이고, 제3단계는 후기확장기(인구성장 둔화형)로 사망률 최저에 출생률 감소 경향을 나타내며 산업의 발달과 핵가족화 경향이 있는 국가들의 형태로 한국, 중앙아메리카, 남아프리카, 남아메리카 등이며, 제4단계는 저위정지기(선진국형, 인구성장 정지형)로 사망률과 출생률이 최저에 달하며 소련, 중동, 이탈리아 등의 나라가 속한다. 마지막으로 제5단계인 감퇴기(인구감소형)는 출생률이 사망률보다 낮아져서 인구가 감소하는 경향이 있으며 북유럽, 북아메리카, 일본, 호주, 스웨덴, 오스트레일리아, 뉴질랜드 등이 속한다.

3. 인구의 구성

1) 인구구조

성별 · 연령별 인구구조를 동시에 표현하는 것을 인구 피라미드라 한다. 인구 피라미드는 남자를 왼쪽에, 여자를 오른쪽에 표시하고, 나이가 어린 사람을 아래쪽에, 나이가 많은 사람을 위쪽으로 하여 인구의 수를 나타낸다.

인구 피라미드는 주어진 특정연도의 연령별 · 성별 인구구조 및 인구구성을 한눈에 파악할 수 있다. 또한 그 지역의 사회 · 경제적 특성과 인구학적 특성에 관한 개괄적이고 일차적인 정보를 수집하는 데 가장 좋은 방법이다. 하지만 인구의 동태적 측면에서는 약하다.

인구 피라미드는 인구변화 현상을 일목요연하게 표현할 수 있으며, 피라미드형, 종형, 항아리형이 기본유형이며, 한 인구 내 지역적 특성을 고려하여 별형(도시형)과 호로형(농촌형)으로 구분한다. 5가지 유형의 특성은 다음과 같다.

(1) 피라미드형

인구증가형으로 발전형 또는 진보형이라고도 하며 인구가 증가할 잠재력을 많이 가진 형으로 출생률이 높고, 사망률이 낮은 다산소사형으로 14세 이하 인구가 65세 이상 인구의 2배 이상으로서 비생산층 인구끼리 비교하며 저개발국가의 부양인구비가 높은 형태라 할 수 있다.

(2) 종형

인구정지형으로 이상적인 인구형으로 출생과 사망률이 낮고 14세 이하가 65세 이상 인구의 2배 정도일 경우로 노인인구가 문제된다.

(3) 항아리형

인구감소형으로 호형 또는 감퇴형이라고도 하며 선진국형으로 출생률이 사망률보다 낮고 14세 이하가 65세(55세) 이상의 2배 이하일 경우로 평균수명이 높은 선진국가에서 볼 수 있는 형태이다.

(4) 별형

성형 또는 도시형, 유입형으로 생산연령 인구가 많이 유입되는 도시지역의 인구구성으로 생산층 인구가 전체 인구의 1/2 이상으로 증가되는 형이다.

(5) 기타

농촌형과 유출형 등으로 생산층 인구가 다수 유출되는 농어촌에서 볼 수 있으며, 생산층의 인구가 전체인구의 1/2 미만으로 감소하는 형으로 별형과 반대이다.

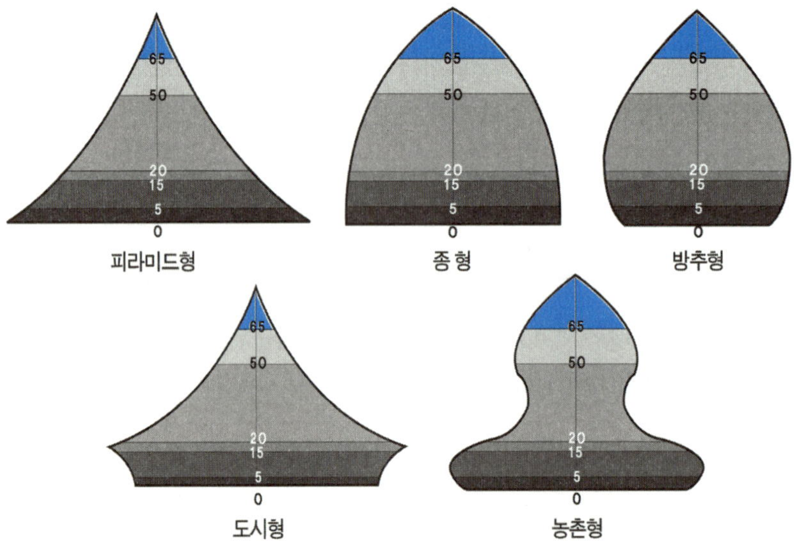

[그림 10-2] 인구구성형

2) 성별의 구성

성비는 남녀별 구성비를 표시하는 방법으로 여자 100명에 대한 남자 인구비를 나타내며, 태아의 성비를 1차 성비, 출생 시의 성비를 2차 성비, 현재 인구의 성비를 3차

성비로 나누며, 1차 성비는 남(105) > 여(100), 2차 성비는 남 > 여이나 봉쇄인구는 남녀 동등하거나 여자인구가 다소 많고, 개방인구에서는 균형이 깨져 3차 성비는 남 = 여가 된다.

3) 연령별 구성

우리나라의 연령별 구성은 0~14세의 유년인구는 2017년 현재 총인구 중 13.1%를 차지하고 있으며 지속적인 출산율 감소로 인하여 2030년엔 11.5%, 2050년엔 9.5% 수준으로 낮아질 전망이고, 15~64세의 생산가능 인구는 2017년 현재 총인구 중 73.1% 수준에서 2020년의 71.7%를 고비로 점차 감소하여 2050년에는 52.4% 수준으로 계속 낮아질 전망이다. 65세 이상의 노령인구는 평균수명 연장 및 출산율 감소로 2017년 현재의 13.8%에서 2020년에는 15.6%로 고령사회에 진입하고 2030년에는 24.5%로 본격적인 초고령사회에 도달할 것으로 전망되고 있다.

〈표 10-2〉 인구의 연령구조(단위 : %)

구분	1980	1990	2000	2005	2010	2017	2020	2030	2040	2050
0~14세	34.0	25.6	21.1	19.1	16.1	13.1	12.6	11.5	10.8	9.5
15~64세	62.2	69.3	71.7	71.8	73.1	73.1	71.7	64.0	56.4	52.4
65세 이상	3.8	5.1	7.2	9.1	10.8	13.8	15.6	24.5	32.8	38.1

출처 : e-나라지표, 2018(http://www.index.go.kr)

4. 인구조사

1) 인구정태와 인구동태

(1) 인구정태

인구조사를 어느 일정한 시점을 정하여 조사할 때 그 조사시점에 있는 인구의 상태를 인구정태라 하며, 인구크기, 자연적(성별, 연령별), 사회적(국적별, 학력별), 경제적(직업별, 산업별) 구조에 관한 통계로 국세조사는 인구정태에 포함된다.

(2) 인구동태

어느 일정한 기간에 있어 인구의 변동사항을 말한다. 조사방법에 따라서 발생지주의와 상주지주의가 있으며, 일정 기간 내 발생한 사상을 정기적 · 계속적으로 집적하여 누계적인 크기를 나타내는 통계로 출생, 사망, 혼인, 이혼, 전입 및 전출에 의해서 끊임없이 변동하는 것인데, 보건통계는 신고자료에 의해서 실시되고 있어 공중보건에 많이 취급되고 있다.

〈표 10-3〉 인구정태와 인구동태의 비교

구 분	인구정태	인구동태
개 념	시점	기간
활용분야	경제학 영역	보건학 영역
통계종류	인구크기, 자연적(성별, 연령별), 사회적(국적별, 학력별), 경제적(직업별, 산업별) 등	사망률, 출생률, 혼인율, 이혼율, 전입, 전출 등

5. 인구문제

인구증가와 관련된 문제로 3P(인구, 식량, 공해)와 3M(영양불량, 이환, 발병)이 있으며, 우리나라 인구분포에서 주목되는 것은 대도시로 인구가 집중되는 반면 지역격차가 생겨 농촌 · 산촌 · 어촌지대에서는 인구의 과소현상이 현저하게 나타나고 있는 것과 평균수명 연장과 저출산에 따른 노령화가 급속히 이루어지고 있는 것 등이다.

1) 인구의 양과 질의 문제

경제적 발전의 둔화로 빈곤, 식량부족, 부양비가 증가하게 되고, 인구의 과잉증가에 따른 정치적 · 경제적 불안과 갈등, 환경악화와 자연파괴 등의 생활환경 악화로 인한 열악한 인자 소지자의 증가와 인구의 질적 역도태 및 사회악이 증가하게 되며, 연령계층 간의 불균형에서 오는 산업인력 부족과 불균형, 인구의 도시화로 인하여 농촌에는 노동력이 부족하고, 남아선호에 따른 성적 불균형을 초래하고 있다.

2) 부양능력

부양인구비는 인구의 연령구조를 반영하기 때문에 한 국가의 사회경제적 구조를 개괄적으로 파악하고 전망하는 데 유용하다. 노년부양인구비가 높은 사회에서는 노인복지가 중요한 사회문제로 대두하게 된다. 소년(15세 미만) 인구와 노년(65세 이상) 인구를 각각 분모와 분자로 하는 비를 취하여 고령화의 지표로 사용하기도 한다.

한국의 소년부양인구비는 1960년 77.3으로 매우 높았지만 2018년에는 그 1/4 수준인 17.8로 감소하였다. 반면 1960년 5.3에 불과했던 노년부양인구비는 지속적인 사망력 저하와 수명 연장으로 인하여 2018년 19.6으로 약 4배 증가하였다(〈표 10-4〉).

부양인구비는 사회발전 수준과 인구변천 단계에 따라 큰 차이를 나타낸다. 대체로 서구 유럽과 미국 등의 선진국에서 부양인구비가 낮은 반면 후진국에서는 부양인구비가 높은 경향이 관찰된다. 또한 최근에 출산 수준이 급격하게 저하한 한국, 중국, 싱가포르, 홍콩과 동구 유럽 국가들에서 부양인구비가 빠른 속도로 저하하는 추세를 보이고 있다.

〈표 10-4〉 부양인구비

구분	2008	2009	2010	2011	2012	2013	2014	2015	2016	2017	2018
부양인구비	37.8	37.3	36.9	36.3	36.2	36.2	36.2	36.2	36.2	36.8	37.4
노년부양인구비	14.0	14.4	14.8	15.0	15.6	16.3	16.8	17.5	18.0	18.8	19.6
소년부양인구비	23.8	22.9	22.0	21.2	20.6	20.0	19.4	18.8	18.2	18.0	17.8

★ 부양인구비 = {(15세 미만 인구 + 65세 이상 인구) ÷ (15-64세 인구)} × 100.
★ 소년부양인구비 = (15세 미만 인구 ÷ 15-64세 인구) × 100.
★ 노년부양인구비 = (65세 이상 인구 ÷ 15-64세 인구) × 100.
출처 : 통계청. 장래인구추계, 2016.12

3) 인구의 도시화 및 농어촌 인구감소화

대도시권에의 인구집중은 도시의 주택난 · 교통난을 비롯하여 도시공해의 문제, 환경위생 악화, 사회악 유발과 열악한 유전소지자의 증가 및 역도태가 초래되며 농촌은 노동력의 부족과 부담능력에 따른 인구자질에 나쁜 영향을 준다.

〈표 10-5〉 시 · 도별 인구(주민등록)(단위 : 1,000명, 1,000세대)

	2013		2014		2015		2016		2017	
	인구	인구밀도	인구	인구밀도	인구	인구밀도	인구	인구밀도	인구	인구밀도
계	50,429	503	50,747	506	51,015	509	51,246	511	51,446	513
서울	9,990	16,507	9,975	16,482	9,941	16,425	9,852	16,279	9,776	16,154
부산	3,456	4,489	3,452	4,485	3,452	4,484	3,447	4,477	3,429	4,454
대구	2,476	2,802	2,475	2,801	2,469	2,794	2,465	2,790	2,465	2,790
인천	2,830	2,718	2,862	2,732	2,883	2,748	2,907	2,736	2,923	2,751
광주	1,504	3,000	1,505	3,002	1,506	3,005	1,504	3,000	1,501	2,995
대전	1,545	2,860	1,553	2,879	1,542	2,860	1,535	2,846	1,531	2,839
울산	1,137	1,073	1,151	1,085	1,164	1,097	1,169	1,102	1,166	1,099
세종	118	255	132	285	187	403	233	500	276	593
경기	12,126	1,192	12,282	1,207	12,423	1,221	12,612	1,238	12,809	1,258
강원	1,506	89	1,510	90	1,517	90	1,520	90	1,521	90
충북	1,565	211	1,578	213	1,589	215	1,596	215	1,605	217
충남	2,062	251	2,088	254	2,103	256	2,123	258	2,148	261
전북	1,821	226	1,829	227	1,835	227	1,833	227	1,830	227
전남	1,784	145	1,792	146	1,797	146	1,800	146	1,796	146
경북	2,661	140	2,671	140	2,678	141	2,686	141	2,681	141
경남	3,278	311	3,307	314	3,330	316	3,346	317	3,355	318
제주	570	308	583	315	599	324	619	335	634	343

출처: 통계청 「장래인구추계 시도편 : 2015-2045」, 국토교통부「지적통계」, 2018

6. 인구대책

인구문제의 중요한 것으로 인구증가와 경제발전, 인구증가와 자원부족, 인구증가와 환경오염, 인구증가와 공중보건 등의 문제가 대두되고 있으며, 과다인구 시에는 환경위생이 악화되며, 열악한 유전인자의 전파 및 역도태가 나타나게 되며, 과소인구 시에는 노동력의 부족과 부담능력의 저하 그리고 인구자질의 악영향을 초래하게 된다. 따라서 사회적 · 경제적인 측면에서 본 인구대책으로 이민이나 출산을 억제하고 식량증산이나 자원을 개발하고 가족계획을 실천하며, 생물학적인 측면에서는 인구의 양적인 조절을 위한 가족계획, 인구의 질적인 향상을 위한 우생학적인 노력과 균형적인 국토개발을 위한 인구분산정책 실시를 해야 하며, 미래학적인 측면에서는 자연보전 대책과 자원개발 그리고 자원재활용 대책이 있다.

7. 생명표

생명표란 현재의 사망수준이 그대로 지속된다는 가정하에서, 어떤 출생집단이 나이가 많아지면서 연령별로 몇 세까지 살 수 있는가를 정리한 표로써 보건, 의료정책수립, 보험료율, 인명피해 보상비 산정 등에 활용되고 있으며, 장래인구추계 작성, 국가간 경제 · 사회 · 보건수준 비교에 널리 이용되고 있다. 사망원인생명표는 전체 사망 중 특정 사인에 의한 사망자를 제외하고 작성한 생명표로, 해당 질병을 예방하거나 퇴치함으로써 더 살 수 있는 기대여명을 〈표 10-6〉과 같이 나타내준다.

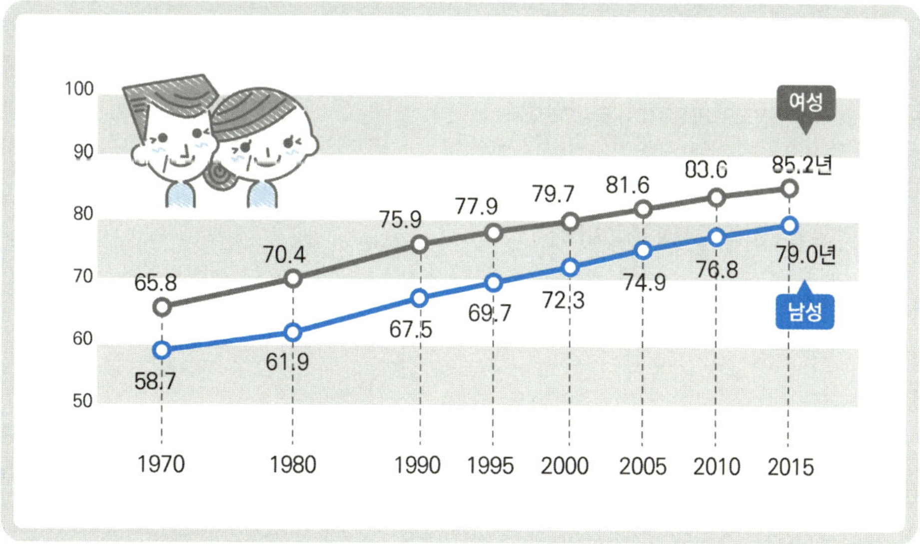

[그림 10-3] 성별 평균수명 추이

출처: 통계청, 평균기대수명 추이, 2016

〈표 10-6〉 기대수명(0세 기대여명) 및 유병기간 제외 기대수명(건강수명) 추이

		2008	2009	2010	2011	2012	2013	2014	2015	2016
기대수명	계	79.60	80.04	80.24	80.62	80.87	81.36	81.80	82.06	82.36
	남자	76.25	76.68	76.84	77.26	77.57	78.12	78.58	78.96	79.30
	여자	82.96	83.39	83.63	83.97	84.17	84.60	85.02	85.17	85.41
유병기간 제외 기대수명(건강수명)		-	-	-	-	65.70	-	65.20	-	64.90

출처 : 통계청, 「생명표, 국가승인통계 제101035호」, 2018

연습문제

1. 맬서스의 인구원론에서 인구억제의 수단으로 제시한 방법은?
2. 노트스타인과 톰슨의 인구성장단계는?
3. 블레커의 인구성장단계에 대하여 서술하시오.
4. 인구구성형 중 피라미드형의 특징은 무엇인가?
5. 가장 이상적인 인구구성형은 무엇인가?
6. 우리나라의 인구구성형은?
7. 인구의 정태와 동태를 비교 설명하시오.

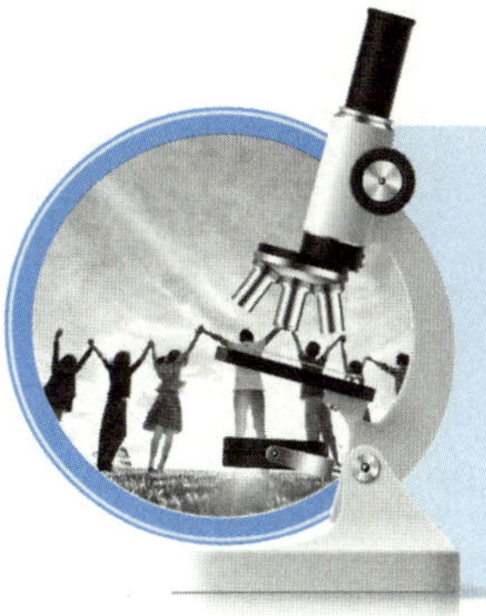

제11장

가족계획

학습목표

- 우리나라 가족계획사업의 변천을 설명한다.
- 피임방법의 종류와 장단점을 설명한다.

1. 가족계획의 개념

1) 가족계획의 정의

가족계획이란 국가정책상 또는 개인이나 가정적 생활향상을 위하여 근본적으로 출산의 시기 및 간격을 조절하여 출생자녀수를 제한하는 것으로, 가족을 감소시키는 방법으로는 수태조절과 불임수술 등이 있고 반대로 증가시키려는 방향으로는 결혼장려, 불임치료 등이 있으며, 현상유지를 위해 가족계획운동의 추진 등이 있다. 모자보건법에서는 가족계획사업의 정의를 '가족의 건강과 가정복지의 증진을 위하여 수태조절에 관한 전문적인 의료봉사 · 계몽 또는 교육을 하는 사업'으로 하고 있다.

2) 가족계획의 역사

(1) 피임의 시기

만혼을 통한 인구조절을 주장했으나 인구증가의 문제를 체계적으로 거론하기는 1784년 맬서스의 '인구론' 출판을 계기로 결혼의 기피, 이론적으로 피임을 주장하고 대중계몽사업을 최초로 실시한 신맬서스주의자인 프란시스 플레이스이다.

(2) 산아제한의 시기

가족계획운동의 선구자인 영국의 마리 스토페즈와 미국의 마가렛 생어부인은 1914년에 제1차 세계대전 후 피임보다는 산아를 제한하여야 한다는 연맹을 창설하고, 1916년에는 최초의 산아제한 진료소를 개설하였다. 1929년 세계대공황 이후 구미 각국에서는 과도한 산아제한으로 극단적인 인구감소의 위험이 예상되면서부터 한편으로는 다산과 궁핍이라는 악순환을 예방하고 동시에 경제적인 합리주의만을 추구하는 것을 경계하여, 각자가 생활능력에 따라 양육할 수 있을 만큼의 아이를 가질 사회적인 책임이 있다는 생활태도가 강조되었다.

(3) 가족계획의 시기

제2차 세계대전 이후 부모가 사전에 가족수를 계획하고 책임지자는 운동의 선구자인 생어(미국), 오텐센 벤센(스웨덴), 드하벤티 라마 라우 등은 1952년 국제 가족계획연맹을 창설하였다. 1974년 세계 136개국 대표가 모여 '세계 인구의 해'로 선포하고 세계인구계획 행동강령을 채택하였다. 국제연합에서도 국제연합 인구활동기금을 설치하여 재정적, 기술적 지원을 하고 있다.

3. 우리나라 가족계획 사업

우리나라에서는 1961년 4월에 양재모 교수를 주축으로 민간단체인 대한가족계획협회를 발족시키고 1964년부터는 정부에서 본격적으로 가족계획운동을 전개하였으며, 가족계획사업 10개년 계획을 수립하여 시행하였으며 〈표 11-1〉과 같이 인구증가율이 감소하였다.

〈표 11-1〉 가족계획사업

구 분	기간	인구증가율	내용
1단계	1962~1966년	2.5%	피임 보급 체계를 확립
2단계	1967~1971년	2.0%	지역사회 중심 피임 보급의 기반조성 및 가족계획에 대한 지도 계몽 및 봉사실시, 가족계획 상담소 설치
3단계	1972~1976년	1.7%	특수 집단을 통한 선별적 사업 전개
4단계	1977~1981년	1.5% 이하	종합적인 접근방안 도입
5단계	1982~1986년	1.5% 이하	획기적인 종합정책의 추진, 질적인 면에 더욱 중점을 두고 보사보건과 연계하여 추진

1997년 말 외환위기 이후 출산율은 다시 빠르게 감소하기 시작하여 1998년 처음으로 1.5명 미만으로 낮아졌다. 우리나라의 출산율은 2000년대에 들어오면서 더욱 낮아졌다. 2000년에 합계출산율이 1.47명이던 것이 2005년에는 1.08명까지 낮아지면서 세계에서 가장 낮은 출산수준을 기록하였다.

저출산 현상이 지속되고, 평균수명은 지속적으로 증가하여 OECD 국가 중에서 가장 고령화된 인구구조를 보이게 될 2050년의 우리나라 인구는 생산연령(15~64세)인구 100명이 유소년(0~14세)인구 17명과 노년(65세 이상)인구 72명을 포함하여 총 89명을 부양해야 하는 사회가 될 것이다. 이러한 사회의 존속은 사실상 불가능할 것이므로 정부에서는 미래사회의 지속적 발전을 보장받을 수 있는 사회를 만들기 위한 출산장려정책을 도입하여 2006년부터 적극적으로 시행하고 있다.

2. 가족계획의 내용

원하는 자녀를 가장 적절한 시기에 낳아서 자녀의 성장 및 발육을 증진하고 모체의 건강을 보호하기 위해서는 첫째, 첫 출산은 언제 할 것인가, 둘째, 몇 명의 자녀를 가질 것인가, 셋째, 자녀 간의 터울 조절은 몇 년으로 할 것인가, 넷째, 어머니의 나이 몇 살까지 낳을 것인가, 다섯째, 피임 실시 및 가정설계를 어떻게 할 것인가를 검토하여 원하는 상태로 가정을 꾸려 나가야 한다.

1) 모성보건을 위한 가족계획

건강상 초산연령은 20~30세가 좋으나 여성들의 사회적인 지위의 향상으로 고학력, 전문직종 여성종사자가 늘어나면서 여성들의 결혼시기가 늦추어지는 사회현상과 함께 초산연령도 늦어져 30세 이후에 초산을 하는 여성이 늘고 있다. 그러나 이들의 신체기능이 월등히 떨어지기 때문에 질병에 걸릴 확률이 더욱 높아지고 유산할 확률은 20%로 높게 나타나며 얼굴, 눈, 손, 발등에 걸쳐 몸이 붓는 현상이 자주 나타나 그냥 방치할 경우 임신중독증이 될 수 있는 등 분만 시 다루기 힘든 질병발생이 많다. 특히 35세를 넘어서면 모체와 난세포가 노화되기 시작해 난자의 염색체에 이상이 생길 수 있고 유산이나 미숙아 분만율이 20대의 약 2배 이상이 되고 선천적 이상이나 기형아가 발생할 가능성이 높아지게 된다.

반대로 10대의 임신은 사회적 지지를 충분히 받지 못함으로 인한 정신적 부담으로 흡연, 음주에 쉽게 유혹받을 수 있고, 신체적 미성숙으로 임신성 고혈압이나 협골반으로 인한 난산 등이 흔하며 이렇게 출산된 아기도 장애나, 조산에 의한 합병증을 가질 확률이 많다. 그리고 이들은 임신중절수술의 합병증에도 많이 노출되어 있다.

모체의 건강을 위해서는 임신 9개월, 수유 6개월, 모체 휴식, 회복기간 12개월로 약 3년의 출산주기를 두는 것이 좋으며 다산은 자궁파열, 산후출혈, 전자간증, 전치태반, 빈혈, 골반강내 염증 등의 산과적 질환 및 부인과적 합병증의 발생률을 증가시킨다. 연령별 출산율은 〈그림 11-1〉과 같으며 출산율의 저하로 인하여 고령 초산자의 비율이 늘고 있다.

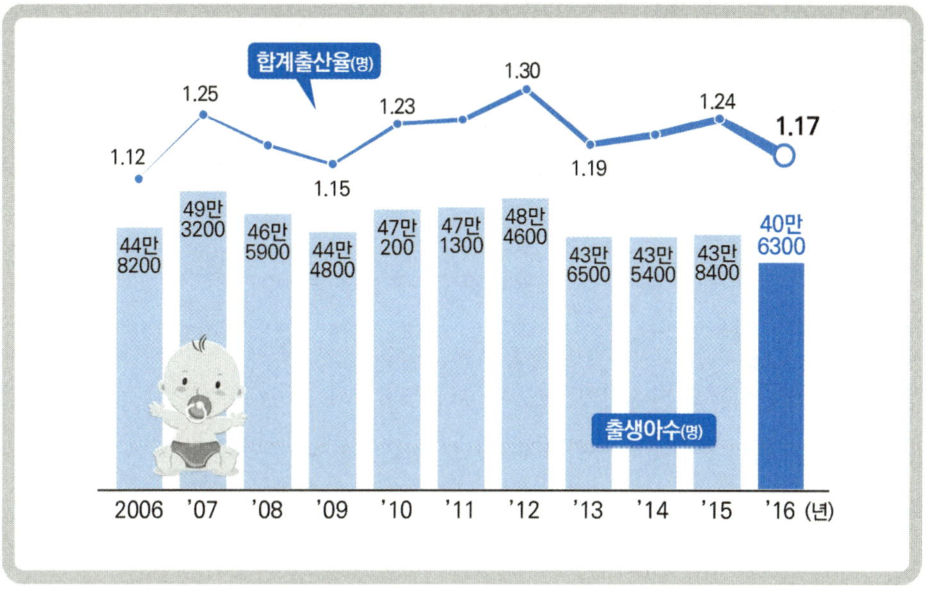

[그림 11-1] 출생아수 및 합계출산율 추이

출처: 통계청, 출생아수 및 합계출산율 추이, 2017

2) 영유아 보건을 위한 가족계획

모성의 연령, 부모의 건강상태, 자녀수, 유전인자, 의료 등은 신생아와 영유아 사망률과 밀접한 관계가 있고 가정의 경제조건과 환경에 맞지 않는 출산은 교육의 질 저하는 물론 애정결핍, 사회생활의 부적응을 가져올 수 있다. 현대사회에서는 여성의 지위가 향상되고 취업기회가 늘어남에 따라 양육부담을 덜고 여성의 사회진출을 도모할 수 있다.

3. 피임방법

1) 일시적 피임법

콘돔은 일시적인 피임법으로 정자의 질 내 침입을 방지하여 피임하는 방법으로 처음에는 성병예방을 목적으로 사용되었으며 지금까지 가장 많이 사용하는 방법이고, 자궁

내 피임장치인 핀, 링, 루프 등은 자궁 내에 삽입하여 피임하는 방법으로 효율성이 높고, 간편하며 경제적이고 효과적이나 통증과 출혈이 있다.

먹는 피임약은 배란의 억제로 복용을 중지할 때까지 임신되지 않으며 효과가 확실하나 피임제의 안정성 등의 문제로 사용시 주의해야 하며, 기타 질내 살정자 피임법이나 다이아프램 등이 사용되나 실패율이 12~14%로 비교적 큰 편이다.

2) 영구적 피임법

불임법은 성선기능을 장애하지 않고 남자의 수정관이나 여자의 난소를 제거하는 방법이다. 성호르몬의 분비에는 변화가 없으므로 임신을 못하게 할 뿐이지 신체적 장애는 없는 방법이다.

남자를 대상으로 하는 정관결찰법은 1920년 스타인나히에 의해서 창안된 것으로 정관을 절제 또는 결찰하면 성감과 체능에는 지장이 없는 방법이다.

여자를 대상으로 하는 난관결찰법은 복강수술과 미니랩이 있다.

피임의 원리는 배란의 조정 억제, 수정착상 방지, 자궁착상 방지, 정자 질내 침입방지, 정자 살충, 배란시기 피함, 난관 결찰 · 절단법, 정관 절제 · 결찰법이 있다.

〈표 11-2〉 피임방법의 분류

구분		기전	특징
영구적 피임법	난관결찰법	여성 난관 결찰, 절단	오심, 구토, 하복통
	정관결찰법	남성 정관 절제, 결찰	
일시적 피임법	콘돔, 성교중절법	정자의 질내 침입 방지	99% 효과, 성병예방
	자궁내 피임장치	수정란 착상 방지	95% 효과, 통증, 출혈
	월경주기법, 기초체온법	배란시기 회피	일정배란시 효과
	경구피임제	배란조정 · 억제	98% 효과, 두통, 구역질
	발포성 정제, 세척법	정자 살충	

연습문제

1. 가족계획의 필요성에 대하여 설명하시오.

2. 피임의 이상적인 요건에 대하여 기술하시오.

3. 일시적인 피임방법의 종류는 무엇인가?

4. 먹는 피임약의 부작용은 무엇인가?

5. 영구적인 피임방법의 종류는 무엇인가?

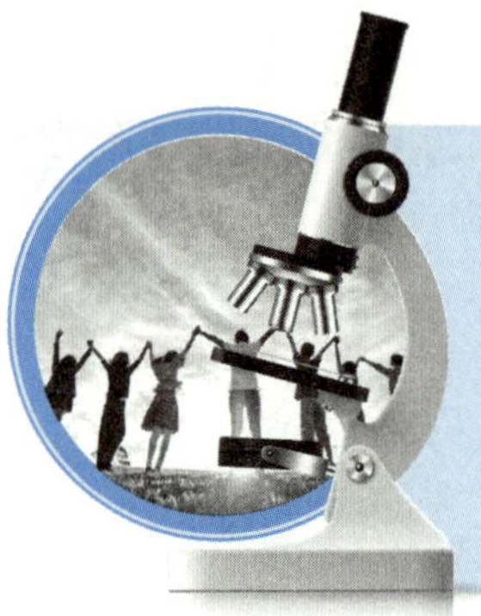

제12장

모자보건

학습목표
- 모자보건의 정의와 중요성을 이해한다.
- 모성보건의 중요성 및 관리방법을 이해한다.
- 영유아보건의 중요성 및 관리방법을 이해한다.

1. 모자보건의 개념

모성보건과 영유아보건으로 나눈다. 모자보건사업은 임산부와 영유아의 신체적, 정신적, 사회적 건강을 유지하며 증진시키기 위해 실시하는 조직적이고 지속적인 봉사이다.

1) 모자보건의 정의 및 목표

(1) 모자보건의 정의

세계보건기구 모자보건전문분과위원회는 모성보건은 모성의 건강유지와 육아에 대한 기술을 터득하여 정상 분만과 정상적 자녀를 갖도록 하며 예측 가능한 사고나 질환, 기형을 예방하는 사업으로 정의하고 있으며, 모자보건법에서는 영유아는 출생 후 6년 미만의 자를, 임산부는 임신 중에 있거나 분만 후 6월 미만의 여자를 의미하며 튼튼한 아기를 낳고 건강하게 기른다는 생각 아래 취하는 모자의 건강을 증진시키는 조치 및 모자 일체의 건강관리로 정의하고 있다.

(2) 모자보건의 목표

세계보건기구 모자보건전문분과위원회는 모든 임산부들로 하여금 건강을 유지, 증진하게 하고 영유아 보건에 대한 지식을 습득시키며 정상적인 분만 및 건강한 어린이를 출산하도록 하며 모든 어린이들로 하여금 가정 내의 건전한 환경에서 사랑과 보호를 받으며 성장하게 하고 영양과 건강지도 및 효과적으로 의료봉사를 제공해주며 올바른 생활태도를 길러준다.

미국 간호협회는 개인이나 가족에 대한 최적의 건강유지 및 증진과 가족 연대감의 증진 및 지지, 취약가정의 조기발견 및 처치, 영유아의 발달적 장애요인을 극복하도록 가족구성원을 돕는 것, 모성의 생명과 건강을 보호하고 건전한 자녀의 출산과 양육을 도모함으로써 국민보건향상에 이바지함을 목적으로 하고 있다.

(3) 모성보건사업의 3대 목적

모성이란 광의적 의미로 폐경기에 이르는 여성(15~49세)의 보건관리를 의미하고, 협의의 의미로 수유기의 여성(20~40세)을 대상으로 하는 보건관리를 의미하며, 모성보건사업의 3대 목적은 위와 같은 모성의 산전보호, 분만보호, 산욕보호를 하는 데 있다.

2) 모자보건의 중요성

모자보건의 대상이 되는 인구는 전 인구의 60~70%가 되며 어린이는 국가와 사회에 있어서 중요한 인적자원으로 임산부와 어린이는 다른 연령층에 비해 쉽게 질병에 이환되고 질병을 방치하면 사망률도 높고 치유된 후에도 기형 및 불구의 후유증이 평생 지속될 가능성이 많다. 하지만 이러한 질병은 조직적인 노력으로 쉽게 예방이 가능하다.

2. 모성보건

1) 산전관리

(1) 산전관리 목적

산전관리의 목적은 임부의 육체적, 정신적인 건강을 유지, 증진시켜 임신 중의 부작용을 감소시키고 분만 시에는 안정을 증진시키며 산후 산모의 건강을 보호하며 태아에게 필요한 모든 요구를 관리할 수 있는 능력을 갖추기 위해서이다. 태아의 측면에서는 저체중, 사산, 신생아 사망 등의 발생을 감소시키고 신생아의 건강을 유지시키기 위한 것으로 산전관리가 반드시 필요하다.

(2) 산전관리 내용

임산부의 과거, 현재의 임신력과 성병, 결핵, 유전적 질환, 심장, 신장 복수 수술여부 등의 건강력을 조사 파악하고 체중 · 혈압측정, 부종여부, 태아 심음, 유방진찰 등을 하며, 단백뇨, 당, 혈액소 · 혈액형 · 매독검사 등의 검사를 실시한다. 또한 임신 시에는 무기물이 풍부한 식품을 많이 섭취하고 편식을 금하며 술, 담배 등은 금물이다. 영양부족일 경우 유산, 사산, 신생아 사망과 태아 기능 부전증의 비율이 높아지므로 칼로리는 전반기에 15%, 후반기에 30%, 수유기에 45%로 증가하여야 한다. 칼슘 부족은 임신부의 치아나 뼈에 이상을 초래할 수도 있다.

일상생활에서 신체는 청결하고 수면은 8시간 이상 취하고, 정신적 안정과 휴식을 취하며 임신 3개월 전과 8개월 후는 여행, 심한 운동, 약물, 변비, 성생활 등에 주의하여야 한다.

2) 모성사망

모성사망이란 임신 · 분만 · 산욕에 관계되는 질병 또는 임신 합병증 때문에 일어나는 모성사망에 국한되며 임신 중 각종 감염병, 중독사, 익사 등 사고에 의한 사망은 포함되지 않는다. 모성사망은 직접 모성사망과 간접 모성사망으로 구분하기도 하는데 직접적 원인은 고혈압성질환(임신중독증, 자간증), 출혈성질환, 자궁외임신(유산), 감염증(패혈증, 산욕열) 등이 있다. 간접적 원인은 주로 심장질환, 악성종양, 신장질환 등의 악화에 의한 사망이다.

우리나라의 모성사망비를 살펴보면 〈표 12-1〉과 같이 2010년 15.7%에서 2016년 8.4%로 감소하였으며 모성률도 2011년 0.61%에서 0.20%로 감소하였다.

〈표 12-1〉 모성사망비 및 모성사망률 추이(단위 : 명, %)

구분	2008	2009	2010	2011	2012	2013	2014	2015	2016
모성사망수	58	60	74	81	48	50	48	38	34
모성사망비	12.0	13.5	15.7	17.2	9.9	11.5	11.0	8.7	8.4
모성사망률	0.40	0.45	0.55	0.61	0.37	0.38	0.37	0.30	0.20

★ 모성사망비(출생아 10만명당) : (모성사망자 수/출생아수) * 100,000
모성사망률(가임기여성 10만명당) : (모성사망자 수/15~49세 가임기 여성수) * 100,000

출처 : 2008년 이전 : 보건복지부 영아모성사망조사, 2009년 이후 : 사망원인통계조사

(1) 임신중독증

임신중독증은 임신 8개월 이후인 임신 후반기에 생기는 독소가 체내에 억류되어 중독증상이 유발된 것으로 임산부 사망의 최대 원인일 뿐만 아니라 유산, 조산, 사산 및 주산기 사망의 주요 원인으로 단백질과 비타민의 부족, 빈혈, 당질 · 지방질의 과량 섭취가 부종, 단백뇨, 고혈압 등의 임신중독 3대 증상을 유발시킨다. 예방을 위해서는 단백질 및 비타민의 공급을 충분히 하며 적당한 휴식과 겨울철의 보온을 한다. 그리고 식염, 당질, 지방질의 과량 섭취를 금하고 정기적인 건강진단을 받아야 한다.

(2) 출혈

임신 전반기인 5개월 전의 출혈과 임신 후반기인 임신 6개월 후의 출혈, 산욕기 출혈 등이 있는데, 임신 전반기 출혈은 자궁외 임신, 포상기태 등에 의하는 경우가 많고, 후반기 출혈은 전치태반, 태반조기박리, 자궁파열, 경관파열, 회음열상 등에 의해 출혈이 발생된다.

(3) 산욕열 및 감염

산욕기간 중 감염에 의한 심한 발열 현상으로 자궁내막의 염증과 산도의 국소적 염증과 전신적인 균의 침입으로 발생하며, 고열과 오한이 생긴다.

(4) 자궁외 임신

전에 임질, 산욕열을 앓았든지, 습관성 유산이나 장기간 재임신이 안 된 자에게 임균성, 결핵성 난관염과 인공유산 후의 염증으로 많이 발생하며, 극심한 하복통을 호소하거나 난관, 자궁의 파열 등에 의한 출혈 등이 생긴다.

(5) 유산, 조산, 사산

임신 초기부터 7개월(28주) 이전의 분만으로 태아가 죽어 나오는 현상을 유산이라 하며, 임신 8개월 초(29주)부터 9개월 반(32주)까지의 분만을 조산 또는 미숙아라 하며, 출생 시 체중이 2,500g 미만이고 이와는 반대로 42주 이상의 출생아는 과숙아라 하며 체중이 4,500g 이상이다. 정상적인 만기산 출생아의 경우는 9개월부터 10개월(37주 이상~42주 미만)까지로 체중이 2,500~4,500g이다.

유산, 조산, 사산의 원인으로는 임신중독증이나 매독, 결핵 등의 만성질환 또는 급성 감염병을 앓고 있을 때와 태아의 이상으로 난자나 정자의 이상, 기형, 발육이상 등이 있다.

3. 영유아보건

1) 영유아의 정의 및 특성

모자보건법의 정의에 의하면 영유아는 '출생 후 6년 미만의 자'를 말하며, 신생아는 출생 후 28일 미만의 영유아를 말하며 [그림 12-1]과 같이 영유아를 분류할 수 있다.

성장발육은 출생 후 영아기에 어느 때보다 신체적, 정신적, 정서적으로 급격하여 신생아 체중이 생후 6개월에 출생 시의 2배가 되며, 생후 12개월에는 약 3배가 되고 유아기에도 계속하여 심신의 성장이 이루어지며, 여성은 13~14세 전후에 체중 속도가 급격히 빨라져서 남성보다 체중이 무거워진다. 영아기 때에는 선천적인 면역만 작용하기 때문에 질병에 대한 저항력이 매우 적으며, 모체에서 받은 선천 면역의 소실로 감염병, 호흡기질환이 잘 걸린다. 홍역, 백일해, 수두 등 80%가 유아기 때에 발생한다.

- 영유아
  - 신생아 : 생후 28일 미만
  - 신생아 후기 : 생후 29일~12개월 미만
  - 영아 : 1세 미만
  - 유아 : 6세 미만

[그림 12-1] 영유아의 분류

2) 영유아보건의 목적

영 · 유아의 신체적 발육 및 정서적인 건강관리에 대한 정서적인 성장을 도모하고 촉진시키며 조산아, 장애아 등을 조기에 발견하여, 치료 및 교정하여 건강한 성인이 되도록 하여 국민의 건강유지에 이바지함에 있다.

3) 영유아 사망

영아의 사망률은 발전도상국가에서 건강수준을 나타내는 지표로서 한 나라의 위생수준과 영양수준을 잘 반영하고 있어 중요하다. 우리나라의 영아사망률은 〈표 12-2〉와 같다.

〈표 12-2〉 영아사망률 추이

	2010			2011			2012			2013			2014			2015			2016		
	전체	남아	여아	전체	남아	여아	전체	남아	여아	전체	남아	여아	전체	남아	여아	전체	남아	여아	전체	남아	여아
신생아 사망률	1.8	2.0	1.5	1.7	1.9	1.5	1.8	1.9	1.5	1.7	1.8	1.7	1.7	1.8	1.6	1.5	1.7	1.4	1.6	1.7	1.4
신생아 후기 사망률	1.4	1.6	1.2	1.3	1.5	1.2	1.2	1.2	1.1	1.3	1.3	1.2	1.3	1.4	1.2	1.2	1.2	1.1	1.2	1.3	1.1
영아사망률	3.2	3.7	2.7	3.0	3.4	2.7	2.9	3.1	2.7	3.0	3.1	2.9	3.0	3.2	2.8	2.7	2.9	2.5	2.8	3.1	2.6

출처 : e-나라지표, 영아/모성 사망, 2018(http://www.index.go.kr)

(1) 영유아의 건강관리

영유아는 신생아에서 유아기까지의 기간을 말하며, 출생 후 28일 미만을 신생아라고 한다. 또한 1년 미만까지를 영아라고 하고, 4세 이하를 유아라고 한다. 영유아기에는 성장발육이 급격히 이루어지며, 질병에 대한 저항력이 적다. 또한 이 시기에는 신체, 언어, 인지발달의 모든 발달에서 적절한 환경이나 자극의 제공으로 경험을 주어 발달시켜야 하며, 긍정적 자아개념과 사회성을 발달시키도록 부모의 양육태도나 방식이 중요하다.

출생 첫 주간에는 감염성 질환과 선천성 질환을 스크리닝하는 것과 생후 1년간은 건강진단, 영양상담, 사고방지 및 예방접종 등에 대해 관심을 가지고 아동의 건강을 관리하는 시기이다. 또한 1세부터 6세까지의 건강관리는 불의의 사고, 선천적 이상, 악성 신생물, 심장병, 폐렴 및 기관지염이나 이 시기에는 질병에 의한 것보다 불의의 사망에 의한 사망이 많으므로 사고예방에 초점을 맞추는 것이 아주 중요하다. 이 시기에 자기조절기능의 하나인 배변훈련이 필요한 시기로 성공적인 배변훈련을 이루기 위해서는 부모의 관여나 지나치게 엄격해서는 안 된다.

다음 사항에 관심을 가지고 건강관리를 하는 것이 바람직하다.

① 영양 : 균형 잡힌 식사와 철분 보충이 필요하며, 과다한 염분이나 지방 당분은 피한다. 간식조절도 필요하다.
② 운동 : 아동 수준에 맞는 운동을 선택하여 지속적으로 관리한다.
③ 사고예방 : 교통사고, 화상, 추락, 중독사고, 보호장구를 착용한다.
④ 구강보건 : 올바른 이 닦기 습관을 들인다.

(2) 예방접종

가. 어린이 국가예방접종 지원사업

「어린이 국가예방접종 지원사업」은 감염병 예방을 위해 꼭 필요한 예방접종 서비스를 가까운 병의원에서도 비용 부담없이 무료로 접종 받을 수 있도록 국가에서 예방접종비용을 지원하는 사업으로 전국 보건소 및 가까운 지정의료기관에서 무료

접종이 가능하다.

대상은 만 12세 이하 어린이(2018년의 경우 2005년 이후 출생자)로 지원내용은 국가예방접종 지원백신의 예방접종비용 전액을 지원한다. 지원백신은 17종으로 BCG(피내용), B형간염, DTaP(디프테리아/파상풍/백일해), IPV(폴리오), DTaP-IPV(디프테리아/파상풍/백일해/폴리오), MMR(홍역/유행성이하선염/풍진), 수두, 일본뇌염(불활성화 백신), 일본뇌염(약독화 생백신), Td(파상풍/디프테리아), Tdap(파상풍/디프테리아/백일해), Hib(b형 헤모필루스 인플루엔자), 폐렴구균, A형간염, HPV(사람유두종바이러스), Flu(인플루엔자), DTaP-IPV/Hib(디프테리아/파상풍/백일해/폴리오/b형 헤모필루스 인플루엔자) 등이 있다.

디프테리아, 폴리오, 백일해, 홍역, 파상풍, 결핵, B형간염, 유행성이하선염, 풍진, 기타 보건복지부장관이 감염병예방을 위하여 필요하다고 인정하여 지정하는 감염병에 대하여 [그림 12-2]와 같이 예방접종을 실시한다.

구분	대상감염병	백신종류 및 방법	횟수	출생~1개월이내	1개월	2개월	4개월	6개월	12개월	15개월	18개월	19~23개월	24~35개월	만4세	만6세	만11세	만12세
국가예방접종	결핵	BCG(피내용)	1	BCG(피내용) 1회													
국가예방접종	B형간염	HepB	3	HepB 1차	HepB 2차			HepB 3차									
국가예방접종	디프테리아 파상풍 백일해	DTaP	5			DTaP 1차	DTaP 2차	DTaP 3차		DTaP 4차				DTaP 5차			
국가예방접종	디프테리아 파상풍 백일해	Td/Tdap	1													Td/Tdap 6차	
국가예방접종	폴리오	IPV	4			IPV 1차	IPV 2차	IPV 3차						IPV 4차			
국가예방접종	b형헤모필루스인플루엔자	PRP-T/HbOC	4			Hib 1차	Hib 2차	Hib 3차	Hib 4차								
국가예방접종	폐렴구균	PCV(단백결합)	4			PCV 1차	PCV 2차	PCV 3차	PCV 4차								
국가예방접종	폐렴구균	PPSV(다당질)	-														
국가예방접종	홍역 유행성이하선염 풍진	MMR	2						MMR 1차					MMR 2차			
국가예방접종	수두	Var	1						Var 1회								
국가예방접종	A형간염	HepA	2						Hep A 1~2차								
국가예방접종	일본뇌염	IJEV(사백신)	5						IJEV(사백신) 1~3차						IJEV(사백신) 4차		IJEV(사백신) 5차
국가예방접종	일본뇌염	IJEV(생백신)	2						IJEV(생백신) 1~2차								
국가예방접종	사람유두종바이러스	HPV 2 / HPV 4	2														HPV 1~2차
국가예방접종	인플루엔자	IIV(사백신)	-					IIV(사백신) 매년 접종									
국가예방접종	인플루엔자	LAIV(생백신)	-										LAIV(생백신) 매년 접종				
기타예방접종	결핵	BCG(경피용)	1	BCG(경피용) 1회													
기타예방접종	로타바이러스	RV1	2			RV 1차	RV 2차										
기타예방접종	로타바이러스	RV5	3			RV 1차	RV 2차	RV 3차									

[그림 12-2] 영유아 접종일정

출처: 질병관리본부, 예방접종도우미, 2018(http://nip.cdc.go.kr)

나. 예방접종을 실시할 때 고려할 사항

예방약은 저온(2~4℃)에서 보관하고 운반 시에는 저온보관 용기를 사용하여 운반하며, 유효기간 및 금기사항을 확인 후 연령에 따른 정확한 양을 정확한 접종방법에 의해 예방접종하여야 한다.

다. 예방접종의 일반적인 금기사항

이상급성 열성환자, 급성기 또는 활동기에 있는 심혈관계 질환, 간장 질환이나 신장 질환, 홍역, 수두, 볼거리 감염 시는 1개월 이상 경과 후에 접종하고, 면역 억제 치료(스테로이드와 방사선 치료를 포함)를 받고 있는 경우와 최근 3개월 이내에 감마글로빈이나 혈청주사를 맞았거나 또는 수혈을 받는 경우, 면역결핍성 질환이 있는 경우 그리고 과거에 알레르기 반응이나 과민반응을 일으켰던 백신은 재접종하지 않는다. 예방접종 후 경련을 일으킨 과거력이 있는 경우 접종 전 1년 이내에 경련이 있었던 경우는 예방접종하지 않으며 접종 전에 건강상태를 가장 잘 알고 있는 사람이 데리고 가며 체온을 측정하고 접종 전날 목욕을 시키고, 청결한 의복을 입히며 모자보건수첩을 지참한다. 접종 후 20~30분간은 접종기관에 머물러 관찰하고 귀가 후 적어도 3시간은 주의 깊게 관찰하며 고열, 경련이 있을 때에는 곧 의사의 진찰을 받도록 한다. 접종 당일은 목욕을 시키지 않으며 접종부위는 청결하게 하고 영아는 눕혀서 재운다.

연습문제

1. 모자보건 지표의 종류는 무엇인가?
2. 모성보건사업의 3대 목적은 무엇인가?
3. 모성사망의 주요 발생원인은 무엇인가?
4. 임산부의 영양관리 중 시기별 칼로리 섭취의 증가율은?
5. 임신중독증의 3대 증상은 무엇인가?
6. 모자보건의 중요성에 대하여 설명하시오.
7. 이상아에 대하여 구분 설명하시오.

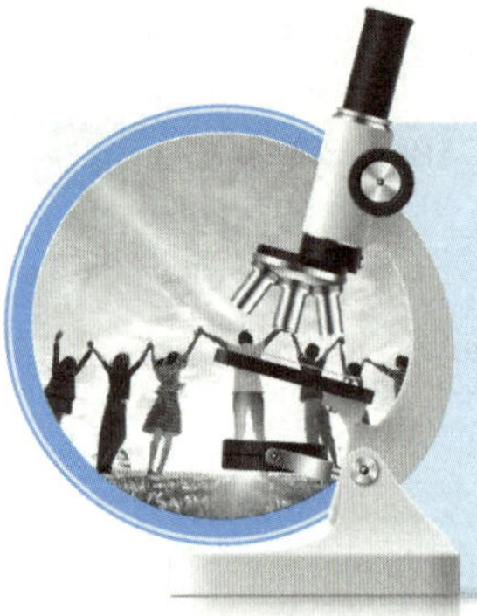

제13장

학교보건과 보건교육

학습목표

- 학교보건의 특성과 중요성을 이해한다.
- 학교급식의 실시목적과 중요성을 이해한다.
- 학교보건교육의 방법과 특성을 설명한다.

1. 학교보건

1) 학교보건의 목적 및 중요성

(1) 학교보건의 목적

학교보건법에 의하면 학교보건의 목적은 "학교의 보건관리에 필요한 사항을 규정하여 학생과 교직원의 건강을 보호·증진함을 목적으로 한다"고 명시되어 있으며, 이는 학생 및 교직원의 건강을 보호, 증진하게 함으로써 학교교육의 능률화를 기하여 졸업 후까지도 건강한 생활을 할 수 있게 하고, 미래의 사회를 짊어지고 나갈 수 있는 튼튼한 심신을 갖도록 하는 데 있다.

(2) 학교보건의 중요성

대상 인구가 지역사회의 총인구의 약 25% 정도 이상으로 가장 많고 일생 중 활동량이 가장 많은 시기로 신체적·정신적 미성숙으로 인한 사고의 위험과 질병에 대한 저항력이 약하여 감염될 우려가 크다. 따라서 전체의 보건문제를 해결하기 위해서는 여러 가지 측면에서 지역사회의 중심 역할을 하고 지역사회 문제를 다룰 때 그 중심이 되는 학교보건문제를 먼저 해결하여야 한다.

학생들은 보건교육 대상자로서 가장 효과가 빨리 나타나며 일찍부터 보건에 관한 지식을 습득하여 생활화하기 쉽고 학생을 통해 가정에까지 보건지식을 전파시킬 수 있으며, 교직원은 지역사회의 지도적 입장으로 일반 주민과 자주 접촉함으로써 보건에 관한 지식은 파급효과가 크기 때문에 중요시되어야 한다.

2) 학교보건의 범위

(1) 학교보건 봉사

학교보건의 봉사 내용은 학생과 교직원의 건강평가, 건강상담, 감염병 관리, 구강보건, 응급처치, 교직원 건강관리 등으로 나눌 수 있다.

학생과 교직원들에게 정기 또는 수시로 건강평가를 실시하고 검사의 결과 질병에 감염되었거나 될 우려가 있는 학생 및 교직원에 대하여 질병의 치료 및 예방에 필요한 조치로 대통령령이 정하는 바에 따라 등교를 중지시킬 수 있으며, 시력장애자는 교실에서 위치를 변경시켜 준다. 이같이 매년 학생과 교직원에 대하여 신체검사를 실시하고 정밀검사를 지도하여 신체적 · 정신적 결함자를 발견하고, 건강 이상 학생의 상태변화, 신체 발달상태 평가와 체위향상, 영양관리, 약물남용의 예방 등을 위하여 필요한 지도를 하여야 한다.

다만, 신체검사 결과 또는 신체검사에 갈음하는 건강진단의 결과 필요한 때에는 교직원에 대한 질병의 치료 및 근무여건의 개선 등 필요한 조치를 하여야 하고 감독청의 장은 감염병예방과 학교보건에 필요한 때에는 당해 학교의 휴업을 명할 수 있으며, 학교의 장은 필요한 때에 휴업할 수 있다.

건강상담은 건강관리의 목적으로 건강평가 결과 계속 관찰을 요하는 자, 심신에 이상이 있는 자, 학부모의 요청이 있는 자, 각종 교육활동이나 체육행사 등 참여여부의 결정을 위하여 실시되며 교육 목적의 달성을 위해서도 중요하다.

(2) 학교 환경위생 및 식품위생

학교보건법 제4조에는 학교의 환경위생 및 식품위생에 관해 “교육부령으로 정하는 바에 따라 교사 안에서의 환기 · 채광 · 조명 · 온도 · 습도의 조절, 상하수도 · 화장실의 설치 및 관리, 오염공기 · 폐기물 · 소음 · 휘발성 유기화합물 · 세균 · 먼지 등의 예방 및 처리 등 환경위생과 식기 · 식품 · 먹는 물의 관리 등 식품위생을 적절히 유지 · 관리하여야 한다"라고 명시하였다. 이는 학생의 건강유지와 증진, 안전, 학습능률의 향상, 청결하고 아름다운 환경의 유지, 편리하고 유쾌한 생활을 지속하기 위함으로 학교경계선으로부터 200미터를 학교환경위생 정화구역으로 설정하여 학교의 보건 · 위생 및 학습환경을 보호하고 있다.

(3) 학교보건교육

학생들로 하여금 건강생활에 필요한 지식과 기능을 습득시키고 올바른 건강생활을 실천하는 태도를 양성시켜서 개인과 가정 그리고 지역사회 주민의 건강을 증진하는 데 목적이 있으며, 보건교육의 계획은 종합적인 학업과정 작성에 있어서 그 일부분을 차지하고 전 직원의 책무로 학생을 교육에 참여시키되 학교와 지역사회의 종합적인 전체 보건계획사업계획의 일부분으로서 지역사회로부터 협조를 얻도록 하여 계속적인 행동적 결과를 가져와야 한다.

2. 학교급식

1) 학교급식의 실시

학교급식의 무상제공 주장은 1865년 독일에서 시작되었으나, 1889년 영국에서 학교급식위원회를 설립하여 학교급식을 실시하였으며, 우리나라는 1953년 유니세프가 전쟁으로 인한 결식아동을 돕기 위한 구호책으로 실시하였고, 1981.1 「학교급식법」이 제정되었는데, 동법 제2조에서 "학교급식이라 함은 이 법의 목적을 달성하기 위하여 학교 안에 급식시설과 설비를 갖추고 당해 학교 또는 인접학교의 학생에 대하여 실시하는 급식과 특별시 · 광역시 · 도(이하 '시 · 도'라 한다) 교육감 또는 교육장이 공동급식시설을 설치하여 관할구역의 각급학교 학생에 대하여 실시하는 급식을 말한다"고 정의하고 있다.

2) 학교급식의 목적

학교급식법 제1조에 의하면 "학교급식 등에 관한 사항을 규정함으로써 학교급식의 질을 향상시키고 학생의 건전한 심신의 발달과 국민 식생활 개선에 기여함을 목적으로 한다"(2006.7.19)고 학교급식의 목적을 밝히고 있으며, 즉 학교급식은 연령에 알맞은 영양공급으로 건강증진과 체위향상을 목적으로 하는 건강적 측면과 바람직한 식습관 형성 및 개선, 질서와 예절의 교육적 측면 그리고 최소의 경비로 최고의 영양식을 공급하는 영양적 측면 및 식품의 생산과 소비에 관한 지식습득과 국민 식생활 개선이라는 목적을 가지고 있다.

3) 학교급식의 중요성

성장기에 있는 학생들의 건강을 유지하고 증진시켜 국민의 체위 향상과 영양을 개선하는 등 심신의 건강한 발달로 미래에 건강한 세대가 이루어지도록 할 수 있으며, 낮은 출산에 따른 과보호로 인한 편식의 교정과 올바른 식생활 개선 및 공공예절을 생활화함으로써 사회성 확립에 중요하다.

3. 보건교육

1) 보건교육의 개념

(1) 보건교육의 정의

미국의 학교보건교육용어 제정위원회는 "보건교육이란 개인이나 집단의 건강에 관여하는 지식, 태도 및 행위에 영향을 미칠 목적으로 학습 경험을 베풀어 주는 과정이다"라고 정의하였고, 루스 그라우트는 "보건교육이란 우리들이 알고 있는 건강에 관한 지식을 교육수단을 통하여서 개인 또는 지역사회의 바람직한 행동으로 바꾸어 놓는 것을 말한다"고 정의하였다.

즉 학교에서 실시하는 보건교육은 학생들이 정신적 · 육체적으로 건강하고 행복한 가정 및 사회생활을 할 수 있도록 필요한 보건지식을 이해 · 습득시켜 생활에 적용하게 하는 건강보전의 지식과 태도를 육성하는 활동이라 할 수 있겠다.

(2) 보건교육의 목적

세계보건기구가 주최한 공중보건교육 전문위원회는 보건교육의 기본목적을 세계보건기구 헌장에 규정된 최적의 건강상태를 완전히 구현하기 위해 개인이나 혹은 집단의 구성원으로서 자기 스스로 해야 할 일을 수행할 수 있는 능력을 갖도록 돕고, 건강은 지역사회의 귀중한 재산임을 인식시키며, 보건사업의 발전을 이룩하고 이것을 활용토록 하는 것으로 하고 있다. 이는 개인과 지역사회가 보건문제를 인식하고 스스로 행동하여 이것을 해결함으로써 자신의 건강을 증진시킬 수 있도록 하는 데 그 목적이 있다.

2) 보건교육의 방법

보건교육은 여러 가지 방법과 매체가 이용될 수 있는데, 직접 상대방을 마주보고 교육을 하는 대인 접촉방법과 특정 전달매체를 이용하는 동시에 수많은 사람들에게 짧은 시간에 지식과 정보를 줄 수 있는 매스커뮤니케이션으로 구분된다.

(1) 교육대상을 중심으로 하는 경우

가. 개인접촉방법

저소득층이나 노인층에 적합하며 보건요원이 가정방문이나 건강상담, 진찰, 전화, 예방접종 등으로 개인적 지도를 할 수 있으나, 많은 인원과 시간이 소요되는 단점이 있다.

나. 집단접촉방법

집단접촉방법은 동시에 2명 이상의 일정한 수의 집단을 대상으로 교육하는 방법으로 비교적 적은 비용으로 실천을 유발하는데 효과가 있으나 개인접촉방법 만큼의 효과는 없다. 집단접촉방법의 종류와 토의방식은 〈표 13-1〉과 같다.

〈표 13-1〉 집단접촉방법의 종류

구 분	토의 진행방법
강연회	일방적인 의사전달
집단토론	10~20명이 각자의 의견을 말하고 사회자가 의견을 종합
심포지엄	의장이 지정하는 부분에 따라 여러 사람의 전문가가 자기 의견을 발표하고 난 후에 청중과 공개토론의 형식으로 참여
패널토의	전문가가 청중 앞에서 자유토론하고 질문에 질의, 응답하며 사회자에 의한 발표의 진행 · 정리
버즈세숀	집단의 구성원 모두가 적극적으로 참가하여 발언할 수 있도록 한 소집단 토의
롤플레잉	청중 앞에서 연극을 통한 교육의 전달
브레인스토밍	특별한 문제를 해결하기 위해 단체의 협동적 논의

(2) 매체를 중심으로 하는 경우

매체를 중심으로 하는 방식은 대중접촉방법으로 일방적인 교훈식 방법으로 영화, 슬라이드 상영, 전시, 팸플릿, 리플릿, 포스터, 녹음기, 벽보 등을 비롯하여 신문, 라디오 및 텔레비전 방송 등이 방법에 이용된다. 피교육자가 행동으로 옮기는 데 상당한 시간이 소요되나 넓은 지역의 대중을 상대로 지속적이고 조직적인 보건교육이 실시되며 강력한 여론 형성을 하게 된다

(3) 과정을 중심으로 하는 경우

보건교육은 하나의 사회적 과정으로써 지도교육, 조정, 조직의 3단계의 과정으로 구분되며, 이러한 과정은 인간관계와 사회관계의 연쇄이며, 지역사회 내의 사람, 기관, 단체의 유기적인 조직활동이라고 할 수 있다.

3) 보건교육의 계획 및 평가

(1) 보건교육의 계획

세계보건기구 보건교육 전문위원회는 보건교육 계획 시 전체 보건사업계획의 일부로

서 처음부터 함께 계획하되, 사전에 지역사회 진단이 필요하며 주민들의 계획에의 참여와 지역사회의 인재와 자원에 관한 실태 파악 및 지도자를 발견하고 지역개업의와 공공기관의 협조를 얻도록 할 것과 뚜렷한 목표와 그 목표달성을 위하여 구체적인 계획을 시범 사업으로부터 시작하여 점차 확대시키며 모든 보건요원은 팀워크의 일원으로서 역할을 하여야 하고 전문가는 보다 효율적인 역할을 수행하여야 하고 이를 위한 예산의 뒷받침과 우선순위에 맞는 사용을 계획토록 하고 있다.

(2) 보건교육의 추진

피교육자에 대한 예비지식, 교육 장소에 대한 사전조사, 교육 매체의 선정, 정해진 교육시간 등을 고려하되 피교육자의 주의를 집중시키고 요구하는 것이 무엇인가를 파악하여 내용을 선정하여 동질성 있는 대상별로 교육하되 능력을 고려하여 한 번에 많은 내용은 가르치지 않도록 유의하고 교육은 말로만 그치지 않도록 시범을 통해서 설명하고 가능한 피교육자로 하여금 실제로 연습하여 배운 결과를 생활에서 응용하여 사용할 수 있도록 가르치며 배운 결과가 유익하다는 확신과 만족감을 느끼도록 해야 한다.

(3) 보건교육의 평가방법

기록과 보고서, 질문지, 시찰이나 관찰, 면접과 토의, 조사, 사진, 통계자료, 보건 검사와 감정표, 문제 토의 · 능력 있는 관찰자의 의견 등의 방법으로 평가한다.

가. 원칙

평가는 명확한 목표의 기준아래 객관적으로 시행되어야 하고, 보건계획자, 사업참여자, 평가에 영향을 미친 사람들에 의하여 장단점을 명확히 지적하여야 하며, 계속적으로 시행되어야 한다. 측정하는 기준은 명시되어야 하고 그 결과들이 사업의 진보와 성장을 위하여 늘 반영되어야 하며, 습득의 경험자료의 결과보고서는 보건교육의 자료가 될 수 있도록 정리해야 한다.

나. 평가내용

보건교육의 평가는 보건교육활동의 적합성, 교육대상의 선정의 적절성, 보건에 대한 지식 · 태도 · 습관의 변화정도 그리고 사업의 진행결과를 전체적인 보건수준의 변화와 질적 결과에 대해 평가를 하며, 자체에 대한 평가, 교육활동에 대한 평가, 보건교육 결과에 대한 평가, 보건교육의 성공 여부를 측정하는 수식으로는 효과지표의 비용-이익지표가 대표적으로 사용된다.

연습문제

1. 학교보건의 중요성에 대하여 설명하시오.
2. 학교급식의 목적은 무엇인가?
3. 보건교육의 방법 중 개인적 접촉방법의 장단점을 설명하시오.
4. 집단접촉방법 중 다음의 방법에 대하여 설명하시오.
   - 심포지엄
   - 배심토의
   - 분단토의
   - 역할극
5. 매체를 중심으로 하는 교육방법의 종류는 무엇인가?

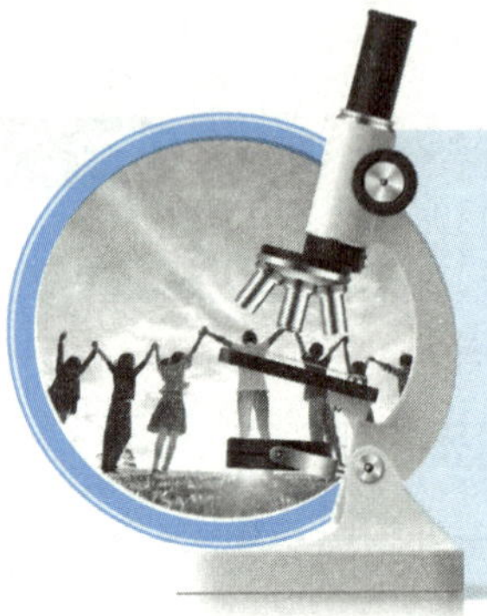

제14장

성인 및 노인보건

학습목표

- 성인병에 대한 증상 및 예방대책을 설명한다.
- 노인보건의 중요성과 대책을 이해한다.

1. 성인보건

1) 성인병의 발생

오늘날 의학과 약학의 발달로 감염성 질병은 거의 치료 및 예방이 되고 있으며, 나이가 증가함에 따라 인체의 조직기능이 약화되어 발생하는 퇴행성 질병은 그 종류나 수가 날로 증가하고 있으며, 특히 인구구조의 노령화가 가속되고 있는 우리나라의 경우 커다란 사회문제가 아닐 수 없다.

〈표 14-1〉 주요 사망원인별 사망률 추이(단위 : 인구10만명당)

구분	2011	2012	2013	2014	2015	2016
전체	513.6	530.8	526.6	527.3	541.5	549.4
신생물	145.0	149.0	151.5	153.5	153.6	156.0
- 각종 암	142.8	146.5	149.0	150.9	150.8	153.0
- 위암	19.4	18.6	18.2	17.6	16.7	16.2
- 간암	21.8	22.5	22.6	22.8	22.2	21.5
- 폐암	31.7	33.1	34.0	34.4	34.1	35.1
내분비 및 대사성질환	23.4	24.9	23.4	22.9	22.9	21.6
- 당뇨병	21.5	23.0	21.5	20.7	20.7	19.2
순환기계통의 질환	113.5	117.1	113.1	113.9	116.9	118.1
- 고혈압성 질환	10.1	10.4	9.4	10.0	9.9	10.6
- 심장 질환	49.8	52.5	50.2	52.4	55.6	58.2
- 뇌혈관 질환	50.7	51.1	50.3	48.2	48.0	45.8
호흡기계통의 질환	39.8	45.2	44.5	47.6	54.6	57.5
- 폐렴	17.2	20.5	21.4	23.7	28.9	32.2
- 만성하기도 질환	13.9	15.6	14.0	14.1	14.8	13.7
소화기계통의 질환	22.2	22.4	22.1	22.4	23.0	23.4
- 간 질환	13.5	13.5	13.2	13.1	13.4	13.3
사망의 외부요인	64.7	61.9	61.3	57.8	56.5	55.2
- 운수사고	12.6	12.9	11.9	11.2	10.9	10.1
- 자살	31.7	28.1	28.5	27.3	26.5	25.6

출처 : 통계청 「사망원인통계」, 2017

성인병의 발생요인은 혈우병과 유전병, 폭식, 폭음, 과다 지방식, 자극성 식품섭취 등의 습관적 요인, 흡연과 같은 기호의 요인, 근심, 걱정, 불안 등의 심리적 요인과 그 밖에 사회적 · 직접적 요인, 공해, 인종, 성별 등이 있으며, 이러한 발생요인의 누적이나 중복으로 [그림 14-1]과 같이 상호 연속적 관계에 있다.

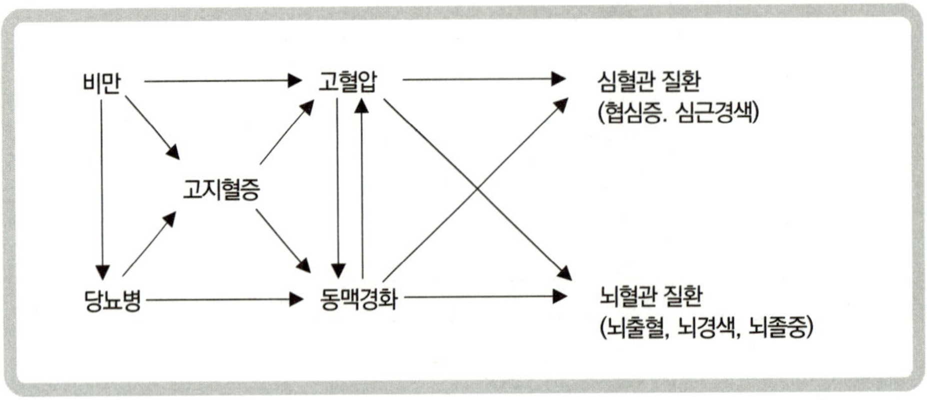

[그림 14-1] 생활습관병의 상관관계

2) 심혈관계 질환

동맥경화증, 고혈압, 심장마비, 뇌졸중 등이 있으며, 뇌졸중에는 뇌출혈, 뇌혈관전색, 종양, 뇌막하출혈 등이 있으며, 유발물질은 흡연, 고지방식, 스트레스, 운동부족 등을 들 수 있다.

(1) 고혈압

가. 개요

고혈압은 수축기혈압이 140mmHg 이상이거나 이완기혈압이 90mmHg 이상인 경우를 말하며 진단기준은 〈표 14-2〉와 같다.

〈표 14-2〉 고혈압의 진단기준

구 분	혈압수치(mmHg)	
	수축기혈압	이완기혈압
정상	120 미만	80 미만
고혈압 전단계	120~139	80~89
고혈압 제1기	140~159	90~99
고혈압 제2기	160 또는 그 이상	100 또는 그 이상

나. 병인 및 증상

고혈압의 원인은 매우 복잡하고 그 원인규명이 용이치 않다. 특히 대부분(75~90%)을 차지하는 본태성 고혈압은 원인불명으로 유전적 소인이 있으며, 일상 식생활에서 염분의 과다 섭취량, 고지방식이나 과잉 영양 등에 의한 비만, 과식, 과음, 흡연 등의 여러 위험요인 등이 문제가 되는데, 보통 20대 후반이나 30대 초반에 시작되어 서서히 진행되며 오래 경과함에 따라 뇌, 심장, 신장 등의 주요 장기에 혈관성 병변을 가져온다. 고혈압의 합병증과 그 대표적인 증상은 〈표 14-3〉과 같다.

〈표 14-3〉 고혈압의 합병증과 대표적 증상

분류	증상
뇌	- 갑자기 한쪽 팔다리가 마비되거나 감각이 이상 - 말할 때 발음이 분명치 않거나 말을 잘못함 - 심한 두통 및 구토 - 갑자기 눈이 안 보이거나 둘로 보임 - 심하게 어지럽거나 갑자기 정신을 잃음
심장	- 심근경색증 : 심장이 쥐어짜듯이 아프거나 얼굴이 갑자기 창백해지고 주저앉거나 의식을 잃고 심장마비를 일으킨다. - 울혈성 심부전증 : 가슴이 답답하거나 기침이 나고 숨이 차다. 다리가 붓는다.
눈	- 안구 내 출혈, 시력소실
신장	- 신장농축기능 상실, 혈류감소로 증상이 뚜렷하지 않고 점진적으로 신부전증으로 이행됨.

다. 예방 및 치료

고혈압의 예방은 매우 어렵고 제한되어 있으며 항상 주의하며 일찍 발견하고 지속적으로 철저히 치료·관리하는 것이 최선책이다. 1차적 예방을 위해서는 평소 꾸준히 규칙적 운동을 하면서 식사관리에 유의하여, 체중을 조절하거나 정상으로 유지하고, 흡연·음주·과로·긴장·흥분 등을 피하며, 2차적 예방으로는 정기적으로 의사의 진찰과 검사를 받아, 이상 소견이 발견될 때에는 신속하고도 적절한 전문적인 치료와 지도를 받아 정상을 되찾도록 최선을 다하며, 꾸준한 치료를 통하여 합병증이나 후유증 등이 나타나지 않도록 최선의 관리를 하여야 한다.

(2) 동맥경화

가. 개요

콜레스테롤과 같은 지방물질, 석회물질, Ca 등이 안쪽 벽에 침착되어서 동맥벽이 굳어져서 탄력성이 감소하고 내면에 기름기가 끼이고, 이상조직이 증식하여 내경이 좁아지는 현상을 동맥경화 또는 혈압항진증이라 한다.

나. 병인 및 증상

스트레스, 고혈압, 당뇨병, 흡연, 과음, 운동부족, 고지혈증 등 복잡한 위험인자에 의해 장기간 지속적으로 작용하여 발생되며 음식물에서 얻어지는 고콜레스테롤, 트리글리세라이드, 유리지방산, 인지질 및 고칼로리 등으로 인한 고지혈증이 가장 중요한 위험인자로 알려져 있다. 위험인자들에는 연령이나 성 같은 비가변적 인자에는 주인자(식이에 의한 고지혈증, 고혈압, 흡연, 음주, 당뇨병 등)와 종인자(비만증, 내분비 이상, 피임제 따위의 약물 복용, 스트레스, 성격장애, 운동부족 등)가 있으며, 이러한 요인들이 복합적으로 장기간에 걸쳐 작용하여 동맥경화증이 발생된다.

관상동맥 질환으로는 협심증, 심근경색증, 심부전, 급사 등이 나타나고 또 동맥경화증이 뇌동맥을 침범했을 경우에는 뇌허혈발작증, 뇌혈전증 같은 뇌경색이 나타나고, 신장의 동맥을 침범했을 경우에는 신성 고혈압, 신경화증, 신부전 등이 나타나며, 대동맥이나 말초혈관 등을 침범했을 경우에는 대동맥폐쇄로 간헐성 파행증이나 괴저 등이 나타나기도 한다. 동맥경화증의 주요 증상은 〈표 14-4〉와 같다.

〈표 14-4〉 동맥경화증의 주요 증상

구분	증상
지주막하 출혈	심한 두통, 구토, 경련, 사지마비, 언어장애
뇌혈전	두통이나 현기증, 언어장애, 손발저림, 손발마비 등의 증상과 함께 가볍고 작은 발작을 반복하면서 서서히 증상이 심해져 큰 발작
치매	동맥경화가 원인인 혈관성 치매
협심증	관상동맥의 경련에 의해 운동이나 일을 할 때 가슴이 조이는 듯한 압박감과 통증
심근경색	통증이 협심증보다 훨씬 심하여 절망감을 느낄 정도의 심한 고통이 30분 이상 계속되며, 최초 발작 시 30% 이상이 사망
대동맥류	대동맥류가 파열하면 배 안쪽은 큰 출혈이 발생하고 쇼크성 격통과 함께 혈압이 급강하되면서 의식이 몽롱해지며 급사

다. 예방과 치료

동맥경화의 치료와 예방에서 가장 중요한 것은 위험인자를 제거하는 것이다. 금연과 고혈압은 비록 증상이 별로 없더라도 적극적으로 치료해야 하고, 이상지혈증은 식생활, 운동, 금연, 약물치료 등으로 나쁜 저밀도 지단백 콜레스테롤을 낮추고 좋은 콜레스테롤인 고밀도 지단백 콜레스테롤을 높게 유지하며, 성인에서 체중의 증가는 지방질의 축적이므로 운동요법을 시행하여 정상 체중을 유지토록 해야 한다. 활동적인 생활과 운동을 일상 생활화하여 고혈압, 고지혈증, 당뇨병과 동맥경화를 예방하여야 하며, 증상완화와 치료를 위해서는 약물요법, 혈류개선을 위한 침습적 치료(경피적 혈관 확장술, 스텐트삽입술), 수술, 항혈소판제제, 혈류개선제, 혈관생성요법, 스타틴제제의 사용 등이 있다.

(3) 당뇨병

가. 개요

췌장에서 분비하는 인슐린의 감소로 신체가 당을 적당하게 대사할 수 없어 혈당량이 정상인보다 늦게 떨어지는 증후군을 말하며 소년기 당뇨병과 성숙기 당뇨병으로 나눈다. 특히 소년기 당뇨병은 아동이나 성년기 초기에 발생하는데, 보다 중상이 심하고 돌발적으로 나타나며, 조절하기가 힘들고 발생은 유전적 요인이 강하고, 비만자에게 많고 또한 경제력, 식생활, 활동력, 직업 구성에 따라 차이가 있다. 당뇨병은 인슐린의 생산 여부에 따라 〈표 14-5〉와 같이 '인슐린 의존형 당뇨병(제1형)'과 '인슐린 비의존형 당뇨병(제2형)'으로 나눈다. 우리나라의 경우 약 1% 정도만이 인슐린 의존형 당뇨병이고 대부분은 인슐린 비의존형 당뇨병이다. 그 밖에 당뇨병은 아니지만 정상인보다는 혈당이 높은 '내당능장애' 및 임신 중 혈당이 높아지는 '임신성 당뇨병'이 있다.

〈표 14-5〉 당뇨병의 구분

구분	인슐린 의존형 당뇨병 (제1형)	인슐린 비의존형 당뇨병 (제2형)
발생 연령	일반적으로 20세 이전	일반적으로 30세 전후
체중	마른 체격	일반적으로 과체중, 비만
증상	갑자기 나타남	서서히 나타남
체내의 인슐린 생산	생산하지 못함	소량 생산, 작용이 제대로 되지 않음(인슐린 저항성)
인슐린 치료의 필요성	반드시 필요함	경우에 따라
다른 이름	제1형 당뇨병, 소아 당뇨병	제2형 당뇨병, 성인형 당뇨병

나. 병인 및 증상

당뇨병의 일반적인 병인은 유전성 요인과, 환경적 요인으로 비만, 나이, 바이러스, 면역체계이상, 외상, 약제, 스트레스, 임신 등에 의해 올 수 있으며, 주요 증상과 합병증은 〈표 14-6〉과 같다.

〈표 14-6〉 당뇨병의 증상 및 합병증

구분		증상
당뇨병의 3대 증상		다음, 다뇨, 다식
기타 당뇨병의 증상		• 건조한 피부, 가려움증, 시력저하 • 상처가 더디게 낫는다. • 몸무게가 줄고, 항상 피곤하다. • 손과 발끝이 따끔따끔하거나 감각이 둔하다.
급성합병증	케토산증 혼수	제1형 당뇨병에 흔하고 탈수, 구역질, 구토, 설사, 복통, 혼수 등
	고삼투압성 혼수	제2형 당뇨병에 흔하고 중풍, 심한 감염 시 탈수, 경련, 일시적 마비 등의 증상, 사망률 50%
	저혈당증	혈당강하제나 인슐린 치료 시 혈당이 낮아질 때 나타나며, 배고픔, 떨리고 식은땀이 나며 기운이 없고, 불안, 심장이 뛰고 손끝이 저리고 두통, 의식 혼미
만성합병증	신장	신증과 심할 경우 요독증이 되며 말기 신부전증에서는 구토, 빈혈, 호흡곤란 등의 증상이 나타난다. 당뇨병을 5년 이상 앓으면 반드시 신장 합병증 여부를 검사
	눈	백내장, 망막병증, 녹내장 등
	심장, 대혈관 합병증	동맥경화증이 2~3배 많아지고 관상동맥질환, 협심증, 심근경색증, 뇌졸중(중풍)
	신경병증	다발성 말초신경증, 자율신경병증 등이 있으며, 손발이 저리고 감각마비, 자율신경 마비, 성기능 장애 등의 증상
	발	궤양 및 괴저, 혈류 감소 및 세균 감염으로 헐거나 썩어들어 감

다. 예방과 치료

당뇨병의 예방은 발생요인이 임의로 조절할 수 없는 성질의 것이 대부분이므로 효과적인 예방대책을 찾기가 어려우나, 체중조절, 식생활 개선 등에 유의하고 식이조절만으로 치료를 할 수 있도록 조기발견과 조기치료에 힘써야 한다.

약물요법으로 경구용 혈당강하제와 인슐린요법이 있으며, 정기적인 혈당검사를 하면서 용량, 약제를 변경하여야 하며, 부작용, 합병증의 발생여부를 확인하여야 한다.

(4) 악성종양(암)

가. 개요

피부나 기관을 싸고 있는 점막에 생기는 암에는 양성암과 악성암이 있고, 발생하는 부위에 따라 암종과 뼈, 조직, 근육에 생기는 육종, 골수나 비장과 같이 혈액을 생성하는 인체기관에 생기는 백혈병, 림프계에 생기는 림프종 등 4가지로 구분된다.

암세포의 특징은 증식에 있어서 통제되지 않고, 조직구조대로 배열되지 않아 불규칙적인 덩어리를 만들거나 표면에 튀어나오기도 하며, 다른 조직에 전이하여 다른 장기조직의 파괴를 가져오기도 한다.

남자의 경우 위암, 간암, 폐 및 기관지암, 백혈병, 식도암이 많으며, 여자는 위암, 자궁암, 간암, 폐 및 기관지암, 백혈병, 유방암이 많다.

나. 병인 및 증상

암이 발생하는 원인에 대하여는 아직까지 뚜렷한 정설은 없으며 유전적, 면역, 호르몬과 같은 숙주요인과 발암물질, 가공식품, 비타민 부족, 방사선, 이온화, 바이러스, 담배, 알코올, 오염, 약물 등에 의한 환경적 요인에 의해 발병한다.

〈표 14-7〉 암발생자수 및 암발생률

구분		2011	2012	2013	2014	2015
모든 암(C00-C96)	발생자수	221,894	227,413	227,930	218,954	214,701
	조발생률	442.8	451.7	450.8	431.3	421.4
위암(C16)	발생자수	31,963	31,102	30,390	30,026	29,207
	조발생률	63.8	61.8	60.1	59.1	57.3
폐암(C33-C34)	발생자수	22,211	22,477	23,476	24,253	24,267
	조발생률	44.3	44.6	46.4	47.8	47.6
간암(C22)	발생자수	16,386	16,101	15,962	15,840	15,757
	조발생률	32.7	32.0	31.6	31.2	30.9

구분		2011	2012	2013	2014	2015
대장암(C18-C20)	발생자수	28,624	29,433	27,978	27,212	26,790
	조발생률	57.1	58.5	55.3	53.6	52.6
유방암(C50)	발생자수	16,176	16,734	17,426	18,421	19,219
	조발생률	32.3	33.2	34.5	36.3	37.7
자궁경부암(C53)	발생자수	3,791	3,654	3,681	3,553	3,582
	조발생률	7.6	7.3	7.3	7.0	7.0
기타암(Re.C00-C96)	발생자수	102,743	107,912	109,017	99,649	95,879
	조발생률	205.0	214.3	215.6	196.3	188.2

출처: 보건복지부 암등록통계, 2017(2015년 암발생률 통계(2017년 12월 발표)가 최근 자료이며, 2016년 자료는 2018년 12월 공표예정임)

다. 예방과 치료

암은 자각증상이 나타나면 이미 치유시기를 잃어 완치가 곤란하다. 따라서 정기적인 진단으로 조기에 발견해야만 하고, 암의 치료는 수술 · 방사선요법 · 항암화학요법 등의 3대 치료법이 널리 사용되며 병용되는데, 국소치료 방법으로는 수술 및 방사선요법이 이용되며, 전신치료 방법으로는 항암화학요법이 이용된다. 이 밖에도 몇 가지 종양에 따라서는 면역요법 · 고열요법 및 영양요법 등을 행하고 있다.

2. 노인보건

1) 노인보건의 의의 및 중요성

노인보건은 노인학과 노인의학을 연구하는 것으로 노년에 대한 사항 중에서 주로 보건에 관한 문제를 다루는 중요한 배경이다. 노인보건이 중요시되는 이유는 노인인구의 평균수명 연장이 현저하게 증가하고 있고 앞으로도 급격한 증가가 예상되며, [그림 14-2]에서와 같이 노인인구의 증가에 따라 노화에 관하여 노화의 기전이나 유전적 조절 등에 관한 관심의 고조와 노인인구의 급증에 따른 질병과 장애의 유병률과 발병률이 높아져

'소리없는 유행병'들의 급격한 증가에 대한 역학조사 그리고 노인성 질환은 단기치료로 끝나는 것이 아니라는 관점에서 예방이나 비용이 적게 들면서 치료하는 제도적 장치가 필요하다.

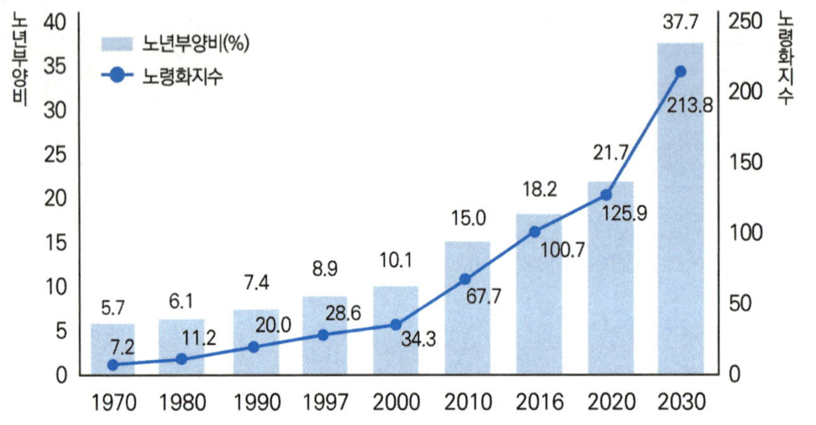

[그림 14-2] 노년부양비 및 노령화지수 추이(2017)

출처: 통계청, 2015~2045년 장래인구추계, 2017

2) 노화현상

65세 이상을 노인으로 보나 육체적 연령 못지않게 생리적 연령이 중요하다. 노화의 특성은 보편성, 내인성, 점진성, 쇠퇴성 등이며 순환기능으로 혈관벽의 비후와 경화성 변화가 있으며, 혈관 전반에 탄력성이 저하되고, 혈압도 연령증가와 더불어 이상치를 나타내게 되고 호흡근의 근력저하와 폐활량, 호예량, 심흡기량 등의 감소가 현저하다.

소화기능에 있어서는 소화효소인 펩신, 트립신 등이 40세 이후부터 저하되기 시작하여 70세 이후에 현격히 감소하고, 이하선, 설하선, 악하선 등의 타액선(침샘)도 위축되어 60세 이후에는 티알린양도 급속히 감소하고, 위, 소장 등의 연동, 분절운동의 약화와 위산의 분비량도 감소되어 소화장애가 온다.

생리적 기능에 깊이 관여하고 대사에 작용하는 각종 내분비 기능은 난소, 고환, 췌장 등이 노화함에 따라 감퇴하고 부신피질, 성장 호르몬 등은 감소하게 된다.

노년층에서는 신경세포의 위축, 과립증가 및 지방침윤 증가, 뇌동맥의 경화가 일어나며 정신기능 인식력, 시력 등이 저하되고, 판단력은 뚜렷이 저하되고 피부감각이나 취각 등도 퇴화된다.

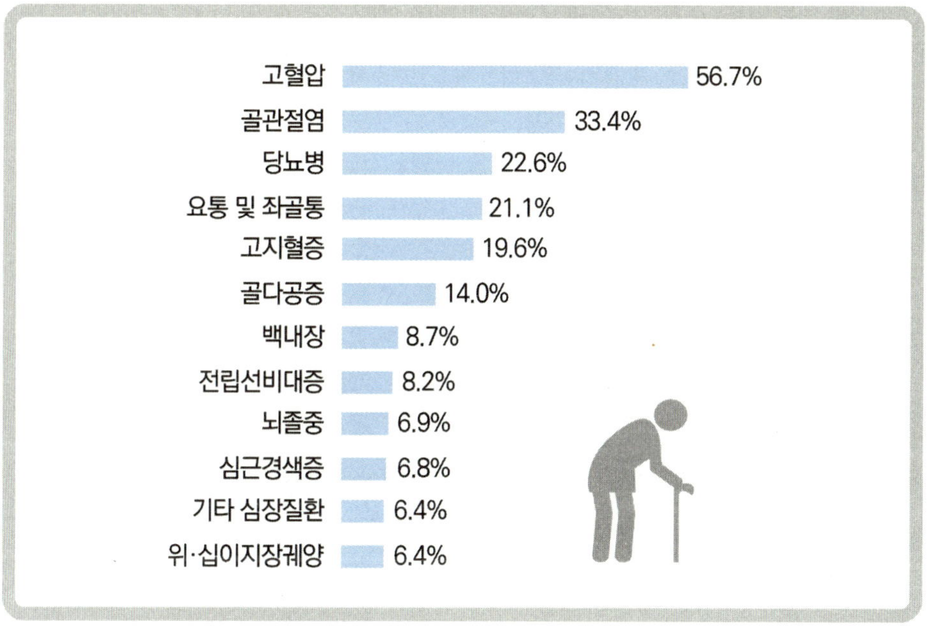

[그림 14-3] 65세 이상 만성질환 유병률

출처: 한국보건사회연구원, 65세 이상 만성질환 유병률, 2015

3) 노인의 질병예방 및 건강증진

노인기의 건강관리를 위해서는 1일 필요한 적정량의 영양을 〈표 14-8〉과 같이 섭취하되 금주, 금연을 실천하며 개인위생(목욕과 용변)의 철저한 관리 및 충분한 수면과 적당한 운동을 실시하며, 정기적인 검사와 진료, 식사의 양과 횟수를 조절하고, 심한 육체노동을 줄이며 감정의 자극을 감소시키고 적당한 운동, 취미, 여행, 휴식 등의 보람있는 생활유지와 정신건강이 중요하다.

〈표 14-8〉 노인의 1일 영양권장량

연령	체중 (kg)	신장 (cm)	에너지 (kcal)	단백질 (g)	비타민 A (μgRE)	비타민 D (μg)	비타민 E (mgα-TE)	비타민 C (gm)	비타민 B_1 (mg)	비타민 B_2 (mg)	나이아신 (mg NE)	비타민 B_6 (mg)	엽산 (μg)	칼슘 (mg)	인 (mg)	철 (mg)	아연 (mg)
남자(세)																	
65~74	64	167	2000	65	700	10	10	70	1.0	1.2	13	1.4	250	700	700	12	12
75 이상	60	166	1800	60	700	10	10	70	1.0	1.2	13	1.4	250	700	700	12	12
여자(세)																	
65~74	54	154	1700	55	700	10	10	70	1.0	1.2	13	1.4	250	700	700	12	10
75 이상	52	152	1600	55	700	10	10	70	1.0	1.2	13	1.4	250	700	700	12	10

출처 : 한국영양학회, 한국인 영양섭취기준, 2016

연습문제

1. 성인병의 증가 원인은 무엇인가?
2. 우리나라에서 사용하는 고혈압의 기준은?
3. 고혈압의 주요 증상은 무엇인가?
4. 당뇨병의 3대 증상은 무엇인가?
5. 우리나라 성인의 악성신생물 발병 순위는?
6. 성인병의 발생 요인에 대하여 기술하시오.
7. 노인보건의 중요성에 대하여 설명하시오.

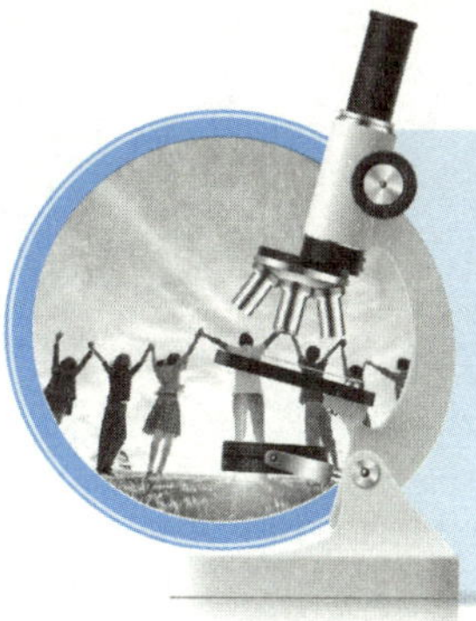

제15장

정신보건

학습목표

- 정신보건의 의의와 목적을 이해한다.
- 정신질환의 원인과 종류를 이해한다.
- 정신보건의 예방대책을 설명한다.

1. 정신보건의 개념

현대사회는 각종 물리적, 환경적 또는 사회적인 긴장의 정도가 지나쳐 이러한 긴장의 정도가 정신적인 스트레스를 가중시키고 있다. 또한 현대문명이 급격히 발달하고 사회조직이 복잡해짐에 따라 심리적 요인과 환경적 요인으로 인한 자아상실의 위기가 심각해지고 우울증, 조울증, 피해망상 등의 정신질환이 다분화되어 각종의 정신장애자나 정신병환자가 상당히 증가되어 사회문제로 대두되고 있다. 정신건강을 위한 정신보건은 개인의 정신적 장애를 예방하고 치료하여 개인은 물론이고 사회를 정신적으로 건강하도록 유지 · 증진시키는 데 그 목적이 있다. 정신보건의 목적은 예방과 치료에만 있는 것이 아니고 정신병환자를 치료하여 사회로 복귀시킨 다음 사회참여를 올바르게 할 수 있도록 지도하는 데 의미가 있다.

Glover 박사에 의하면 정신건강이란…

① 정신질환이 없을 것

② 자기 자신의 행동에 있어서 정신적 갈등의 지배를 받지 않을 것

③ 자기 자신의 일에 만족할 만한 근로능력이 있을 것

④ 사랑할 수 있는 능력이 있을 것 등이다.

정신보건을 위한 10계명〈보건복지부 제정〉

보건복지부는 '정신건강의 날'을 4월 4일로 제정하고 정신건강 10가지 수칙을 발표하였다. 일상생활에서 정신건강을 증진하기 위해 지켜야 할 10가지 수칙은 원로 정신과 전문의 100인의 추천을 받아 제정한 것으로 다음과 같다.

- 긍정적으로 세상을 본다.
- 감사하는 마음으로 산다.
- 반갑게 마음이 담긴 인사를 한다.
- 식사는 하루 세 끼 맛있게 천천히 먹는다.
- 상대의 입장에서 생각한다.
- 누구라도 칭찬한다.
- 약속시간에 여유 있게 가서 기다린다.
- 일부러라도 웃는 표정을 짓는다.
- 원칙대로 정직하게 산다.
- 때로는 손해 볼 줄도 알아야 한다.

2. 정신장애의 원인

대부분의 정신질환은 그 원인이 밝혀지지 않고 있다. 현재까지 정신질환의 원인과 관계 있는 것으로 유전적 요소, 심리적 원인, 사회문화적 요소 및 뇌조직의 기질적 또는 기능적 이상 등이 알려져 있다.

(1) 유전적 요소

유전소질이 같은 일란성쌍생아의 한쪽이 조현병이나 조울병에 이환되었을 때 나머지 한쪽이 같은 정신질환에 이환되는 경우가 이란성쌍생아보다 월등히 높다는 사실은 유전적인 요소가 정신질환의 한 원인임을 증명한다. 그러나 일란성쌍생아에서도 정신질환에 이환되는 사람과 그렇지 않은 사람이 있다는 것은 소질만이 정신질환 발병의 유일한 결정 원인이 못됨을 의미한다.

(2) 심리적 원인

어린 시절에 어머니와의 관계를 포함한 대인관계는 정서발달에 영향을 주는 것으로 알려져 있다. 과잉보호나 거절은 의존적이고도 미숙한 사람으로 만들며 정신건강이 병적으로 될 소지를 만든다. 또한 신체의 유지에 기본적인 요소인 산소, 영양, 물, 수면 등의 결핍은 그 정도가 크거나 오래 지속된 경우 정신질환의 발생 가능성을 높인다.

(3) 사회문화적인 요소

사회문화적인 요소는 정신질환의 양상이나 크기를 결정한다. 가정 파탄, 사회적 불안정이 정신질환과의 연관성이 있는 것으로 알려져 있다. Holling와 Redlich(1958)는 미국 뉴레이븐시의 24만 명을 대상으로 조사한 결과 사회계층(직업, 교육, 주택을 고려함)에 따라 정신질환의 차이가 있었는데, 정신질환 · 조현병 · 히스테리는 사회계층이 낮을수록 많았으며, 사회계층이 높을수록 신경증 · 강박장애 · 공포불안장애 · 성격장애가 높았다.

(4) 뇌조직의 기질적 또는 기능적 이상

감염, 신진대사장애, 중독, 외상 등으로 중추신경계에 이상이 생길 경우 지남력(指南力) · 기억 · 지능판단의 장애 · 정동의 불안정 등이 일반적으로 온다. 그러나 이러한 증상이 오는 경우는 기질성뇌증후군증에서도 심한 경우에만 해당한다.

3) 정신질환의 종류

정신질환은 정신병과 정신결함으로 분류될 수 있으며, 그 분류내용은 다음과 같다.

<table>
<tr><td rowspan="4">정신질환</td><td>내인성 정신병</td><td colspan="2">조현병, 조울병</td></tr>
<tr><td rowspan="2">외인성 정신병</td><td>신체적 원인</td><td>치매, 중독성 정신병, 내분비성 정신병</td></tr>
<tr><td>심인성 원인</td><td>반응성 조울병, 조현병 반응</td></tr>
<tr><td colspan="2">신경증</td><td>히스테리, 정신쇠약</td></tr>
<tr><td colspan="2">정신결함</td><td colspan="2">정신박약, 이상성격</td></tr>
</table>

(1) 조현병

조현병(Schizopherenea)은 정신병환자 중에서 가장 많으며, 대개는 청년기에 발생하여 만성적으로 진행되는데, 20~40세 인구에 다발하는 정신질환이다. 양친 중의 한쪽에 조현병이 있으면 자녀의 9~10%가 발병되고 30~40%가 본증과 유사한 병적인격자로 발현된다는 보고가 있다.

(2) 조울병

조울병(Manic-Depresseve Psychosis)은 감정장애가 주 증상이며 양친 중 한쪽이 조울병인 경우 자녀의 30% 전후에서 발병되며, 양친이 전부 조울병인 경우 60% 수준으로 발병한다고 한다.

(3) 진성간질

진성간질(Essential Epilepsy)은 원인이 정확하지 않으나 주로 경련발작, 정신발작, 불쾌증을 나타내는 정신질환인데, 간질은 알코올중독, 뇌막염, 매독감염 등에 의한 외적 원인도 있다. 양친 중 한쪽이 간성간질이면, 자녀의 10%에서 발병한다는 보고가 있다.

(4) 정신박약

정신박약(Mental Deficiency)의 정도는 3등급으로 나누는데, 성인의 6세 또는 IQ 25 이하의 상태를 백치(idiocy)라고 하며, 7~12세 또는 IQ 49 이하 정도를 치매(imbecility), 13~14세 정도를 노둔(debility)이라 한다. 정신박약의 원인은 유전적 요인 및 후천적 요인으로 발병하는 것으로 알려져 있다.

4) 정신보건의 대책

정신건강을 위해서는 출생 시부터 노년에 이르기까지 그 연령에 맞는 정신보건관리가 필요하다.

인간이 기본적 욕구에 대해 불만족하거나 장애의 요인에 적응하지 못하면 갈등이나 불만의 상태가 되어 정신건강에 장애를 가져온다. 정신건강의 불균형이 개인적으로나 가족, 사회적으로 발생하기 전에 그 원인적인 요소를 제거함으로써 방지하거나 현저히 감소시킬 수 있다. 한편, 정신적 불균형의 요인으로 신체적, 유전적, 사회적으로 원인을 규명하여 이들로부터 예방하기 위해서는 특정한 시설과 조직 또는 인력이 필요하며, 이러한 전문인력의 교육과 지역사회의 지원 하에 적극적인 활용이 시급하다. 그 외에도 정신질환의 예방을 위해서는 단계적인 방법이 필요한데 정신보건영역에서 1차, 2차, 3차 예방을 분류하면 다음과 같다.

① 1차 예방 : 정신질환의 원인이 되는 요인 제거 및 질병발생의 예방, 상담 프로그램, 지역사회요원의 교육, 지역사회인의 계몽
② 2차 예방 : 조기진단과 치료를 통해 생산성의 제한 방지, 위기 극복, 응급처치, 질병의 치료
③ 3차 예방 : 잔존하는 능력의 감퇴와 제한성의 제거로 인한 후유증의 감소

그러나 전반적으로 우리 국민의 정서는 정신과적인 질병을 단지 신들림, 악귀의 장난, 알 수 없는 힘의 조화 등으로 해석하고 그 치료 또한 근거 없는 민간요법이나 주술 등에 의존하려고 하는 경향이 많다. 어떤 정신과적 질병이나 그에 준하는 상태는 단지 사람들 사이의 원활한 의사소통만으로도 증상이 훨씬 경감되는 경우도 많이 있다. 정신적으로 고통받는 사람들의 치료를 위해서는 정보와 지식이 개방되고 공유되어야 하고, 주위 가족과 지역사회의 적극적인 지원과 협조가 있어야 한다.

연습문제

1. 정신보건의 의의는 무엇인가?
2. 정신장애의 원인은 무엇인가?
3. 정신보건의 예방대책에 대하여 기술하시오.

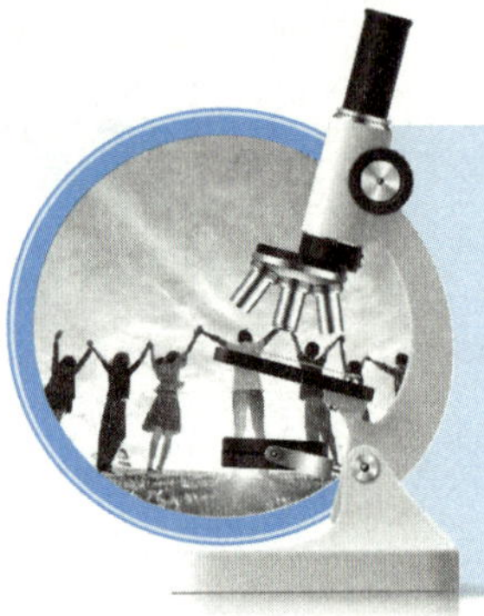

제16장

보건영양

학습목표

- 보건영양의 개념을 이해한다.
- 영양소의 작용을 설명한다.
- 기초대사량과 활동대사량을 비교한다.

1. 보건영양의 개념

1) 보건영양의 개념과 목표

(1) 보건영양의 개념

보건영양이란 지역사회영양 또는 공중영양으로 지역사회 주민 또는 집단의 영양문제를 다루는 것으로 건강의 유지 및 증진을 목표로 지역사회의 특수성에 따라 그 지역의 경제적 여건과 식량상태 등을 고려하고 생활습관, 식생활방법 등을 고려하여 영양의 부족과 결핍 그리고 영양과잉에 따른 영양문제 특히 비만, 철 결핍성 빈혈, 영양부족, 성장지연, 충치, 생활습관병(암, 심장병, 고혈압, 뇌졸중, 당뇨병, 골다공증 등)을 최소화하는 데 있다.

(2) 지역사회영양의 목표

지역사회영양은 건전한 발육 · 발달, 건강의 유지 · 증진, 질병의 예방을 위하여 필수적이므로 지역주민의 건강관리와 삶의 질 향상에 결정적인 요소가 된다. 이를 위해 올바른 식생활을 통해서 국민건강상태의 향상과 질병예방을 도모하여 질병으로부터 회복, 재활, 또는 생활 전체의 질을 향상시키고, 영양소 결핍으로 인한 질병발생 예방, 노인 · 어린이 및 임신 · 수유부의 영양관리, 영양소의 과잉 및 불균형으로 인한 비만증과 과소

체중 관리, 근로능력 향상 및 정신적 안정과 근로의욕 고취로 노동생산성의 향상에 그 목적이 있다.

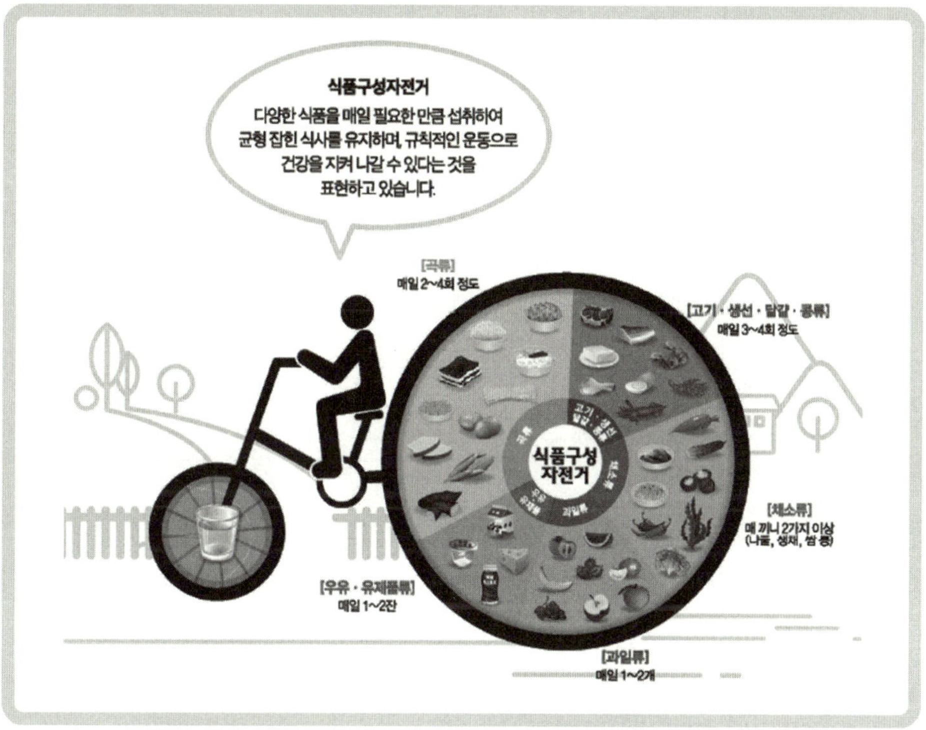

[그림 16-1] 식품구성자전거

출처: 한국영양학회, 2015년 한국인 영양소 섭취기준, 2016

〈표 16-1〉 연령별 영양소 섭취기준

성별	연령(만)	에너지 (kcal)	단백질 (g)	칼슘 (mg)	철 (mg)	비타민 A (㎍RAE)	리보플라빈 (mg)	식이섬유 (g)
영아	0~5개월	550						
	6~11개월	700	15		6			
유아	1~2세	1,000	15	500	6	300	0.5	10
	3~5세	1,400	20	600	6	350	0.6	15
남자	6~8세	1,700	30	700	9	450	0.9	20
	9~11세	2,100	40	800	10	600	1.2	20

성별	연령(만)	에너지 (kcal)	단백질 (g)	칼슘 (mg)	철 (mg)	비타민 A (㎍RAE)	리보플라빈 (mg)	식이섬유 (g)
	12~14세	2,500	55	1,000	14	750	1.5	25
	15~18세	2,700	65	900	14	850	1.7	25
	19~29세	2,600	65	800	10	800	1.5	25
	30~49세	2,400	60	800	10	750	1.5	25
	50~64세	2,200	60	750	10	750	1.5	25
	66~74세	2,000	55	700	9	700	1.5	25
	75세 이상	2,000	55	700	9	700	1.5	25
여자	6~8세	1,500	25	700	8	400	0.8	20
	9~11세	1,800	40	800	10	550	1.0	20
	12~14세	2,000	50	900	16	650	1.2	20
	15~18세	2,000	50	800	14	600	1.2	20
	19~29세	2,100	55	700	14	650	1.2	20
	30~49세	1,900	50	700	14	650	1.2	20
	50~64세	1,800	50	800	8	600	1.2	20
	66~74세	1,600	45	800	8	550	1.2	20
	75세 이상	1,600	45	800	7	550	1.2	20

출처: 농식품종합정보시스템, 연령별 영양소 섭취기준, 2017

2. 영양소의 작용과 종류

1) 영양소의 작용

(1) 신체의 조직구성

유기물질인 단백질은 신체의 근육조직을 이루고, 지방질과 무기질, 수분 등으로 신체의 조직을 구성하고 새로운 조직의 증식과 갱신을 하며 칼슘과 인은 치아와 골격을, 철분은 혈액을 구성하고 있다. 우리의 몸을 구성하고 있는 영양소의 양은 [그림 16-2]와 같다.

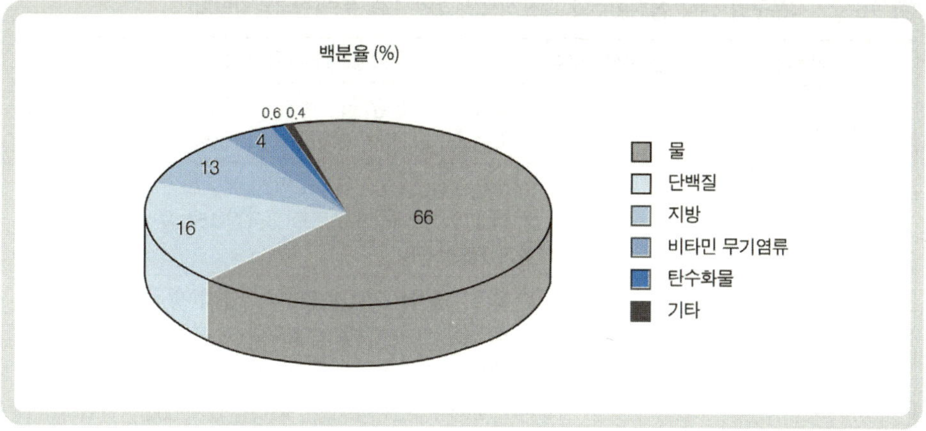

[그림 16-2] 신체의 조직구성

(2) 신체의 생리기능 조절

물, 무기질, 비타민 등의 작용으로 식품의 산화작용과 신경운동 및 심장운동을 촉진하며 요오드는 갑상선의 기능유지에 관여한다.

(3) 신체의 열량공급

단백질, 탄수화물, 지방질은 1g을 공기 중에서 산화시키면 각각 4kcal, 4kcal, 9kcal의 전후 열량을 발생한다. 식품의 특이동적 작용에 의해 식품이 가진 열량가보다 단백질은 16~30%, 탄수화물은 4~9%, 지방질은 4% 전후의 대사항진이 있게 된다.

2) 영양소의 종류

영양소는 단백질, 탄수화물, 지질, 무기질, 비타민 및 물의 6종류를 말하고, 이 중 에너지를 생성하는 단백질, 탄수화물, 지방질을 열량영양소라 하고 몸의 각 기능을 조절하는 비타민, 무기질을 조절영양소라 한다.

〈표 16-2〉 식품군별 권장 섭취횟수와 대표식품의 1인 1회 분량(한국영양학회)

식품군	권장 섭취횟수	1인 1회 분량
유지, 견과 및 당류	4	식용유 1작은술(5g), 버터 1작은술(5g), 마요네즈 1작은술(5g), 땅콩(10g), 설탕 1큰술(10g)
우유 및 유제품	1	우유 1컵(200g), 치즈 1장(20g)★, 호상요구르트 1/2컵(110g), 액상요구르트 3/4컵(150g), 아이스크림 1/2컵(100g)
고기, 생선, 달걀, 콩류	5	육류 1접시(생 69g), 닭고기 1조각(생 60g), 생선 1토막(생 50g), 달걀 1개(50g), 두부 2조각(80g), 콩(20g)
과일류	2	사과(중) 1/2개(100g), 귤(중) 1개(100g), 참외(중) 1/2개(200g), 포도(중) 15알(100g), 오렌지주스 1/2컵(100g)
채소류	7	콩나물 1접시(생 70g), 시금치나물 1접시(생 70g), 배추김치 1접시(40g), 오이소박이 1접시(60g), 버섯 1접시(생 30g), 물미역 1접시(생 30g)
곡류 및 전분류	100kcal(3)	떡 1편(절편 50g), 밤(대) 3개(60g), 시리얼 1접시(30g)
	300kcal(3)	밥 1공기(210g), 국수 1대접(건면 100g), 식빵(대) 2쪽(100g)

★ 치즈의 열량은 우유의 1/2

(1) 단백질

단백질은 여러 가지 아미노산으로 되어 있으며 신체의 주요 구성성분으로 조직의 보수 및 신생과 열량을 공급하고, 효소와 호르몬의 성분이 되며, 질병에 대한 면역체와 항독물질의 주성분이며, 체내 삼투압에 영향을 주어 수분평형을 조절하여 생리작용을 조절한다. 육류, 가금류, 어패류, 달걀, 우유, 유제품 등의 완전 단백질 급원식품과 곡류 등의 불완전 단백질의 섭취로 상호 보충효과를 가져올 수 있으며, 결핍 시에는 성장이 느려지고, 기초대사 저하로 초기에는 체중이 감소하며 쉽게 피로하여 신경질적이 되고, 저혈압, 부종, 빈혈증, 감염병에 대한 저항력 감소 등을 초래한다.

(2) 탄수화물

탄수화물은 쌀, 보리, 밀, 옥수수, 고구마, 설탕 등의 곡류, 과일, 채소 등의 구성물로 탄소, 산소, 수소로 구성되어 있는 가장 경제적인 열량공급원으로, 식품 중에서 95%가 열량원으로써 이용되며 피로회복에 유효하다. 단백질을 절약하는 작용을 하고 과량 섭취 시에는 체내에서 소화되어 글리코겐으로 변하여 저장되어 비만증의 원인이 되고 부족 시에는 지방대사가 촉진되어 산혈증이 발생된다.

(3) 지질

열효율이 우수한 에너지원으로 체온을 따뜻하게 유지하고 피부를 부드럽고 탄력성 있게 하며, 과잉 에너지에 대한 피하 지방세포 내 저장고 역할과 지용성 비타민(A, D, E, K)의 흡수를 촉진시킨다. 또한 면역과정과 시각기능에 관여하며 세포막의 형성을 돕고 호르몬 유사물질의 생성에 관여한다.

지질의 급원으로는 버터, 돼지고기, 쇠고기, 우유, 어류 등의 동물성 식품과 콩기름, 참기름, 들기름, 옥수수기름 등의 식물성 식품이 있으며, 결핍 시에는 허약, 빈혈, 거친 피부, 피부질병에 대한 저항력이 감퇴되고, 과잉섭취 시에는 비만증, 동맥경화증, 심혈관 질환의 원인이 된다.

(4) 무기질

무기질은 화학적 에너지는 없으나 신체의 구성성분으로 뼈나 치아 등을 구성하고, 생명유지에 필요한 유기화합물을 구성하며, 체액의 성분인 동시에 산도나 삼투압의 조절 작용, 혈액응고 작용, 산소 및 탄산가스의 운반작용, 효소반응의 활성화 작용 등에 중요한 역할을 하고 있어 부족하게 되면 여러 가지 생리적 이상을 초래하게 된다.

식염은 무기염류 중에서 가장 필요량이 많고 근육 및 신경의 자극 · 전도와 체액의 삼투압 조절 등 조절작용을 한다. 결핍 시에는 설사와 땀을 많이 흘리며 열중증과 무력감이 생긴다.

철분은 혈색소의 구성성분으로 체내 저장이 안 되므로 녹색식물, 소의 간 등 음식물을 통해서 보충되어야 하고, 특히 임산부의 헤모글로빈 형성과 영유아기에 많은 양이 필요하며, 부족할 경우 빈혈이 발생하나, 과잉섭취 시에는 철 중독증으로 장의 손상, 설사, 구토, 사망에 이를 수도 있다.

칼슘은 인체 내 가장 많이 존재하는 무기물로 골격과 치아의 주성분이며, 근육의 수축 이완작용에도 필수적으로 녹색식물, 멸치, 우유 등을 통해 공급되며, 부족하면 골과 치아가 쇠퇴하고 발육 불량, 구루병, 골연화증, 골다공증이 발생한다.

인은 인산칼슘, 인산마그네슘 형태로 골격과 치아를 구성하며, 뇌신경의 중요한 구성요소, 에너지 대사에 관여하고 혈액 중의 완충제 역할을 한다. 달걀의 노른자, 콩, 우유 등이 주요 공급원으로, 결핍될 경우 골 및 신경의 영양장애가 오고 질병에 대한 저항력이 약화된다.

(5) 비타민

세포 안에서 특수한 대사기능을 정상적으로 수행하기 위해 신체가 매우 소량으로 필요로 하는 필수 유기물질로 정상성장, 생식, 신체유지에 조효소 역할로서 극미량이 절대적으로 필요하며, 현재까지 인간을 위해 필요한 비타민은 13가지로 자체가 에너지를 발생하거나 세포의 구성물질은 아니며, 지용성 비타민과 수용성 비타민으로 구분되며 각각의 특성은 〈표 16-3〉과 같다.

〈표 16-3〉 비타민의 일반적인 성질 비교

지용성 비타민	수용성 비타민
A, D, E, K	비타민 B군 및 C 등
기름과 기름 용매에 녹는다.	물에 용해된다.
필요량 이상 섭취하면 체내에 저장	필요량 이상을 섭취하면 배설
체외로 쉽게 방출되지 않는다.	소변으로 쉽게 방출
결핍증세가 서서히 나타난다.	결핍증세가 비교적 빨리 나타난다.
필요량을 반드시 매일 공급할 필요는 없다.	필요량을 매일 꼭 공급해야 한다.

가. 지용성 비타민

비타민 A는 피부, 점막표면층 세포의 정상적인 성장에 필요하며 간상세포 속의 시홍의 구성성분으로 간, 달걀노른자, 버터, 녹황색 과채류에 프로비타민 A로 존재하며, 결핍 시는 야맹증, 점액 세포막의 각화가 일어나며 과잉 시에는 기형아를 출산하게 된다.

비타민 D는 체내에서 자외선에 의해 합성되며 프로비타민으로 장에서 칼슘과 인산염의 흡수를 촉진시키고, 골격 내 칼슘 방출에 의한 체액의 칼슘 항상성을 유지시켜 준다. 또한 신장에 의한 칼슘과 인의 재흡수를 촉진시키는 기능을 하며, 주로 간, 버터, 표고버섯, 치즈, 달걀노른자, 기름진 생선에 함유되어 있으며, 결핍 시에는 구루병, 골연화증과 같은 골질환을 일으킨다.

비타민 E는 생체막 지질의 산화방지를 하여 세포막을 보호하고 지방산, 비타민 A · D, 카로틴의 산화를 방지하고 견과류, 배아가 도정되지 않은 곡류, 식물성 기름에 함유되어 있으며, 결핍 시 성인에게서는 증상이 없지만 조산아에게서 크레아틴요증이 발생한다.

비타민 K는 혈액응고에 필요한 프로트롬빈 합성에 필요하며, 녹황색 채소, 해조류, 김치 등의 발효식품에 함유되어 있으며, 장내 세균에 의해 합성되며 특이한 결핍증상은 없다.

나. 수용성 비타민

비타민 B_1은 당질대사와 관련 있어 결핍 시 당질대사가 원활하지 않아 에너지 공급상에 문제를 발생시키며, 도정을 덜 시킨 곡류, 두류, 효모, 해조류, 육류에 함유되어 있으며, 결핍 시 각기병, 다발성 신경염을 일으킨다.

비타민 B_2는 열량대사에 관여하며 에너지 획득에 중요하고 우유 및 유제품, 간 및 내장고기, 육류, 녹황색채소에 함유되어 있으며, 결핍 시 구강염, 설염, 지루성 피부염을 발생시킨다.

나이아신은 트립토판으로부터 생합성되며 간 및 내장고기, 육류 및 생선어패류, 두류, 효모에 함유되어 있으며, 결핍 시 설사, 피부염, 우울증을 일으키는 펠라그라를 발생시킨다.

엽산은 아미노산의 합성과 분해, 퓨린과 피리미딘의 합성을 하며 두류, 녹색 엽채류, 감귤주스에 함유되어 있으며, 결핍 시 악성빈혈과 임산부의 경우 기형아의 출산 및 사산의 위험이 따른다.

그 밖에 비타민 B_{12}는 항 악성빈혈인자로 간, 육류, 어류, 굴, 우유, 난황에 함유되어 있으며, 결핍 시 악성빈혈을 유발하고, 비타민 B_6는 아미노산 중간대사에 관여하며, 비오틴은 지방의 합성과 아미노산 대사와 글리코겐 합성에 소량 필요하며, 판토텐산은 지방산 합성에 관여한다.

3. 대사량과 열량 소요

1) 대사량

인간이 쓰는 에너지는 기초대사량과 활동대사량으로 분류할 수 있다. 기초대사량이란 신체 내에서 생명을 유지하는 데 필요한 생리적 최소한의 에너지로 두뇌, 심장, 내장기관 등에서 주로 사용되는 에너지의 양을 말하고, 활동대사량은 신체를 움직이고 생활하는 과정에서 앉아있거나, 서 있거나, 걷고, 달리는 등에서 소비되는 에너지의 양을 말한다.

(1) 기초대사량

기초대사량은 몸을 움직이지 않으면서도 저절로 빠져나가는 칼로리이며, 측정은 식사 12~16시간 후 또는 아침식사 전의 공복상태에서 정신적, 육체적으로 가장 편안함을 유지한 상태에서 실시하여야 하고, 기초대사의 항일성은 체중 1kg당 1시간에 1kcal로서 일정기간 중에 기초대사율의 변동은 5% 전후로서 항상 일정하다.

기초대사량에 영향을 주는 인자로는 체표면적, 연령, 성별, 기온, 호르몬 분비량, 임신, 영양상태 내분비, 체온, 기후 등이 있다.

(2) 활동대사량

근로강도의 경중에 따라 안정시보다 대사량이 증가하게 되며 이와 같이 증가한 대사량을 말한다. 비교에너지대사량은 활동대사량이 기초대사량의 몇 배가 되는가를 개인의 체격 차나 근로환경 등과는 관계없이 계산한 것을 말하며, 비교에너지대사량을 사용하여 활동시의 소비열량을 표시할 수 있는데, 그 식은 안정시 대사량을 기초대사량의

1.1배로 하면 된다.

〈표 16-4〉 활동 종류별 에너지 소요량

활동 종류	에너지 소모량
수면, 앉아쉬기	1.0
가벼운 일(운전, 타이핑 등 앉아서 하는 일)	1.4
보통 가벼운 일(사무실의 일, 서서 움직이기, 가벼운 조리)	1.7
보통 중등 일(간단한 청소, 가벼운 빨래, 실험실 일)	2.7
중등 일(빨래, 청소, 아이보기, 페인트칠하기)	3.4
심한 일(수리, 목공, 정원일)	5.0
격심한 일(농사, 광업, 격심한 운동, 나무베기)	6.0

(3) 특이동적 작용

음식물의 소화, 흡수, 대사하는 과정에 이용되는 칼로리 소모 현상을 식품의 특이동적 작용, 즉 식품섭취에 따른 대사항진이라 하며, 단백질은 16~30%, 당류는 4~9%, 지방은 3~4%의 소모가 있게 되며, 단백질은 특이동적 작용에 소요되는 열량이 많기 때문이며, 보통 10% 정도의 열량 소모가 발생하므로 1일 소모되는 총열량을 계산할 때에는 특이동적 작용에서 오는 열량의 상승률 10%를 가산한다.

4. 영양상태의 판정

1) 영양상태 판정법의 구분

영양상태를 판정하는 데에는 크게 직접판정과 간접판정으로 구분되어지며 간접적 판정은 연령별 특수사망률, 특수 질병사망률, 이환율, 식이섭취 평가 등이 있고, 직접판정은 의사의 시진이나 촉진하는 방법으로 빈혈, 각화증, 부종, 건반, 사소실, 안색 등으로 경험에 의해 신체에 나타나는 상태를 대상으로 하는 주관적 판정과 신장, 체중, 흉위, 앉은키 등의 신체계측치를 기준치와 비교하여 판정하거나, 이들의 조합에 의해서 체질을 판정하는 객관적 판정법이 있다.

(1) 신체계측에 의한 판정법

임상적인 방법으로 가장 쉽게 사용하는 방법은 이상체중법으로 [신장(cm) - 100] × 0.9를 이상체중으로 계산하여 현재체중을 백분율화시키는 방법이다.

- 비만도 = $\frac{(\text{실측체중} - \text{표준체중})}{\text{표준체중}} \times 100\%$

90 미만은 수척, 90~110은 정상, 110~120은 과체중, 120 이상은 비만, 150 이상은 병적 비만으로 판정된다.

체질량지수는 체중을 신장의 제곱으로 나눈 것이다. BMI는 체지방과 관련이 되며, 상대적으로 신장에 영향을 받지 않으며 판정기준은 정상은 BMI = 20.1~25이며 과체중은 BMI가 25~29.9로 정의된다. 비만은 BMI가 30 이상인 것이며, 고도비만은 BMI가 40.1보다 클 때이다.

카우프지수는 2세 미만의 연령에서 사용하는 방법으로 카우프지수 = 체중(g) / 신장(cm)^2 × 10^4으로 산출하며, 22 이상이면 비만이고, 15 이하이면 마른 것으로 판정한다.

로러지수는 학교에서 학생의 비만판정 지수로 많이 사용하며 로러지수 = 체중(kg) / 신장(cm)^2 × 10^7으로 산출하며, 신장이 110~129cm에서 180 이상이고 130~149cm에서는 170 이상, 150cm 이상에는 160 이상을 비만으로 판정한다.

W/H비는 허리둘레를 엉덩이 둘레로 나눈 수치로 판정은 〈표 16-5〉와 같다.

〈표 16-5〉 WHR 지수 비만 판정표

성별	복부비만(상체비만)	정상범위	사지비만(하체비만)
남자	0.9 이상	0.76~0.89	0.75 이하
여자	1.0 이상	0.86~0.99	0.85 이하

(2) 이화학적 검사에 의한 판정법

의료 기초분야의 활성화와 영양상태나 질병상태의 판정을 위해서 생화학적 검사방법이 많이 이용되고 있으며, 소변검사, 타액검사, 혈액검사, 혈액비중의 측정, 헤모글로빈의 미량 정량 등을 임상검사나 집단검사에 응용하여, 건강상태를 판정한다.

5. 비만증

비만증이란 섭취한 에너지 중 소비하고 남는 것이 지방질로 전환되어 인체의 여러 부분에 축적되는 현상으로 비만증의 원인은 유전적 요인, 과식, 운동부족, 심리적 요소, 내분비 장애 등이 있으나, 90% 이상이 과식과 운동부족에 의한 단순성 비만증이며, 이러한 영양과다 섭취로 인한 비만증은 용모의 손상, 불편, 활동불편, 질병, 사망을 가져오고 대개는 내분비선의 이상 또는 내분비선 상호간의 이상에 기인한다.

6. 영양부족

1) 형태

영양부족에는 크게 결핍증과 저영양, 영양실조증, 기아가 있으며, 이들은 각각 필요영양소의 결핍으로 발생되는 병적 상태를 결핍증이라 하며, 열량섭취의 부족상태를 저영양이라 하고, 영양소의 공급이 질적 · 양적 부족으로 나타난 불건강한 상태를 영양실조증이라 한다. 그리고 저영양과 영양실조증이 함께 발생한 상태를 기아상태라고 한다.

(1) 열량단백질 결핍증

가. 마라스무스증

출생 직후부터 영유아기에 모유나 인공영양의 공급이 부족하거나 비위생적인 수유로 인하여 설사가 계속되는 경우에 잘 발생되며 기아상태에서 발생되고 근육이 소모되어 뼈만 남게 되며 부종이나 지방간이 된다.

나. 콰시오커증

단백질 부족의 전형적인 형태로 식생활이 탄수화물이 주가 되며 단백질과 무기질이 부족한 음식물을 장기간 섭취함으로써 발생하는데, 주로 이유기 이후의 어린이에게 잘 발생한다. 체중이 평균보다 적고 감염병의 감염이 잘된다.

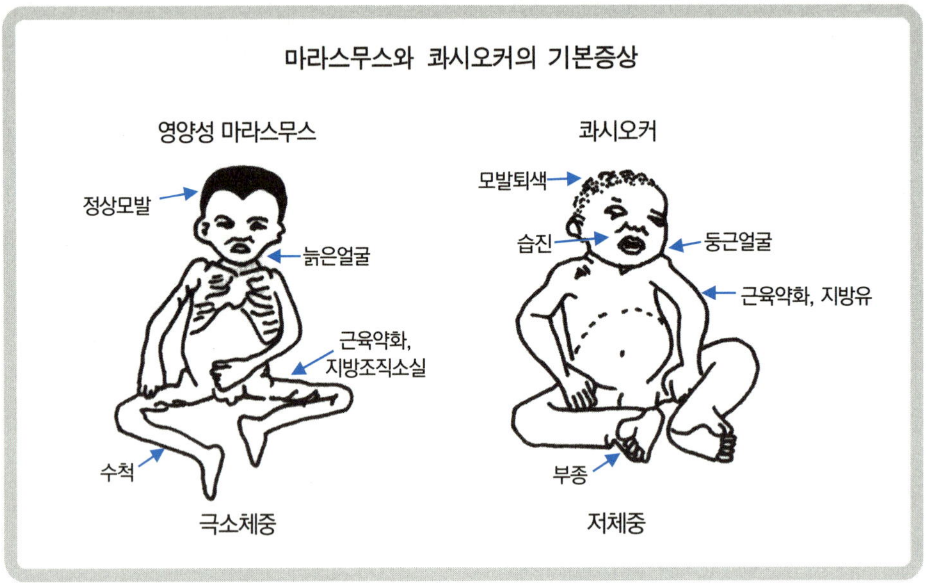

[그림 16-3] 열량단백질 결핍증의 증상

연습문제

1. 5대 영양소는 무엇인가?
2. 우리나라 성인의 에너지 권장량은?
3. 열량단백질 결핍의 증상은 무엇인가?
4. 지용성 비타민의 종류와 결핍증상을 설명하시오.
5. 기초대사량이란 무엇인가?
6. 활동내사율에 대하여 설명하시오.
7. 비만증의 원인은 무엇인가?
8. 영양소의 3대 작용에 대하여 설명하시오.
9. 무기염류 부족 시 나타나는 주요 증상을 설명하시오.

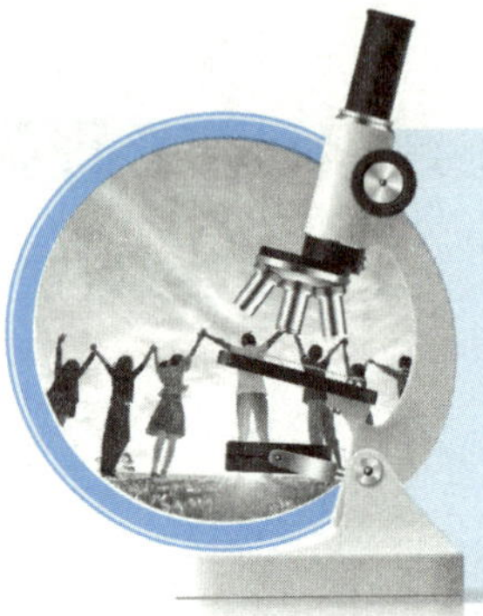

제17장

보건통계

학습목표

- 보건통계의 의의를 이해한다.
- 각종 보건통계의 산정방법을 이해한다.

1. 용어의 정의

1) 보건통계학

레밍턴은 통계학을 "자료를 수집하고, 분류하고, 종합하고, 분석하여 과학적 추계를 하는 방법과 과정을 연구하는 학문이다"라고 정의하였다. 통계는 자료를 수집하고 분류하여 도표나 표를 이용해서 표현하거나 수량적인 계산을 해서 측정값들의 뜻을 알아보는 기술통계와, 기술통계에서 관찰된 측정값으로부터 결론을 내릴 수 있는 방법을 제공하는 발전된 현대통계인 추측통계가 있다.

보건통계란 출생, 질병, 사망 및 보건관련 여러 현상들에 관한 자료를 수집, 분석, 종합하여 과학적으로 추론하는 방법이다.

2) 변수

사람, 사물의 변화가 가능한 상태 또는 특성으로 변수의 값은 측정한 결과로 얻어지고 측정척도는 질적, 양적 확률변수(이산, 연속)와 명목, 순서, 간격, 비척도 등이 있다.

3) 모집단

통계적인 관찰의 대상이 되는 일정한 속성을 가지고 있는 개체의 확정된 집합으로 유한모집단과 무한모집단이 있으며, 우리가 어떤 시점에서 관심을 갖는 확률변수값들의 커다란 집합 어느 집단의 관측이나 조사대상의 전체를 의미하며, 모집단의 각 원소에는 그 속성을 표시하는 표지로서 수가 대응되며 확률분포를 갖는다.

5) 표본

표본이란 모집단을 구성하는 전체 조사단위 중 일부의 조사단위를 추출하였을 때 얻는 선택된 모집단 구성단위의 일부를 말한다. 모집단은 표본의 대표적인 측정기호로서 비확률 표본추출을 하는 경우 모집단에 그 결과를 적용할 수 없고, 확률 표본추출은 개인의 편견을 제거할 수 있다.

표본은 그것이 모집단을 적절히 대표할 수 있어야만 하며, 이러한 표본을 선택하기 위해 사용되는 표본추출방법에는 단순임의(단순확률 : 단순무작위)추출법, 층화임의추출법(동수할당법, 비례할당법), 계통추출법(여론조사, 전화번호부 사용 등), 집락(1단, 다단)추출법(행정단위에 이용) 등이 있다.

2. 보건통계의 이용

보건통계는 보건사업의 기초자료로써 그 지역사회나 국가의 보건상태를 나타내고 보건사업의 필요성을 결정하여 보건입법과 보건사업에 대한 공공지원을 촉구하게 할 수 있으며, 보건사업의 우선순위를 결정하고 이에 따른 기술발전의 기여와 행정활동의 지침이 되며, 보건사업의 성패를 결정하는 자료가 된다. 또한 지역사회 주민의 질병양상을 알려주어 지역사회 주민의 의료 요구도 판단에 도움을 주며, 지역사회 보건사업의 방향 제시와 사업조정 및 계획, 진행, 결과 평가에 이용된다.

3. 통계방법

1) 도수분포표

개개인의 측정값으로서 그 자료로 특성의 정도를 나타내는 것을 변수, 변수의 범위를 몇 개의 급으로 나누는 것을 계급구간이라 하며, 그 계급구간 속에 속하는 개수를 도수라고 한다. 이에 대응하는 도표의 계열을 도수분포표라고 하며, 총 도수에 대한 급도수의 누적 백분율을 상대누적도수라고 한다.

도수계열의 통계표 작성 시 유의점은 통계자료를 측정값의 크기 순서로 정리하고 급의 수(10~20)와 간격을 일정하게 잡아, 급의 간격은 가급적 간단한 것을 택하며, 급의 상한과 하한을 정하여 급의 하한은 가장 중요한 것으로 측정값의 최소값이 그 급의 중간 값이 되거나 중간 값에 가까운 값 중에서 택한다. 빈도수를 계산하여 표를 작성한다.

2) 대표값

대표값이란 한 객관적 값으로서 측정값을 대표하는 값을 의미하며 평균값, 중앙값, 최빈값이 사용된다.

(1) 평균값

가. 산술평균

산술평균은 측정값을 전부 합한 후 측정값의 총 개수로 나누는 방법으로 계산식은 다음과 같다.

- $M = X_1 + X_2 + \cdots\cdots + X_n / n$

나. 기하평균

기하평균은 한 변수의 측정값이 있을 때 n개의 측정값을 곱한 후 n제곱근을 구하여 계산한다. 증가율에 사용하며, 표본에는 g로, 모집단에서는 G로 표시하며 계산식은 다음과 같다.

- $G = \sqrt[n]{X_1 \cdot X_2 \cdot \cdots\cdots X_n}$

다. 조화평균

조화평균은 한 변수의 n개의 측정값이 있을 때 측정수를 각 측정값의 역수의 합으로 계산하며, 표본에서는 h, 모집단에서는 H로 표시한다.

- $H = \dfrac{N}{\dfrac{1}{N_1} + \dfrac{1}{N_2} \cdots\cdots + \dfrac{1}{N}}$

(2) 중앙값

측정값을 크기순서로 나열하였을 때 가운데 순위에 위치한 측정값의 크기로 장점은 표본의 수가 적고 관찰값 중에 극단값이 있을 때 그 표본을 잘 표현한다.

(3) 최빈값

한 변수의 측정값 중 빈도수가 가장 많은 값을 말하고 값이 없을 수도 있고, 둘 이상일 수 있으며 사망원인 순서에 사용한다.

3) 산포도

산포도란 어떤 집단의 객관적인 값으로서 변수의 독점 값들의 분포상태를 설명하는 값인 관측값들 간의 변동의 크기로 분산도라고도 한다. 산포도는 분산, 평균편차, 표준편차, 사분위편차의 절대적 산포도, 변이계수의 상대적 산포도가 있다.

(1) 분산

분산이란 평균 주위로 수치들이 산포되어 있는 정도를 상대적으로 측정하는 것을 말하며, 관찰값과 평균값의 차이를 곱하여 모두 더한 뒤 표본수 n - 1로 나눈 값으로 계산식은 다음과 같다.

- $S^2 = (x_1 - x)^2 / n - 1$

(2) 표준편차

표준편차는 산포도의 대소를 비교하는 데 가장 많이 사용되는 것으로 분산은 표준편차의 제곱(S^2)이다. 표준편차가 수적으로 크다는 의미는 산포의 정도가 크다는 것을 의미한다. 계산식은 다음과 같다.

- $S = (x_1 - x)^2 / n - 1$

(3) 변이계수

변이계수는 표본의 산술평균을 100으로 환산할 때 표준편차는 산술평균 100에 대하여 얼마의 크기인가를 보는 것으로 두 변수의 측정단위가 다를 때에도 산포성의 크기가 얼마인가를 보는 것이다.

- $C.V = \frac{SD}{M}(\times 100)(\%)$

(4) 범위

범위는 변수의 최대값과 최소값의 차이를 말한다.

4) 정규분포

정규분포란 도수분포를 히스토그램으로 옮겨 종을 엎어놓은 것 같이 되는 분포로서 좌우대칭으로 평균값이 중앙에 있으며, 평균값과 중앙값, 최빈값이 같아지게 되는 분포이며, 그 분포를 나타내는 곡선을 정규곡선이라 한다.

정규분포(정규곡선)의 중요한 특징은 평균을 중심으로 좌우가 대칭인 종모양을 하고 있으며 평균, 중위수(중앙값), 최빈값은 동일하고 x축과 곡선 전체 면적은 1이다.

〈표 17-1〉 정규곡선에서 평균값과 표준편차의 비율

관측값의 범위	차지하는 비율
$m + \sigma$	약 68.26%(전면적의 34.134%)
$m + 2\sigma$	약 95.45%(전면적의 47.725%)
$m + 3\sigma$	약 99.73%(전면적의 49.864%)

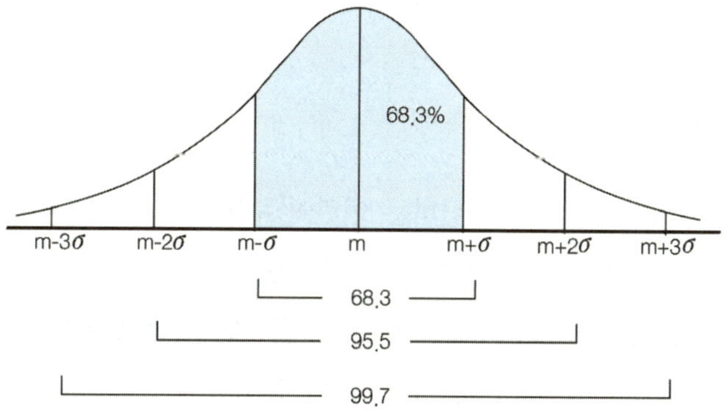

[그림 17-1] 정규분포곡선

4. 보건통계의 공식

인구통계상, 출산, 사망, 결혼, 이혼, 다산 등의 다섯 가지 요인과 한 인구의 질병률 크기를 측정하는 기간발생률과 시점유병률의 두 가지 방법으로 나타낼 수 있다.

1) 출산통계

출산통계에 사용되는 통계방식으로는 다음과 같은 것들이 있다.

- 인구증가율 = 조출생률 − 조사망률(인구이동이 무시될 경우)
- 조출생률 = $\dfrac{\text{연간 출생아수}}{\text{인구}} \times 1{,}000$

- 일반출산율 = $\dfrac{\text{연간 출생아수}}{\text{가임여성수(15~49세)}} \times 1,000$

- 연령별 출산율 = $\dfrac{\text{해당 연령의 여자의 출생아수}}{\text{해당 연령의 여자인구}} \times 1,000$

- 배우출생률 = $\dfrac{\text{출생아수}}{\text{유배우 가임여성수}} \times 1,000$

- 모아비 = (0~4)세 / (15~49)세

2) 인구의 재생산 통계

합계생산율은 한 여성이 평생 출산하는 어린이 수(연령별 출산율의 합계)를 나타내고, 총재생산율은 한 여성의 일생 동안 낳는 여아 출산률을 나타낸다. 그리고 순재생산율은 연령별 특수출산율에 여성이 그 연령에 달할 때까지의 생존율을 곱하여 합산한 것을 나타낸다. 1.0보다 크면 인구증가, 작으면 감소하게 된다.

3) 사망통계

출생과 사망의 인구동태를 계산하는 데 있어서 출생통계와 함께 중요한 자료가 되며, 사망통계는 사람이 죽었을 경우 신고에 의하여 사체처리를 위한 사망증명서가 발급되며, 많은 나라가 사망신고에 의거하여 작성되며 다음과 같은 통계방식이 사용된다.

- 조사망률 = $\dfrac{\text{연간 사망자수}}{\text{인구}} \times 1,000$

- 모성사망률 = $\dfrac{\text{연간 모성사망수}}{\text{연간 출생아수}} \times 1,000$

- 신생아사망률 = $\dfrac{\text{연간 신생아사망수}}{\text{연간 출생아수}} \times 1,000$

- 후기신생아사망률 = $\dfrac{\text{연간 후기신생아사망수}}{\text{연간 출생아 총수}} \times 1,000$ (생후 28~365일)

- 영아사망률 $= \frac{\text{연간 영아사망수}}{\text{연간 출생아수}} \times 1,000$

- 주산기사망률 $= \frac{\text{임신 29주 이후 사산아수} + \text{출생 1주 이내 사망수}}{\text{연간 출생아수}} \times 1,000$

- 사산율 $= \frac{\text{연간 사산아수}}{\text{연간 출생아수(출생+사산)}} \times 1,000$

- 비례사망률 $= \frac{\text{그 연도의 특성별의 사망수}}{\text{어떤 연도의 총사망수}} \times 1,000$

- 출생사망비(동태지수) $= \frac{\text{연간 출생수}}{\text{연간 사망수}} \times 100$

- 사망성비 $= \frac{\text{남자 사망수}}{\text{여자 사망수}} \times 100$

- 비례사망지수 $= \frac{\text{50세 이상 사망수}}{\text{총 사망수}} \times 100$

- α-index $= \frac{\text{어느 해의 영아사망수}}{\text{그 해의 신생아사망수}}$

※ α-index가 1에 가까울수록 신생아기 이후 사망이 없는 것으로 보건수준이 높음 의미

- 사인별 사망률 $= \frac{\text{어느 원인에 의한 사망수}}{\text{인구수}} \times 1,000$

4) 질병통계

유병률은 발병시기에 관계없이 조사 당시에 질병을 가지고 있는 모든 사람을 대상으로 일정기간 중에 발생한 새로운 환자수를 모집단으로 나눈 것으로, 발생시기와 관계없이 현존하는 환자전원을 분자로 하며 다음과 같은 방식으로 산출한다.

- 유병률 = $\frac{\text{현재 이환자수}}{\text{시점의 인구}} \times 1{,}000$
- 시점유병률 = $\frac{\text{시점환자수}}{\text{연중앙인구}} \times 1{,}000$
- 기간유병률 = $\frac{\text{기간환자수}}{\text{연중앙인구}} \times 1{,}000$

감수성지수는 면역이 없는 사람이 환자와 접촉해서 감염된 사람의 백분율로 다음과 같이 구한다.

- 감수성지수 = $\frac{\text{발병자수}}{\text{환자와 접촉한 감수성자수}} \times 100$

그 밖에 질병통계에 사용되는 통계방식으로는 다음과 같은 것이 있다.

- 치명률 = $\frac{\text{병으로 인한 사망자수}}{\text{그 질병의 환자수}} \times 1{,}000$
- 발생률 = $\frac{\text{기간 내 신환자 발생수}}{\text{기간 내 연중앙인구}} \times 1{,}000$
- 이환율 = $\frac{\text{질병 이환자수}}{\text{연중앙인구}} \times 1{,}000$
- 발병률 = $\frac{\text{발병자수}}{\text{위험에 노출된 사람수}} \times 100$

- $2차\ 발병률 = \frac{발병자수}{환자와\ 접촉한\ 사람수} \times 100$

연습문제

1. 보건통계의 정의를 쓰시오.
2. 산포도란 무엇인가?
3. 다음의 공식을 쓰시오.
    - 인구증가율
    - 조출생률
    - 영아사망률
    - 2차발병률
    - 유병률

참고문헌

강공언 외(2013). 공중보건학, 고려의학

강길원(2010). 진료비 지불제도와 건강보험 수가

강성례 외(2006). 공중보건학, 보문각

고성진 외(1998). 공중보건학, 지구문화사

구성회(2006). 공중보건학, 고문사

국민건강보험공단(2015). 영유아 건강검진

국토교통부(2018). 지적통계

권영숙 외(2015). 지역사회간호학, 신광출판사

김경희 외(2015). 공중보건학, 지구문화사

김동석 외(2011). 공중보건학, 수문사

김동석(2002). 공중보건학, 수문사

김미주(2012). 처음 만나는 공중보건학, 교문사

김미혜(2003). 식품첨가물, 백산출판사

김미혜, 전미순(2007). 공중보건학, 백산출판사

김병환 외(2010). 건강보험의 이론과 실제, 계축문화사

김상우(2013). 건강보험사업평가

김숙희 외(1998). 식생활과 건강, 신광출판사

김양호 외(2015). 공중보건학, 현문사

김운신 외(2006). 보건의료행정, 수문사

김은경 외(2001). 생활주기 영양학, 신광출판사

김정순(1993). 역학원론, 신광출판사

김조자 외(2002). 간호연구, 수문사

김종오 외(2010). 공중보건학, 청구문화사

김종인 외(2013). 보건학원론, 계축문화사

김화중 외(2008). 지역사회간호학, 수문사

김희영(2016). 공중보건, 정훈사

농식품종합정보시스템(2017). 연령별 영양소 섭취기준

대한심폐소생협회(2015). 심폐소생술 과정

대한예방의학회(2013). 예방의학과 공중보건학, 계축문화사
류항건 외(2012). 알기 쉬운 공중보건학, 수문사
모수미 외(1998). 생활주기 영양학, 효일문화사
문성기 외(2002). 공중보건학, 고문사
박관준(2014). 국가 만성질환 관리모형 고찰 및 개발, 순천향대학교 대학원 의과학과 박사학위논문
박광균 등(2007). 치과영양학, 대한나래출판사
박태선 외(2000). 현대인의 생활영양, 교문사
보건복지부(2010). 한국인영양섭취기준 활용가이드북
보건복지부(2014). 「감염병」위기관리 표준매뉴얼
보건복지부(2015). 보건소 및 보건지소 운영현황
보건복지부(2017). 암등록통계
(사)대한영양사회(2000). 국민영양 2000.5. & 12.
상수도 통계(2015)
소음 · 진동관리법 시행규칙(2018)
식품의약품안전처(2015). 식중독의 분류
식품의약품안정청(2002). 식품위해요소 중점관리기준(식품의약품안전청고시 제2002-33호)
신유선 외(2010). 보건교육학, 수문사
신해림 외(2006). 보건통계학, 정문각
안옥희 외(2009). 보건교육학, 메디컬코리아
안윤옥 외(2008). 보건통계학의 이해, 정문각
유승흠 이(2013). 예방이하, 신광출판사
유호신 외(2008). 지역사회간호학, 고려대학교 출판부
윤석우(2001). 노인성 만성질환자 실태에 관한 연구: 한 대학병원의 퇴원환자를 중심으로, 단국대학교 석사학위논문
이규식 외(2015). 공중보건학, 계축문화사
e-나라지표(2018). 영아/모성 사망(http://www.index.go.kr)
이미숙 외(2000). 리빙토픽 영양과 식생활, 교문사
이상조 외(1998). 공중보건학, 수학사
이성갑 외(2003). 식품위생과 HACCP, 광문각
이승욱 외(2015). 보건학개론, 서울대학교 출판문화원
이승욱, 백도명, 조병희(2015). 보건학개론, 서울대학교 출판문화원
이승원 외(2003). 대기환경기사 산업기사, 성안당
이승원 외(2003). 수질환경기사 산업기사, 성안당

이인모(2003). 최신 공중보건학, 계축문화사
이정열(2012). 역학과 건강증진
임승지(2010). 보건학 분야의 세 가지 논문: 흡연과 손상을 중심으로, 연세대학교 대학원 박사학위 논문
전국대학보건관리학교육협의회(2011). 보건교육사를 위한 보건학, 한미의학
전국대학보건관리학교육협의회(2015). 보건교육사를 위한 보건학 3판, 한미의학
전미순 외(2016). 공중보건학, 정담미디어
조순자 외(2012). 지역사회간호학, 현문사
조유향 외(2014). 지역사회 간호학(총론), 현문사
진경인(2012). 국제보건협력과 글로벌 보건거버넌스 : 국제보건규칙(IHR)의 개정을 중심으로, 이화여자대학교 대학원, 박사학위논문
질병관리본부(2013). 감염병관리 사업지침
질병관리본부(2013). 예방접종대상감염병 사업관리 지침
질병관리본부(2013). 예방접종대상감염병의 역학과 관리
질병관리본부(2014). 역학 및 감염병관리
질병관리본부(2014). 주간 건강과 질병
질병관리본부(2015). 예방접종일정표
질병관리본부(2018). 예방접종도우미(http://nip.cdc.go.kr)
질병관리본부, 국립보건연구원(2013). 제8차 전국 장내기생충 감염통계
최연희 외(2012). 보건교육학, 정담미디어
최연희 외(2014). 지역사회간호학, 수문사
최혜미 외(2002). 21세기 영양과 건강이야기, 라이프사이언스
태성출판사편집부(2003). 위생사, 태성출판사
토양환경보전법 시행규칙(2018)
통계청(2015). 2014년 사망원인통계
통계청(2016). 장래인구추계
통계청(2016). 평균기대수명 추이
통계청(2017). 2015~2045년 장래인구추계
통계청(2017). 사망원인통계
통계청(2018). 생명표, 국가승인통계 제101035호
통계청(2018). 장래인구추계 시도편 : 2015-2045
한국보건복지인력개발원(2015). 2015공통교재
한국보건사회연구원(2015). 65세 이상 만성질환 유병률(2015)
한국식품공업협회(2003). 식품공전

한국식품공업협회(2003). 식품위생법
한국영양학회(2016). 2015년 한국인 영양소 섭취기준
한국영양학회(2016). 한국인 영양섭취기준
한국인영양섭취기준위원회(2010). 한국인 영양섭취기준 1차 개정판, 한국영양학회
환경부 수도권대기환경청(2018). 대기환경기준(http://www.me.go.kr)

Australian Institute of Health and Welfare Canberra(2006). Chronic disease and associated risk factors in australia. (박관준; 2014, 재인용)
CDC(1994). Addressing Emerging Infectious Disease Threats.
David McSwane, Nancy Rue & Richard Linton(2000). Essentials of Food Safety & Sanitation, Prentice Hall. 2nd ed.
F. Douglas Scutchfield & C. William Keck. Thomsom(2003). Principles of Public Health Practice, Delmar Learning. 2nd ed.
Friedman GD(2004). Primer of Epidemiology, 5rd ed. New york. Macgraw-Hill Inc.
Kleczkowski, B. M., Roemer, M. I., & Van Der Werff, A.(1984). National health systems and their reorientation towards health for all. Guidance for policy-making, 77.
OECD(2009). Health Data File.
Omran, A. R.(1971). The epidemiologic transition : a theory of the epidemiology of population change. The Milbank Memorial Fund Quarterly, 509-538.
Reija, G. E.(1984). Social Insurance and Economic Security, Prentice-Hall Inc.
Ross Brownson, et al.(2002). Communicating Public Health Information Effectively : A Guide for Practitioners.
Ross C. Brownson, et al.(2001). Evidence-Based Public Health.
Smillie, W. G.(1930). An Epidemic of Influenza in an Isolated Community-Northwest River, Labrador. American Journal of Hygiene, 11, 392-8.
WHO(1988). From Alma-ata to The Year 2000, WHO Geneva.
WHO(1988). Implementation of The Gloval Strategy for Health for All by The Year.
WHO(1993). Pan American Health Organization.
WHO(2000). Pan American Health Organization.
WHO(2000). Implementation of The Gloval Strategy for Health for All by The Year.
WHO West Pacific Region(2000). The Asia-Pacific Perspective: Redefining Obesity and its Treatment.
World Health Organization(1984). Kleczkowski BM, Roemer MI, van der Werff A.

National health systems and their reorientation towards health for all: guidance for policy-making. Geneva.

http://healthpia.gangnam.go.kr
http://kosis.kr
http://kosis.kr/common/meta_onedepth.jsp?vwcd=MT_OTITLE&listid=117_11719
http://m.4insure.or.kr
http://namesearch-app.seoul.go.kr, 2018
http://nip.cdc.go.kr
http://www.cdc.go.kr
http://www.guro.go.kr
http://www.haccpkorea.or.kr
http://www.hira.or.kr
http://www.kacpr.org
http://www.longtermcare.or.kr/
http://www.me.go.kr
http://www.mfds.go.kr
http://www.mohw.go.kr/
http://www.mw.go.kr
http://www.nabo.go.kr
http://www.nhis.or.kr/
http://www.nhis.or.kr/menu/retriveMenuSet.xx?menuId=B2160
http://www.seogu.go.kr
https://www.google.co.kr/search?q=하수처리과정, 2018
https://www.kosha.or.kr

관련
사이트 안내

• 보건복지부 소속기관

기 관 명	홈페이지 주소
국립의료원	http://www.nmc.go.kr
질병관리본부	http://www.cdc.go.kr
국립보건연구원	http://www.nih.go.kr
국립서울병원	http://www.snmh.go.kr
국립나주병원	http://www.najumh.go.kr
국립부곡병원	http://www.bgnmh.go.kr
국립춘천병원	http://www.cnmh.go.kr
국립공주병원	http://www.knmh.go.kr
국립소록도병원	http://www.sorokdo.go.kr
국립재활원	http://www.nrc.go.kr
국립마산병원	http://www.nmh.go.kr
국립목포병원	http://mktb.tokebi.co.kr
망향의동산관리소	http://www.nmhc.go.kr
국립인천공항 검역소	http://nqs.mohw.go.kr/incheon-airport/
국립부산검역소	http://nqs.mohw.go.kr/busan/
국립인천검역소	http://nqs.mohw.go.kr/incheon/
국립군산검역소	http://nqs.mohw.go.kr/kunsan/
국립목포검역소	http://nqs.mohw.go.kr/mokpo/
국립여수검역소	http://nqs.mohw.go.kr/yeosu/
국립마산검역소	http://nqs.mohw.go.kr/masan/
국립김해검역소	http://nqs.mohw.go.kr/gimhea/
국립통영검역소	http://nqs.mohw.go.kr/tongyeong/
국립울산검역소	http://nqs.mohw.go.kr/ulsan/
국립포항검역소	http://nqs.mohw.go.kr/pohang/
국립동해검역소	http://nqs.mohw.go.kr/donghae/
국립제주검역소	http://nqs.cdc.go.kr/jeju/

• 관련기관

단 체 명	홈페이지 주소
식품의약품안전청	http://www.kfda.go.kr
한국보건사회연구원	http://www.kihasa.re.kr
대한적십자사	http://www.redcross.or.kr
한국한의학연구원	http://www.kiom.re.kr
건강보험심사평가원	http://www.hira.or.kr
국민건강보험공단	http://www.nhic.or.kr
국민연금관리공단	http://www.npc.or.kr
한국사회복지협의회	http://www.bokji.net
대한노인회	http://koreapeople.co.kr
한국여성단체협의회	http://www.iwomen.or.kr
한국장애인복지진흥회	http://www.kowpad.or.kr
한국장애인복지시설협회	http://www.kawid.or.kr
대한가족보건복지협회	http://www.ppfk.or.kr
대한결핵협회	http://www.knta.or.kr
한국건강관리협회	http://www.kah.or.kr
한국한센복지협회	http://www.khwa.or.kr
한국식품공업협회	http://www.kfia.or.kr
대한의사협회	http://www.kma.org
대한치과의사협회	http://www.kda.or.kr
대한간호협회	http://www.koreaunrse.or.kr
대한병원협회	http://www.kha.or.kr
대한약사회	http://www.kpanet.or.kr
한국제약협회	http://www.kpma.or.kr
한국의약품수출입협회	http://www.kpta.or.kr
대한화장품공업협회	http://www.kcia.or.kr
한국의약품도매협회	http://www.kapw.or.kr
대한약품공업협동조합	http://www.korpharm.or.kr
대한한의사협회	http://www.koma.or.kr
대한한방병원협회	http://www.komha.or.kr
대한한약협회	http://www.kherb.org
한국한약도매협회	http://www.khma.co.kr
국립암센터	http://www.ncc.re.kr
한국보건의료인국가시험원	http://www.kuksiwon.or.kr
한국보건복지인력개발원	http://www.khrdi.or.kr
한국보건산업진흥원	http://www.khidi.or.kr

• 환경부

구 분	기관명	홈페이지 주소
소속기관	중앙환경분쟁조정위원회	http://www.edc.me.go.kr/
	국립환경연구원	http://www.nier.go.kr/
	수도권대기환경청	http://www.bluesky21.me.go.kr/
	한강유역환경청	http://www.hg.me.go.kr/
	낙동강유역환경청	http://www.ndg.me.go.kr/
	금강유역환경청	http://www.gg.me.go.kr/
	영산강유역환경청	http://www.yeongsan.me.go.kr/
	원주지방환경청	http://www.wonju.me.go.kr/
	대구지방환경청	http://www.deagu.me.go.kr/
	전주지방환경청	http://www.jeonju.me.go.kr/
산하기관	한국환경자원공사	http://www.envico.or.kr/
	환경관리공단	http://www.emc.or.kr/
	국립공원관리공단	http://www.npa.or.kr/
	수도권매립지관리공사	http://www.slc.or.kr/
관련연구기관	환경보전협회	http://www.epa.or.kr/
	한국화학물질관리협회	http://www.kcma.or.kr/
	한국상하수도협회	http://www.kwwa.or.kr/
	한국환경정책 · 평가연구원	http://www.kei.re.kr/
	환경마크협회	http://www.kela.or.kr/

찾아보기

저/자/소/개

전미순

중앙대학교 간호학 박사

전) 중앙대학교 용산병원 근무

국립보건원 근무

다문화건강학회 부회장

국가평생교육진흥원 분과위원

현) 백석대학교 보건학부 교수

이진미

Kansas State University, Hotel, Restaurant, Institution Management & Dietetics(Ph.D)

전) 한국식생활문화학회 평이사

대한지역사회영양학회 평의원

대한영양사협회 학술지심사위원

현) 백석문화대학교 식품영양과 교수

공중보건학

2018년 8월 20일 초판 1쇄 인쇄
2018년 8월 25일 초판 1쇄 발행

지은이 전미순 · 이진미
펴낸이 진욱상
펴낸곳 (주)백산출판사
교 정 편집부
본문디자인 박채린
표지디자인 오정은

저자와의 합의하에 인지첩부 생략

등 록 2017년 5월 29일 제406-2017-000058호
주 소 경기도 파주시 회동길 370(백산빌딩 3층)
전 화 02-914-1621(代)
팩 스 031-955-9911
이메일 edit@ibaeksan.kr
홈페이지 www.ibaeksan.kr

ISBN 979-11-88892-75-4 93510
값 22,000원